实用临床检验技术

主编 赵忠峰 赵 丹 乔晓丽 刘艳艳 刘 奇

 中国出版集团有限公司

 世界图书出版公司

广州·北京·上海·西安

图书在版编目（CIP）数据

实用临床检验技术 / 赵忠峰等主编 . -- 广州：世界图书出版广东有限公司 , 2024.12. -- ISBN 978-7-5232-1932-4

Ⅰ . R446.1

中国国家版本馆 CIP 数据核字第 2024G4J762 号

书　　名	实用临床检验技术	
	SHIYONG LINCHUANG JIANYAN JISHU	
主　　编	赵忠峰　赵　丹　乔晓丽　刘艳艳　刘　奇	
责任编辑	曹桔方	
出版发行	世界图书出版有限公司　　世界图书出版广东有限公司	
地　　址	广州市新港西路大江冲 25 号	
邮　　编	510300	
电　　话	020-84460408	
网　　址	http：//www.gdst.com.cn	
邮　　箱	wpc_gdst@163.com	
经　　销	各地新华书店	
印　　刷	广州今人彩色印刷有限公司	
开　　本	787 mm × 1092 mm　　1/16	
印　　张	19	
字　　数	405 千字	
版　　次	2024 年 12 月第 1 版　　2024 年 12 月第 1 次印刷	
国际书号	ISBN 978-7-5232-1932-4	
定　　价	150.00 元	

编委会

前　言

　　检验医学是现代医学的重要分支。随着现代医学技术的突飞猛进，检验医学在疾病预防、诊治和健康检查过程中不可或缺。近年来，检验医学的新技术、新理论、新方法也不断推陈出新，检验医学在临床诊断和治疗的进程中扮演着日益重要的角色，因此，检验科医生必须具备丰富的检验和临床理论知识，提高临床思维和实际操作能力。

　　本书涵盖了临床检验中的常用检查项目，主要介绍了临床血液检验，临床体液检验，临床生化，微生物与寄生虫感染检验等内容。通过本书，检验医师可更好地理解临床检验的思路，正确选择检验项目和检验方法，全面解读检验结果，为临床医师做出合理的医学诊断提供帮助。本书融合了近年来国内较为新颖的医学检验理论，在内容上与临床实践紧密结合，力求做到全面、简洁、新颖、实用，为临床医学检验技术人员提供比较理想的现代检验医学资料，促进检验学的发展。

　　本书编者是临床医学检验工作者及从事检验与微生物学相关的工作人员，具有丰富的教学和临床检验工作经验。虽然如此，书中仍可能存在不足之处，敬请读者、同行和专家提出宝贵意见，以便再版时进一步修订和完善。

编　者

2024 年 7 月

目　　录

第一篇　临床血液检验

第二篇　临床体液检验

第三篇 临床生化、微生物与寄生虫感染检验

第一篇 临床血液检验

第一章 白细胞检验

人体外周血中的白细胞（white blood cell，WBC）包括中性粒细胞（neutrophil，N）、嗜酸性粒细胞（eosinophil，E）、嗜碱性粒细胞（basophil，B）、淋巴细胞（lymphocyte，L）和单核细胞（monocyte，M）5 种形态和功能各不相同的细胞。其中，中性粒细胞又包括中性分叶核粒细胞（neutrophilic segmented granulocyte）和中性杆状核粒细胞（neutrophilic stab granulocyte）。白细胞通过不同的方式和机制消除病原体及超敏反应原，是机体抵御病原微生物的主要防线之一。

粒细胞起源于骨髓造血干细胞，在骨髓中分化、发育、成熟。成熟后的粒细胞仅有约 1/20 释放到外周血，剩余的贮存在骨髓中（贮存池）。外周血中的成熟粒细胞分为 2 个部分，一部分随血液循环流动形成循环池，另一部分黏附于微静脉和毛细血管壁形成边缘池。正常情况下，循环池和边缘池中的粒细胞数量大约各占一半，保持着动态平衡，一些生理和病理因素可影响这种平衡。

第一节 白细胞计数

白细胞计数是指测定单位体积外周血中各种白细胞的总数。白细胞计数结果仅反映循环池中的白细胞数量。

一、检验方法

白细胞计数的方法有显微镜计数法和血液分析仪计数法。本节主要介绍显微镜计数法。

（一）显微镜计数法原理

将全血用稀酸溶液稀释一定倍数，待红细胞（red blood cell，RBC）被破坏后充入改良牛鲍（Neubauer）计数池内，然后在普通光学显微镜下对一定范围内的白细胞进行计数，经换算求出每升血液内的白细胞总数。

（二）白细胞稀释液

白细胞稀释液由冰乙酸、亚甲蓝或结晶紫及蒸馏水组成。其中，冰乙酸破坏红细胞，且使白细胞核更清晰；亚甲蓝或结晶紫使白细胞核略着色，便于识别。

二、方法学评价

显微镜计数法设备简单、费用低廉，但效率低、重复性较差，适用于基层医疗单位和分散检测。血液分析仪计数法操作简便、效率高、重复性好，但仪器较贵，准确性取决于仪器的性能及工作状态，适用于大批量标本的集中检验。

三、质量保证

1.采血时间 外周血中的白细胞仅有一半随血液循环流动（循环池），另一半黏附于血管壁（边缘池），二者保持着动态平衡。但在许多因素影响下，如剧烈运动、情绪激动、寒冷、酷热等，两个池中的白细胞数可重新分配。由于白细胞计数的仅为循环池中的白细胞，即便在正常情况下，同一个人在上午、下午的白细胞计数结果也可呈较大幅度的波动，因此，为使检验结果便于比较和进行动态分析，最好固定采血时间，如每次检验均在上午8点左右。

2.计数误差 白细胞显微镜计数法的误差主要有技术误差和固有误差两大类。计数范围越大，计数细胞越多，计数误差越小。若白细胞计数太低（一般 $< 3 \times 10^9/L$），则可增加计数范围（计数池中8个大方格内的白细胞数）或降低稀释倍数（如采集40μL血液）；若白细胞计数太高（一般 $> 15 \times 10^9/L$），则可适当增加稀释倍数（如采集10μL血液或取0.78 mL稀释液）。

3.有核红细胞的影响 正常情况下，血液中不会出现有核红细胞。某些疾病，如溶血性贫血，外周血中可出现大量有核红细胞，不能被白细胞稀释液破坏，计数时与白细胞一同被计数而使白细胞计数结果偏高。因此，当血液中出现较多有核红细胞时，计数时必须将其扣除。

4.经验控制 以血涂片中所见白细胞的多少粗略核对白细胞计数结果有无大的误差。

四、正常参考值

（一）血液分析仪计数法（静脉血）

成年人：$(3.5 \sim 9.5) \times 10^9/L$。

（二）显微镜计数法（末梢血）

成年人：$(4 \sim 10) \times 10^9/L$；2岁以上的儿童：$(5 \sim 12) \times 10^9/L$；6个月～2岁的婴幼儿：$(11 \sim 12) \times 10^9/L$；0～6个月的新生儿：$(15 \sim 20) \times 10^9/L$。

五、临床意义

白细胞计数高于正常参考值上限的称白细胞增多，低于正常参考值下限的称白细胞减少。白细胞增多或减少主要受中性粒细胞数量的影响，其临床意义见白细胞分类计数。

（赵忠峰）

第二节　白细胞分类计数

由于各种白细胞的功能不同，血液中它们的数量及形态变化所引起的临床意义也不同，因而仅对白细胞计数是不够的，还必须对各种白细胞分别计数，即白细胞分类计数（differential leukocyte count，DLC）。

一、检验方法

白细胞分类计数的方法有 2 种，一种是显微镜分类计数法，另一种是血液分析仪计数法。本节主要介绍显微镜分类计数法。

（一）显微镜分类计数法原理

将染色后的血涂片在油浸物镜（oil immersion objective，简称"油镜"）下根据白细胞形态学特征分别计数，得出各种白细胞的相对比值或百分率，并观察各种白细胞的形态变化。

（二）报告方式

1. 白细胞分类计数结果：以各种白细胞所占的相对比值或百分率来表示，并根据白细胞总数计算出各种白细胞的绝对值。

2. 幼稚或异常白细胞：发现幼稚或异常白细胞，应分类报告，并包含在白细胞分类比值或百分率中，同时在报告中对形态进行描述。

3. 有核红细胞：血涂片中如见到有核红细胞，则应逐个计数，不列入白细胞分类计数之内，报告分类计数 100 个白细胞的同时见到的有核红细胞数。

4. 寄生虫：如发现应报告。

5. 红细胞、血小板的形态：若有异常应报告，并进行形态描述。

二、方法学评价

显微镜分类计数法是白细胞分类计数的参考方法，分类结果较准确，而且设备简单、费用低廉。但效率低，且结果的准确性取决于操作者个人的技术水平。血液分析仪计数法速度快、可重复性好，但不能识别有些细胞，如白血病细胞和非典型淋巴细胞［atypical lymphocyte，又称"异型淋巴细胞"（abnormal lymphocyte）］，只能用于筛查。异常标本必须采用显微镜分类计数法进行复检。

三、质量保证

（一）标本

使用乙二胺四乙酸 - 二钾盐（EDTA-K$_2$）抗凝血标本时，应充分混匀后再涂片。抗凝血标本应在采集后 4 小时内制备血涂片，时间过长可引起白细胞的形态改变。注意制片前抗凝血标本不宜冷藏。

（二）血涂片制备和染色

标本中白细胞数量少时，需制备多张血涂片。

（三）镜检部位

各种白细胞体积大小不等，在血涂片中分布不均匀。一般体积较小的淋巴细胞在头、体部分布较多，而尾部和两侧以中性粒细胞和单核细胞分布较多，体积异常大的细胞常在片尾末端出现。一般认为细胞在片头至片尾的 3/4 区域（体尾交界处）分布较为均匀，分类时最好选择在该区域（红细胞有 1/2 重叠区域）。按一定方式（如"城垛样"）有规律地移动视野，以免重复、遗漏或主观选择视野。

（四）镜检白细胞数量

白细胞分类计数的数量应根据白细胞总数而定。一般要求在油镜下分类计数 100 个白细胞；当白细胞总数超过 $15×10^9$/L 时，应分类计数 200 个白细胞；当白细胞总数明显减少（$< 3×10^9$/L）时，为了减少误差，可多检查几张血涂片，分类计数 50 ～ 100 个白细胞。

四、正常参考值

（一）血液分析仪计数法（静脉血）

白细胞分类计数采用血液分析仪计数法（静脉血）测得的成人正常参考值见表 1-1。

表 1-1　白细胞分类计数正常参考值（成人，血液分析仪计数法）

白细胞	百分率 /%	绝对值 /（$×10^9$/L）
中性分叶核粒细胞	40 ～ 75	1.8 ～ 6.3
嗜酸性粒细胞	0.4 ～ 8.0	0.02 ～ 0.52
嗜碱性粒细胞	0 ～ 1	0 ～ 0.06
淋巴细胞	20 ～ 50	1.1 ～ 3.2
单核细胞	3 ～ 10	0.1 ～ 0.6

（二）显微镜分类计数法

白细胞分类计数采用显微镜分类计数测得的成人正常参考值见表 1-2。

表 1-2 白细胞分类计数正常参考值（成人，显微镜分类计数法）

白细胞	百分率 /%	绝对值 / （×10⁹/L）
中性杆状核粒细胞	1 ～ 5	0.04 ～ 0.50
中性分叶核粒细胞	50 ～ 70	2.00 ～ 7.00
嗜酸性粒细胞	0.5 ～ 5	0.05 ～ 0.50
嗜碱性粒细胞	0 ～ 1	0 ～ 0.10
淋巴细胞	20 ～ 40	0.80 ～ 4.00
单核细胞	3 ～ 8	0.12 ～ 0.80

五、临床意义

1. 白细胞总数与中性粒细胞

由于中性粒细胞在白细胞中所占的比例最高，因此它的数量变化是影响白细胞总数变化的主要原因。一般情况下，中性粒细胞增多，白细胞总数增多；中性粒细胞减少，白细胞总数也减少。因此，二者的临床意义基本一致。但是，淋巴细胞、嗜酸性粒细胞等的数量改变也会引起白细胞总数的变化。如果白细胞总数与中性粒细胞数量变化不一致，那么就需要分析原因。具体如下：

（1）中性粒细胞增多，包括生理性增多和病理性增多。

中性粒细胞生理性增多：①一天之内不同时间外周血白细胞和中性粒细胞数量可不同，一般下午较上午高。②剧烈运动、情绪激动、严寒、酷热。③新生儿。④妊娠 5 个月以上及分娩时。这些生理性因素引起的中性粒细胞增多常为一过性，在去除影响因素后不久可恢复正常，系边缘池内的白细胞数量过多进入循环池所致。

由于白细胞生理波动较大，因此白细胞总数波动在 30%（甚至有人认为 50%）以内临床上可无意义，只有通过定时、连续随访观察和结合临床才有意义。

中性粒细胞病理性增多：①急性感染，特别是化脓性球菌如金黄色葡萄球菌、溶血性链球菌、肺炎链球菌等所致的败血症、急性风湿热、扁桃体炎、阑尾炎等，白细胞总数常升高，是引起中性粒细胞增多最常见的原因。②严重的组织损伤及大量血细胞破坏，如严重的烧伤、较大手术后、心肌梗死、急性溶血等均可引起白细胞总数升高，以中性粒细胞增多为主。③急性大出血，如内脏（肝、脾等）破裂或宫外孕破裂所致大出血，此时白细胞总数可迅速升高，常达 $20×10^9$/L，并以中性粒细胞为主，常出现于血红蛋白（hemoglobin，Hb）降低之前。④急性中毒，如急性化学药物中毒（安眠药、有机磷等中毒）、代谢性中毒（糖尿病酮症酸中毒、尿毒症等）常见白细胞总数升高，以中性粒细胞增多为主。⑤恶性肿瘤，如非造血系统的恶性肿瘤（肝癌、胃癌等），有时也可出现持续性的白细胞总数升高，以中性粒细胞增多为主。⑥白血病，如急性粒细胞白血病（acute myeloblastic leukemia，AmL）及慢性粒细胞白血病（chronic myelocytic leukemia，CmL）。急性白血病白细胞一般 $< 100×10^9$/L，分类时以原始、早幼粒细胞为主；慢性白血病白细胞常 $> 100×10^9$/L，分类时以中幼、晚幼及其以下各阶段中性粒细胞为主，并伴有较多的嗜酸性粒细胞和嗜碱性粒细胞，此时需与中性粒细胞类白血病反应（leukemoid reaction）相区别。

类白血病反应是指机体对某些刺激因素所产生的类似白血病表现的血象反应。外周血白细胞总数大多明显升高，并可有数量不等的幼稚细胞出现，但红细胞和血小板一般正常，当病因去除后，类白血病反应也逐渐消失。引起类白血病反应的病因很多，以感染和恶性肿瘤最为多见，其次是急性中毒、外伤、休克、急性溶血或出血、大面积烧伤及超敏反应等。

（2）中性粒细胞减少：①某些感染，如某些革兰阴性杆菌（如伤寒、副伤寒沙门菌）感染及病毒感染（如流感）。②某些血液病，如再生障碍性贫血及非白血病性白血病，白细胞可 $< 1×10^9$/L，分类时淋巴细胞相对增多。③慢性理化损伤，长期接触电离辐射（如X射线）或应用、接触某些化学药物（如氯霉素），可抑制骨髓细胞的有丝分裂而致白细胞总数减少，故此类人群需定期做白细胞计数检查。④自身免疫病，如系统性红斑狼疮（systemic lupus erythematosus，SLE），由于自身免疫性抗核抗体（antinuclear antibody，ANA）导致白细胞减少。⑤脾功能亢进，肿大的脾中单核巨噬细胞系统（mononuclear phagocyte system）吞噬破坏白细胞，导致白细胞总数减少。

2. 嗜碱性粒细胞

（1）嗜碱性粒细胞增多（basophilia）：①CmL，常伴嗜碱性粒细胞增多，可达 10% 或更多。②嗜碱性粒细胞白血病，嗜碱性粒细胞异常增多，可达 20% 以上，多为幼稚型。③超敏反应性疾病，如溃疡性结肠炎、超敏反应等。④骨髓纤维化和某些转移癌等。

（2）嗜碱性粒细胞减少（basophilopenia）：一般无临床意义。

3. 淋巴细胞

（1）淋巴细胞增多（lymphocytosis）：出生 1 周内的新生儿外周血白细胞以中性粒细胞为主，以后淋巴细胞逐渐上升，整个婴幼儿期淋巴细胞较高，可达 70%；4～6 岁后，淋巴细胞开始下降，中性粒细胞逐渐上升。婴幼儿期淋巴细胞比例较成人高，属淋巴细胞生理性增多。

淋巴细胞病理性增多分为绝对增多和相对增多。①绝对增多：某些病毒或细菌所致的传染病。如风疹、流行性腮腺炎、传染性单核细胞增多症（infectious mononucleosis）、传染性淋巴细胞增多症（infectious lymphocytosis）、百日咳等；某些慢性感染，如结核病恢复期可见淋巴细胞增多，但白细胞总数多正常；急性及慢性淋巴细胞白血病淋巴细胞增多明显，且可导致白细胞总数升高。②相对增多：再生障碍性贫血、粒细胞缺乏症（agranulocytosis）等因中性粒细胞明显减少致淋巴细胞比例相对升高。

（2）淋巴细胞减少（lymphocytopenia）：凡是造成中性粒细胞显著升高的各种原因均可导致淋巴细胞相对减少。淋巴细胞绝对减少见于免疫缺陷病［如人类免疫缺陷病毒（human immunodeficiency virus，HIV；又称"艾滋病病毒"）感染］、流感恢复期、药物治疗（如环磷酰胺）及自身免疫病（如系统性红斑狼疮）等。

4. 单核细胞

（1）单核细胞增多（monocytosis）：正常儿童单核细胞可较成人稍高，平均为9%，2周内的新生儿可达15%或更高，属生理性增多。病理性增多见于：①某些感染，如亚急性感染性心内膜炎、疟疾、黑热病、急性感染的恢复期、活动性肺结核等。②某些血液病，如单核细胞白血病、粒细胞缺乏症的恢复期、淋巴瘤及骨髓增生异常综合征（myelodysplastic syndrome，MDS）等。

（2）单核细胞减少（monocytopenia）：一般无临床意义。

（赵忠峰）

第三节 白细胞形态检验

在病理情况下，外周血中除白细胞计数和分类计数结果发生变化外，有时白细胞的形态也会发生改变。计算各种白细胞的比值和观察白细胞的形态变化，对疾病的诊断和疗效观察具有重要意义。血涂片经瑞特染色（Wright staining）或瑞特 - 吉姆萨染色（Wright-Giemsa staining）后在光学显微镜下观察，是血细胞形态检验的基本方法，临床上应用极为广泛。

一、外周血白细胞的正常形态

外周血白细胞的正常形态特征见表1-3。

表 1-3　外周血白细胞的正常形态特征

细胞	直径/μm	形态	细胞质	细胞核	染色质
中性杆状核粒细胞	10～14	圆形	粉红色，颗粒量多、细小、均匀	弯曲呈杆状、带状、腊肠样	粗糙，深紫红色
中性分叶核粒细胞	10～14	圆形	粉红色，颗粒量多、细小、均匀	分2～5叶，以3叶为主	粗糙，深紫红色
嗜酸性粒细胞	12～17	圆形	着色不清，颗粒橙色、粗大、整齐排列、均匀，充满细胞质	多分2叶，眼镜形	粗糙，深紫红色
嗜碱性粒细胞	10～16	圆形	着色不清，颗粒紫黑色、量少、大小不均、排列杂乱，可盖于核上	因颗粒遮盖而使胞核不清晰	粗糙，深紫红色
淋巴细胞	6～15	圆形或椭圆形	透明、淡蓝色，多无颗粒，大淋巴细胞可有少量粗大、不均匀紫红色颗粒	圆形、椭圆形、肾形	深紫红色，粗糙成块，核外缘光滑
单核细胞	15～22	圆形、椭圆形或不规则形	半透明、灰蓝色或灰红色，颗粒细小、尘土样	肾形、山字形、马蹄形、扭曲折叠不规则形	疏松网状，淡紫红色，有膨胀和立体起伏感

二、外周血异常的白细胞形态

（一）中性粒细胞核象变化（nuclear shift）

中性粒细胞的核象标志着它的发育阶段。正常情况下，外周血分叶核中性粒细胞占绝大多数，且以3～4叶为主。病理情况下，中性粒细胞的核象可发生变化，即出现核左移或核右移。

1. 核左移（shift to the left）　外周血中杆状核粒细胞增多并出现晚幼粒、中幼粒甚至早幼粒细胞时称为核左移。核左移常伴颗粒增多、空泡、核变性等毒性变化。最常见于急性化脓性感染，急性中毒、急性溶血时也可见到。核左移的程度与感染的严重程度及机体的抵抗力密切相关。核左移伴白细胞计数升高称再生性核左移，表示骨髓造血旺盛，机体抵抗力强；核左移伴白细胞计数不升高或降低称退行性核左移，表示骨髓释放受到抑制，机体抵抗力差。

根据核左移的程度可分为轻度、中度、重度3级。

（1）轻度核左移：杆状核粒细胞＞6%。

（2）中度核左移：杆状核粒细胞＞10%，并有少数晚幼粒、中幼粒细胞。

（3）重度核左移：杆状核粒细胞＞25%，出现更幼稚的粒细胞如早幼粒甚至原粒细胞，常伴有明显的颗粒增多、空泡、核变性等毒性变化。

2. 核右移（shift to the right） 外周血中 5 叶核及 5 叶核以上的中性粒细胞＞3%时称为核右移。核右移常伴有白细胞计数减少，属造血功能衰退的表现。可为缺乏造血物质、DNA 合成减少或骨髓造血功能减退所致。主要见于营养性巨幼细胞贫血（megaloblastic anemia）及恶性贫血（pernicious anemia）。在炎症的恢复期，出现一过性的核右移是正常现象。如在疾病进展期突然出现核右移，则是预后不良的表现。

（二）中性粒细胞的毒性变化

在严重传染病、各种化脓性感染、败血症、恶性肿瘤、中毒、大面积烧伤等病理情况下，中性粒细胞可发生下列形态改变。它们可单独出现，亦可同时出现。

1. 大小不均（anisocytosis） 中性粒细胞体积大小相差悬殊，可能是内毒素等因素作用下骨髓内幼稚中性粒细胞发生不规则分裂的结果。常见于一些病程较长的化脓性感染。

2. 多颗粒中性粒细胞（hypergranulation-neutrophil） 又称中毒颗粒（toxic granulations）。中性粒细胞细胞质中出现粗大、大小不等、分布不均匀的紫黑色或深紫褐色颗粒。多颗粒中性粒细胞是一种非特异性反应性改变，是异常初级颗粒成熟并保留有嗜天青染色特性的结果。常见于严重化脓性感染及大面积烧伤等。

3. 少颗粒中性粒细胞（hypogranulation-neutrophil） 中性粒细胞颗粒减少或缺如导致成熟中性粒细胞的细胞质呈现蓝灰色。

4. 空泡形成中性粒细胞（vacuolation-neutrophil） 中性粒细胞细胞质内出现一个或数个空泡。常见于严重感染，特别是败血症时。感染时，由于吞噬的颗粒融合和杀死细菌溶酶体内容物释放而形成空泡。EDTA 抗凝血储存后，血细胞也可发生空泡样改变，此时如无其他毒性变化，不宜将其归为中性粒细胞的毒性变化。

5. 杜勒小体（Döhle body） 中性粒细胞细胞质毒性变化而保留的局部嗜碱性区域，呈圆形、梨形或云雾状，天蓝色或灰蓝色，直径 1 ～ 2 μm，是非特异性的反应性改变。杜勒小体亦可见于单核细胞中，其意义相同。

6. 退行性变性（degeneration） 细胞发生胞体肿胀、结构模糊、边缘不清晰，胞核肿胀或溶解等现象。常见于细胞衰老后，严重感染时该类细胞增多。

（三）中性粒细胞的其他异常形态

1.中性粒细胞核分叶过多　中性粒细胞核分叶超过5叶以上。当计数100个中性粒细胞，5叶及以上中性粒细胞＞3％时即为中性粒细胞核分叶过多。常见于巨幼细胞贫血或应用抗代谢药治疗后。

2.奥氏小体（Auer rod）　又称棒状小体（Auer body）。为白细胞细胞质中出现的紫红色细杆状或针状内含物，1个或数个，长1～6μm，由异常的初级颗粒融合形成。出现多量呈束状排列奥氏小体的细胞，形似柴捆样，称为柴捆细胞（faggot cell）。出现奥氏小体即可拟诊为AmL。AmL和急性单核细胞白血病可见奥氏小体，而急性淋巴细胞白血病（acute lymphoblastic leukemia，ALL）则无。

3.几种特殊的畸形　如白细胞异常色素减退综合征（Chediak-Higashi syndrome）、奥-赖畸形（Alder-Reilly anomaly）、梅-黑异常（May-Hegglin anomaly）和佩尔格-韦特异常（Pelger-Huet anomaly）等，常与遗传有关，临床上少见。

（四）淋巴细胞的异常形态

1.非典型淋巴细胞（atypical lymphocyte）　怀疑反应性。在病毒、原虫感染或超敏反应原等因素的刺激下，外周血淋巴细胞增生并发生形态上的改变。其形态的变异原因如下：增生亢进，细胞体积增大；胞核不规则，染色质疏松，出现清晰核仁；细胞质嗜碱性增强，灰蓝色至深蓝色，有空泡及细胞裙边样变化。此种细胞绝大多数属于T淋巴细胞，常见于多种免疫刺激、炎症和感染性疾病，尤其是病毒感染。按形态特征，非典型淋巴细胞可分为以下3型。①Ⅰ型（空泡型）：亦称浆细胞型，最为常见。其胞体比正常淋巴细胞稍大，多为圆形；胞核呈圆形、椭圆形、肾形或不规则形，染色质呈粗网状或不规则聚集呈粗糙的块状；细胞质较丰富，深蓝色，一般无颗粒，含空泡或因具有多数小空泡而呈泡沫状。②Ⅱ型（不规则型）：亦称单核细胞型。胞体较Ⅰ型明显增大，外形不规则，似单核细胞；胞核呈圆形或不规则，染色质不如Ⅰ型致密；细胞质丰富，淡蓝色或蓝色，有透明感，边缘处蓝色较深，可有少数嗜天青颗粒，一般无空泡。③Ⅲ型（幼稚型）：亦称未成熟细胞型。胞体较大；胞核大，呈圆形或椭圆形，染色质呈细致网状，可有1个或2个核仁；细胞质量较小，深蓝色，多无颗粒，偶有小空泡。

健康人血涂片中偶见非典型淋巴细胞，增多主要见于传染性单核细胞增多症、病毒性肝炎、流行性出血热、湿疹等病毒感染性疾病和超敏反应性疾病。一般病毒感染非典型淋巴细胞常＜5％，传染性单核细胞增多症时非典型淋巴细胞常＞10％。

2.不正常淋巴细胞（abnormal lymphocytes）　怀疑肿瘤性。通常描述为怀疑恶性和单克隆性疾病引起的淋巴细胞变化。

3. 具有卫星核（satellite nucleus）的淋巴细胞　在淋巴细胞的主核旁另有一个游离的小核。此小核系染色体受损后，在细胞有丝分裂末期，丧失着丝点的染色单体或其片段未进入子代细胞遗传物质体系而形成。这种细胞常见于接受较大剂量的电离辐射之后或其他理化因素、抗癌药等对细胞造成损伤时，常作为致畸、致突变的客观指标之一。

（赵忠峰）

第四节　嗜酸性粒细胞计数

一、检验方法

嗜酸性粒细胞计数的方法有显微镜直接计数法和血液分析仪计数法。本节主要介绍显微镜直接计数法。

（一）显微镜直接计数法原理

用适当的稀释液将血液稀释一定倍数，破坏红细胞和其他大部分白细胞，并使嗜酸性粒细胞着色，混匀后充入计数池内，计数一定容积内的嗜酸性粒细胞，即可计算出每升血液中嗜酸性粒细胞的数量。

（二）稀释液

稀释液的主要成分及其作用具体如下：

1. 保护嗜酸性粒细胞的成分　如丙酮、乙醇。

2. 促进红细胞和中性粒细胞破坏的成分　如碳酸钾、草酸铵或低渗状态。

3. 使嗜酸性粒细胞着色的成分　如伊红、溴甲酚紫、固绿。

此外，稀释液中的甘油可防止乙醇挥发，抗凝剂可防止血液凝固。

二、方法学评价

显微镜直接计数法设备简单、费用低廉，准确性和重复性高于白细胞手工计数和分类计数间接计算的结果，但效率低、重复性较差。血液分析仪计数法操作简便、效率高、重复性好，适用于大批量的标本集中检验。如仪器提示嗜酸性粒细胞增多，且直方图或散点图异常，需采用显微镜直接计数法复核。

三、质量保证

1. 标本采集时间　最好固定采集时间（如上午 8 时或下午 3 时），以免受日间生理变化的影响。

2.稀释液　稀释液中的乙醇、丙酮等为嗜酸性粒细胞的保护剂，若嗜酸性粒细胞被破坏，可适当增加其用量；若中性粒细胞破坏不全，则可适当减少其用量。

3.混匀　嗜酸性粒细胞在稀释液中容易发生聚集，要及时轻轻混匀，不宜用力振摇，以免嗜酸性粒细胞破碎。若使用含甘油的稀释液，因其黏稠度大，要适当延长混匀时间。

4.细胞形态　注意与残留中性粒细胞的区别。中性粒细胞一般不着色或着色较浅，细胞质颗粒细小或不清；嗜酸性粒细胞颗粒较大，染色较深。

5.计数范围　由于嗜酸性粒细胞较少，低倍镜下要计数 2 个计数池中的 10 个大方格，即每个计数池要计数四角和中央 5 个大方格内的细胞，以减少固有误差。

6.完成时间　血液稀释后应在 30 分钟至 1 小时内计数完毕，否则嗜酸性粒细胞会逐渐被破坏，不易辨认，导致结果偏低。

四、正常参考值

（0.05 ～ 0.5）× 10^9/L。

五、临床意义

（一）生理变化

在运动、寒冷、饥饿、精神刺激等情况下，交感神经系统兴奋，通过下丘脑分泌促肾上腺皮质激素（adrenocorticotropic hormone，ACTH），促使肾上腺皮质分泌肾上腺皮质激素（adrenal cortical hormone，ACH）。肾上腺皮质激素可阻止骨髓释放嗜酸性粒细胞，并促使血中嗜酸性粒细胞向组织浸润，从而导致外周血中嗜酸性粒细胞减少。因此，健康人嗜酸性粒细胞计数结果白天较低，夜间较高，上午波动大，下午较恒定。

（二）病理变化

1.嗜酸性粒细胞增多

（1）超敏反应性疾病：如支气管哮喘、荨麻疹、食物过敏、过敏性肺炎、血管神经性水肿等。

（2）寄生虫病：如蛔虫、钩虫、绦虫、肺吸虫、棘球蚴、血吸虫、丝虫等感染的寄生虫病。

（3）某些皮肤病：如银屑病、湿疹、疱疹样皮炎、真菌性皮肤病等。

（4）血液病：如 CmL。

（5）某些恶性肿瘤：如肺癌、胃癌、结肠癌、淋巴瘤等。

（6）某些传染病：如猩红热，主要是其致病菌（Ⅰ型溶血性链球菌）所产生的酶能活化补体成分（C3a、C5a）的趋化作用导致。

（7）某些内分泌疾病：如脑垂体功能低下及原发性肾上腺皮质功能不全等。

2.嗜酸性粒细胞减少　伤寒、副伤寒、大手术后；长期使用肾上腺皮质激素。

（赵忠峰）

第五节 红斑狼疮细胞检验

系统性红斑狼疮是一种原因不明、累及多个系统和器官的自身免疫病，90%的病例为女性，尤其是育龄期妇女。自从1948年哈格雷夫斯（Hargraves）在给系统性红斑狼疮患者进行骨髓穿刺涂片时发现红斑狼疮细胞（lupus erythematosus cell，LEC）以来，红斑狼疮细胞检验成为系统性红斑狼疮一种重要的辅助诊断方法。

一、检验方法

（一）原理

系统性红斑狼疮患者的血清中存在红斑狼疮因子，它属于一种IgG型自身抗体（抗核抗体），在体外可使白细胞退化，导致细胞核染色质失去正常结构，变成游离肿胀的圆形或椭圆形云雾状的均匀性物质（称为"游离均匀体"）。均匀体可吸引吞噬细胞（常为中性粒细胞）在其周围形成"花形细胞簇"，最后均匀体被其中一个吞噬细胞吞噬，形成红斑狼疮细胞。

形成红斑狼疮细胞需要以下3个条件：

1.患者血清中存在红斑狼疮因子　这是形成红斑狼疮细胞的首要条件。

2.细胞核受损或退行性变性　即存在被红斑狼疮因子作用的细胞核。通常为中性粒细胞或淋巴细胞的细胞核。

3.具有吞噬活性的白细胞，通常为中性粒细胞，亦可是单核细胞或嗜酸性粒细胞。

（二）报告方式

红斑狼疮细胞检验在显微镜下可见到3种形态（游离均匀体、花形细胞簇和吞噬体）。只有见到典型的吞噬体（即均匀体完整地被中性粒细胞吞噬），方可报告"查到红斑狼疮细胞"。

二、方法学评价

红斑狼疮细胞检验费时费力，阳性率低，且受操作人员水平的影响，但由于该法不需特殊试剂和仪器，在临床上应用多年。近年来，该法逐渐被免疫检验指标取代。目前主要通过检查血中的自身抗体，如抗核抗体（ANA）、抗双链DNA抗体（anti-double-stranded DNA antibody，简称"抗dsDNA抗体"）、抗单链DNA抗体（anti-single-stranded DNA antibody，简称"抗ssDNA抗体"）等对系统性红斑狼疮进行辅助诊断。

三、质量保证

1.标本处理 采血后应立即检验，不能放置过久，否则游离均匀体或红斑狼疮细胞退化，造成假阴性。

2.孵育温度和时间 孵育温度以控制在 37℃为宜。孵育时间以控制在 2 小时内为宜，时间过长或过短均不利于红斑狼疮细胞的形成，导致假阴性结果。

3.与果馅细胞相区别 果馅细胞多为单核细胞吞噬淋巴细胞核所形成，被吞噬的细胞核仍保持原有细胞核的结构和染色特点。果馅细胞在骨髓涂片和血涂片中偶可见到，无诊断意义。

四、正常参考值

阴性。

五、临床意义

在系统性红斑狼疮活动期，红斑狼疮细胞的阳性率一般为 70％～90％，缓解期或激素治疗后不易找到。除系统性红斑狼疮外，其他自身免疫病，如类风湿关节炎、硬皮病、活动性肝炎等也可见到红斑狼疮细胞，因此，若发现红斑狼疮细胞，则必须结合患者的临床表现才能诊断为系统性红斑狼疮。另外，如未找到红斑狼疮细胞，并不能立刻排除系统性红斑狼疮，应进一步做其他有关的免疫学检验。

（赵忠峰）

第二章 红细胞检验

第一节 红细胞计数

一、正常参考值

成年男性：（4.3～5.8）×10^{12}/L；成年女性：（3.8～5.1）×10^{12}/L；儿童：（4.0～4.5）×10^{12}/L；新生儿：（6.0～7.0）×10^{12}/L。

二、临床应用

红细胞计数用于贫血等疾病的诊断和鉴别诊断，以及放射治疗（简称"放疗"）、化学药物治疗（简称"化疗"）、干扰素的疗效监测。

三、临床意义

（一）生理变化

1. 年龄与性别的差异 新生儿由于在母体内以弥散方式从母体血液获得氧气，通常处于生理性缺氧状态，故红细胞计数明显升高，出生 2 周后该数值就会逐渐下降。男性红细胞计数在 6～7 岁时最低，随着年龄增长而逐渐上升，到 25～30 岁时达高峰，30 岁后随年龄的增长又逐渐下降。女性红细胞计数也随年龄增长逐渐上升，到 13～15 岁时达高峰，而后由于月经、内分泌等因素的影响逐渐下降，到 21～35 岁维持最低水平后又逐渐升高到与男性水平相近。男性、女性的红细胞计数在 15～40 岁差别明显，可能与在此期间男性雄激素水平较高，而睾酮有促进红细胞造血作用有关。

2. 精神因素 感情冲动、兴奋、恐惧、冷水浴刺激均可使肾上腺素增多，导致红细胞暂时增多。

3. 剧烈的体力劳动 主要是劳动时氧需要量增加所致的相对缺氧引起的。一般安静时每分钟全身耗氧量为 0.3～0.4 L，运动时可增加到 2～2.5 L，最高可达 4.5 L，此时红细胞生成素（erythropoietin）生成增加而骨髓加速释放红细胞，导致红细胞增多。

4. 缺氧 当气压低时，因缺氧刺激，红细胞可代偿性增多。高山地区的居民和登山运动员红细胞数均高于正常参考值，这是因为大气稀薄、氧分压低，人体受缺氧的刺激后，血浆中红细胞生成素水平升高，使骨髓产生更多的红细胞。

5. 生理性贫血 这种贫血不是因为造血物质不足，也不是因为骨髓的造血功能异常，而是一种正常的生理现象。例如，妊娠中后期，为适应胎盘循环的需要，通过神经、体液的调节，孕妇的血浆容量明显增加而引起血液稀释；6 个月至 2 岁的婴幼儿生长发育迅速所致的造血原料相对不足；某些老年人造血功能明显减退等导致红细胞减少。

（二）病理变化

1. 增多　常见者有如下 3 类。①相对性增多：血浆中水分丢失，血液中有形成分也相对增加，为一种暂时性假象，多见于脱水的暂时性血液浓缩。可系连续呕吐、严重腹泻、多汗、多尿、大面积烧伤或晚期消化道肿瘤、长期不能进食等原因引起。②绝对性增多：慢性肺源性心脏病、某种肿瘤、发绀型先天性心脏病（如法洛四联症）影响气体交换时，红细胞数明显升高。③真性红细胞增多症：属原因不明的造血系统增殖性疾病。由于本病多同时有中性粒细胞和血小板增多，故目前认为多为造血干细胞受累所致。

2. 减少　各种病因导致的周围血红细胞减少，即病理性贫血。按病因可将贫血分成红细胞生成减少、红细胞破坏过多和红细胞丢失（失血）3 类。①红细胞生成减少：包括骨髓功能衰竭（如再生障碍性贫血、急性造血功能停滞等）和造血物质缺乏或利用障碍（如肾性贫血、缺铁性贫血、铁粒幼细胞贫血、巨幼细胞贫血等）。②红细胞破坏过多：包括红细胞内在缺陷［如葡萄糖 -6- 磷酸脱氢酶（glucose-6-phosphate dehydrogenase deficiency，G-6-PD）缺乏症］和红细胞外在异常（如新生儿溶血病等）。③红细胞丢失：如急性、慢性失血性贫血。

四、影响因素与注意事项

1. 红细胞聚集致结果不准确　当标本红细胞聚集时，红细胞计数不准确。此时应根据标本情况选择 37℃ 水浴箱温浴或血浆置换，使聚集的红细胞散开后立即重新检测。

2. 病理状态干扰检测结果　在白细胞过大、巨大血小板、红细胞过小等病理状态下，仪器检测结果易受到干扰，需使用手工法进行确认。

（赵忠峰）

第二节　血红蛋白检测

一、正常参考值

成年男性：130 ～ 175 g/L；成年女性：115 ～ 150 g/L；儿童：120 ～ 140 g/L；新生儿：180 ～ 190 g/L。

二、危急值

低血红蛋白：≤ 50 g/L；高血红蛋白：≥ 200 g/L（新生儿 ≥ 220 g/L）。

三、临床应用

血红蛋白检测用于贫血的诊断及分类，血红蛋白也是判定贫血程度及评估疗效的基本指标。

四、临床意义

发生贫血、白血病、产后、术后、大量失血、钩虫病等情况时血红蛋白减少，缺铁性贫血时尤为明显。肺气肿、肺源性心脏病、先天性心脏病、严重呕吐、腹泻、出汗过多、大面积烧伤、慢性一氧化碳中毒及真性红细胞增多症等疾病时，血红蛋白升高（长期居住高原者为生理性升高）。血红蛋白低于 45 g/L 者应给予输血治疗（充血性心力衰竭者除外）；低于 105 g/L 者应寻找贫血原因；高于 180 g/L 者应做进一步检查；高于 230 g/L 者应紧急采取治疗措施。

五、影响因素与注意事项

血红蛋白检测原理的基础是比色法，故引起血清浊度增大的因素常致血红蛋白浓度假性升高，如高脂血症、球蛋白升高、白细胞升高等。

（赵忠峰）

第三节　血细胞比容测定

一、正常参考值

成年男性：0.40 ～ 0.50；成年女性：0.35 ～ 0.45；儿童：0.33 ～ 0.42；新生儿：0.47 ～ 0.67。

二、危急值

低血细胞比容：≤ 0.15；高血细胞比容：≥ 0.60。

三、临床应用

用于贫血、真性红细胞增多症和红细胞增多的诊断；用于血液稀释和血液浓缩变化的测定，作为临床补液量参考依据之一；作为红细胞平均指数计算的基础数据。

四、临床意义

血细胞比容升高可见于大面积烧伤和各种脱水患者，测定血细胞比容可以了解脱水患者的血液浓缩程度，作为补液量计算的依据。各种贫血时红细胞减少，血细胞比容常随之降低。不同性质贫血时红细胞大小不同，平均体积和平均血红蛋白浓度的高低不一定平行，故临床上常用血红胞比容计算红细胞平均体积和红细胞平均血红蛋白浓度，这有助于贫血的鉴别诊断。

五、影响因素与注意事项

1. 假性升高 红细胞形态异常（如小红细胞、大红细胞、球形红细胞、椭圆形红细胞或镰形红细胞等）和红细胞增多。

2. 假性降低 体外溶血、自身凝集等。

（赵忠峰）

第四节 红细胞平均指数检测

红细胞平均指数包括红细胞平均体积（mean corpuscular volume，MCV）、红细胞平均血红蛋白量（mean corpuscular hemoglobin，MCH）、红细胞平均血红蛋白浓度（mean corpuscular hemoglobin concentration，MCHC）。

一、正常参考值

1. MCV 成人为 82 ～ 100 fL，新生儿为 86 ～ 120 fL。

2. MCH 成人为 27 ～ 34 pg。

3. MCHC 成人为 316 ～ 354 g/L，新生儿为 250 ～ 370 g/L。

二、临床应用

深入认识红细胞特征，用于贫血的形态学分类，为贫血的鉴别诊断提供线索。

三、临床意义

MCV、MCH、MCHC 可从不同侧面反映红细胞的病理变化。根据这 3 个指数的变化情况，可将贫血分为大细胞性贫血、正常细胞性贫血、小细胞低色素性贫血和单纯小细胞性贫血。这 3 个指数的变化还能提示导致该类贫血的病因。

四、影响因素与注意事项

1. 确保检测结果准确 由于以上 3 个参数都是间接算出的，因此应确保红细胞计数、血红蛋白浓度和血细胞比容的检测数据的准确性，否则误差会很大。

2. 分析贫血种类 应结合红细胞形态学进行贫血种类的分析。

（赵忠峰）

第五节 红细胞体积分布宽度

一、正常参考值

1. 红细胞体积分布宽度（red cell volume distribution width，RDW）变异系数 12.2%～14.8%。

2. 红细胞体积分布宽度标准差 41.2～53.6 fL。

二、临床应用

RDW 用于贫血的诊断和鉴别诊断。RDW 是缺铁性贫血给予铁剂治疗的疗效观察指标。

三、临床意义

1. 用于缺铁性贫血的诊断与疗效观察 缺铁性贫血时红细胞体积分布宽度增大，尤其是 MCV 处于正常参考值时（缺铁性贫血时 MCV 应下降）。RDW 增大是早期缺铁的指征。MCV 减小时，RDW 增大，当给予铁剂治疗有效时，RDW 将比给药前更大，之后逐渐降至正常水平，这是因为补铁后产生网织红细胞和正常红细胞并释放入血，与给药前的小红细胞并存，故 RDW 先增大，随着正常红细胞的增多和小红细胞的减少，RDW 便逐渐降至正常参考值。

2. 用于小细胞低色素性贫血的鉴别诊断 缺铁性贫血和轻型珠蛋白生成障碍性贫血时，MCV 均可减小，但缺铁性贫血时 RDW 增大，而轻型珠蛋白生成障碍性贫血时 RDW 正常。

3. 用于贫血的分类 MCV 只能反映红细胞平均体积的大小，不能代表红细胞体积大小的异质性。对红细胞体积大小的评价，过去靠观察血涂片上红细胞的形态，这种观察受血涂片制作和观察者主观因素的影响较大，而且不能定量，而 RDW 能较好地反映红细胞体积的异质性，把 MCV 和 RDW 结合可使贫血的分类更为完善。

四、影响因素与注意事项

RDW 为反映红细胞体积异质性的参数，当 RDW 增大时应结合血涂片上红细胞形态大小不均进行观察与描述。

（赵忠峰）

第六节 有核红细胞测定

有核红细胞测定可以是有核红细胞计数（nucleated red blood cells，NRBC），也可以是有核红细胞百分比（NRBC%）。

一、正常参考值

阴性。

二、临床应用

有核红细胞是溶血性贫血、红白血病等疾病的诊断及治疗的观察指标。

三、临床意义

正常成人外周血中是不能见到有核红细胞的，在出生1周之内的新生儿外周血中可见到少量。成人外周血中出现有核红细胞属于病理现象，可见于以下情况。

1. 增生性贫血 常见于各种溶血性贫血、急性失血性贫血、巨幼红细胞贫血、严重的低色素性贫血，以出现晚幼红细胞或中幼红细胞为多见，外周血中出现有核红细胞表示骨髓中红细胞系增生明显活跃。

2. 红血病、红白血病 骨髓中幼稚红细胞（简称"幼红细胞"）异常增生并释放入血，以原红细胞、早幼红细胞为多见。

3. 髓外造血 骨髓纤维化时，脾、肝、淋巴结等组织恢复胚胎时期的造血功能，这些组织因缺乏对血细胞释放的调控能力，幼红细胞大量进入外周血。各发育阶段的幼红细胞都可见到，并可见到幼稚粒细胞及巨核细胞。

4. 其他 如骨髓转移性肿瘤、严重缺氧等。

四、影响因素与注意事项

有核红细胞计数已成为血液分析仪的常规报告参数。当有核红细胞显著增加时，应进行涂片镜检复核，并观察进行白细胞计数时是否排除有核红细胞的干扰。

进行推片镜检分类计数时，有核红细胞逐个计数不计入100个白细胞内，且以分类100个白细胞时见到有核红细胞的个数来进行报告。

（赵忠峰）

第七节 红细胞形态学

一、红细胞大小的改变

1. 小红细胞 红细胞直径小于6μm，见于缺铁性贫血、遗传性球形红细胞增多症（hereditary spherocytosis）、珠蛋白生成障碍性贫血及慢性失血导致的贫血等。

2. 大红细胞 红细胞直径大于10μm，见于溶血性贫血、巨幼细胞贫血及恶性贫血等。

3.巨红细胞　红细胞直径大于 15 μm，见于营养性巨幼细胞贫血、化疗相关性贫血、MDS、红白血病等。

4.红细胞大小不等　红细胞大小不均，直径相差超过 1 倍以上，见于各种原因的慢性贫血，如巨幼细胞贫血和 MDS。

二、红细胞形态的改变

1.球形红细胞　红细胞直径常小于 6 μm，厚度增加，常大于 2 μm，呈小圆球形，红细胞中心淡染区消失。主要见于遗传性球形红细胞增多症，还可见于其他原因导致的溶血性贫血、脾功能亢进等。

2.椭圆形红细胞　成熟红细胞呈椭圆形或杆形，长度一般为宽度的 3～4 倍。正常人占 1%。主要见于遗传性椭圆形红细胞增多症（hereditary elliptocytosis），也可见于巨幼细胞贫血、MDS 等。

3.靶形红细胞　由于红细胞内的血红蛋白分布于细胞周围，聚集于细胞中心，故在瑞特染色下红细胞中心及边缘深染，形态似靶状，故称为靶形红细胞。正常人占 1%～2%。主要见于珠蛋白生成障碍性贫血，缺铁性贫血时也可见到。

4.口形红细胞　成熟红细胞中心淡染区扁平状，似口形。正常人小于 4%。口形红细胞增多见于遗传性口形红细胞增多症（hereditary stomatocytosis）、弥散性血管内凝血（disseminated intravascular coagulation，DIC）、酒精中毒等。

5.镰状红细胞　红细胞呈镰刀状，是红细胞内存在异常的血红蛋白（Hb S）所致。人体在缺氧情况下易形成镰状红细胞，其主要见于镰状细胞贫血、血红蛋白病等。

6.红细胞形态不均　见于各种原因的溶血性贫血、巨幼细胞贫血，DIC 时也可出现。

7.缗钱状红细胞　当血浆中带正电荷的不对称大分子物质（如球蛋白、纤维蛋白原）增多时，会使膜带负电荷的红细胞相互排斥减弱，成熟红细胞便会聚集呈串状叠加连成缗钱状。主要见于多发性骨髓瘤、巨球蛋白血症等。

8.泪滴状红细胞　成熟红细胞形态似泪滴状。主要见于 DIC、骨髓纤维化等。

9.棘形红细胞　红细胞表面呈不规则棘样突起，细胞突起少于 5～10 个且不规则者称为棘细胞，细胞突起多于 10～30 个且规则者称为锯齿红细胞。棘细胞大于 25% 时对巨细胞增多症有诊断意义，还可见于严重肝病、脾切除术后、梗阻性黄疸等。

10.红细胞聚集　成熟红细胞成堆聚集，是可逆性抗体冷凝集素增多时导致的红细胞聚集，主要见于支原体肺炎、传染性单核细胞增多症、恶性淋巴瘤、肝硬化等。

三、红细胞内部结构的改变

1.低色素性红细胞　常见于缺铁性贫血、某些血红蛋白病。

2. 嗜多色性红细胞　表示红细胞尚未完全成熟。如在末梢血中大量出现，说明骨髓造血功能旺盛。常见于各种增生性贫血，如急性大出血、溶血性贫血、巨幼细胞贫血。

3. 嗜碱性点彩红细胞　常见于工业中毒、铅中毒。

4. 豪 - 乔小体（Howell-Jolly body）　在红细胞中出现的紫红色小体，1 个或多个，可能为核的剩余物。常见于增生性贫血，如溶血性贫血、巨幼细胞贫血。

5. 卡伯特环（Cabot ring）　为细胞质中脂蛋白变性所形成的扭曲成紫红色的"8"字形物质，常与染色质小体同时存在。常见于增生性贫血，如溶血性贫血、巨幼细胞贫血。

6. 有核红细胞　即幼红细胞，存在于骨髓中，末梢血涂片中出现此种细胞是一种病理现象。常见于增生性贫血，急性、慢性白血病及其他部位肿瘤转移到骨髓。

7. 红细胞内的其他包涵体　血红蛋白 H 包涵体（活体组织染色）、海因茨小体（Heinz body）（活体组织染色）见于 α - 珠蛋白生成障碍性贫血（α - 地中海贫血），Fessus 小体（活体组织染色）见于 β - 珠蛋白生成障碍性贫血（β - 地中海贫血）重型，帕彭海姆小体（Pappenheimer body）见于铁粒幼细胞贫血、MDS 或脾切除术后。

（赵忠峰）

第八节　红细胞沉降率检验

红细胞沉降率（erythrocyte sedimentation rate，ESR）简称"血沉"，是指红细胞在一定条件下沉降的速度。住院患者采早晨空腹静脉血，门诊、急诊筛查可采随机静脉血。用枸橼酸钠抗凝真空采血管采静脉血 2 mL。检验方法为全自动快速 ESR 分析仪法。

一、正常参考值

成年男性：0 ～ 15 mm/h；成年女性：0 ～ 20 mm/h。

二、临床应用

主要用于观察病情的动态变化，区别功能性与器质性病变，鉴别良性与恶性肿瘤等。

三、临床意义

（一）生理性 ESR 加快

12 岁以下儿童或 60 岁以上高龄者、月经期妇女、妊娠 3 个月至产后 3 周妇女 ESR 可加快，其加快的原因与生理性贫血及纤维蛋白原含量增加有关。

（二）病理性 ESR 加快

1. 炎症疾病　急性炎症时由于血中急性期反应物质增多使 ESR 加快。慢性炎症如结核病或者风湿病时，ESR 可用于观察病情变化和疗效。ESR 加快，表示病情复发或活跃；当病情好转或静止时，ESR 也逐渐恢复正常。

2. 组织坏死和损伤　较大的组织损伤、手术创伤可导致 ESR 加快，如无并发症多于 2～3 周内恢复正常。ESR 可用于鉴别功能性病变与器质性疾病，如急性心肌梗死时 ESR 加快，而心绞痛时 ESR 则正常。

3. 恶性肿瘤　用于鉴别良性与恶性肿瘤，如良性胃溃疡 ESR 多正常，恶性胃溃疡 ESR 加快。恶性肿瘤治疗明显有效时，ESR 渐趋正常，复发或转移时可加快。

4. 高球蛋白血症　如多发性骨髓瘤、肝硬化、巨球蛋白血症、系统性红斑狼疮、慢性肾炎时，血浆中出现大量异常球蛋白，ESR 显著加快。

5. 高胆固醇血症　动脉粥样硬化、黏液性水肿、原发性家族性高胆固醇血症等 ESR 加快。

6. 贫血　当血红蛋白低于 90 g/L 时，ESR 加快。

7. 其他　退行性疾病、巨细胞性动脉炎、风湿性多肌瘤等 ESR 加快。

（三）ESR 减慢

主要见于真性红细胞增多症、红细胞形态异常、纤维蛋白原缺乏等。

四、影响因素与注意事项

1. 抗凝剂与血液之比为 1∶4，抽血量要准确，抽血后应立即混匀。

2. 抗凝血标本应在 18～25℃室温条件下 2 小时内测定。存放时间超过 3 小时的样品，结果会有假性增加。在测定期内温度稳定在 ±1℃之内，避免上下波动。室温过高时 ESR 加快，可以按温度系数校正；室温过低时 ESR 减慢，无法校正。

3. 严格按照厂家说明书进行室内质量控制及仪器操作。

4. 检测前应轻轻地颠倒盛有标本的试管，至少颠倒混匀 12 次。应注意血细胞比容对 ESR 的影响，美国临床和实验室标准协会（Clinical and Laboratory Standards Institute，CLSI）严格要求调节血细胞比容（Hct）≤ 0.35，以消除 Hct 对 ESR 的影响。

第三章　血小板检验

血小板由巨核细胞产生，具有维持血管内皮完整，以及黏附、释放、聚集、血块收缩和促凝作用等功能。血小板计数（platelet count，PLT）和血小板形态检验是常用的血液一般检验项目。

第一节 血小板计数

血小板计数是测定单位容积血液中血小板的数量，是重要的血栓与止血筛查试验之一。

一、检验方法

血小板计数的方法有显微镜计数法和血液分析仪计数法。本节主要介绍显微镜计数法。

（一）显微镜计数法原理

血液经稀释液稀释和红细胞被破坏后，混匀、充池，在显微镜下对一定范围内的血小板进行计数，经过换算求出每升血液中血小板的数量。

（二）试剂

1. 草酸铵稀释液　由草酸铵、EDTA-Na$_2$ 和 H$_2$O 组成。其中草酸铵破坏红细胞，EDTA-Na$_2$ 抗凝。草酸铵稀释液破坏红细胞能力强，血小板形态清晰易辨，为首选稀释液。

2. 复方尿素稀释液　由尿素、EDTA-Na$_2$、甲醛和 H$_2$O 组成。其中尿素破坏红细胞，EDTA-Na$_2$ 抗凝，甲醛固定血小板。复方尿素稀释液使血小板胀大后易辨认，但尿素易分解，不能完全破坏红细胞。

二、方法学评价

显微镜计数法有普通光学显微镜计数法和相差显微镜计数法。2001 年国际血液学标准委员会（International Council for Standardization in Haematology，ICSH）确定了 RBC/PLT 比值法，即流式细胞仪法，并把它作为血小板计数的参考方法。血小板计数的方法学评价见表 3-1。

表 3-1　血小板计数的方法学评价

方　法	优　点	缺　点
普通光学显微镜计数法	设备简单，成本低；用于血液分析仪异常检验结果的复核	费时、费力，准确度受操作者技术水平的影响
血液分析仪计数法	计数简便、快速、重复性好，并可同时测定 PCT、MPV 及 PDW 及 PLT 直方图等多个指标，是目前广泛应用于临床常规筛查 PLT 的方法	传统仪器法不能完全区分血小板与其他类似大小物质（非血小板颗粒），致使计数结果的误差较大。其计数结果有时仍需显微镜计数法、复检血涂片等进行校正。但近年来新品血液分析仪增加了对低值血小板的复检功能，即利用荧光染色法和光学法进行血小板计数
相差显微镜计数法	计数准确性高，血小板易于识别，并可照相后核对计数结果。1998 年 WHO 推荐草酸铵 - 相差显微镜计数法为血小板计数的手工参考方法	所用仪器较贵，临床上较少选用
流式细胞仪法	准确性高，是目前 ICSH 推荐的血小板计数的参考方法	所用仪器较贵成本较高

注：PCT 为血小板压积（plateletcrit）；MPV 为平均血小板体积（mean platelet volume）；PDW 为血小板体积分布宽度（platelet distribution width）；WHO 为世界卫生组织（World Health Organization）。

三、质量保证

避免血小板被激活、破坏，避免杂物污染是 PLT 计数的关键。主要注意以下环节：

（一）器材、试剂

器材必须干净，无灰尘污染。试剂配制好后要过滤。肝素抗凝血不能用于血小板计数。EDTA 钾盐抗凝血标本取血后 1 小时内结果不稳定，可引起血小板聚集，1 小时后趋于平稳。

（二）采血

1. 末梢采血针刺深度要足够，采血应顺利，拭去第一滴血后再取血。

2. 如同时做白细胞计数时，应先取血作血小板计数。

（三）混匀、静置

1. 混匀要充分，但不可过度振荡，以免使血小板破坏、产生气泡。

2. 充池后需要静止 10 ~ 15 分钟，使血小板完全下沉后再计数。

（四）计数时光线

以稍暗为佳，注意微有折光性的血小板与尘埃的区别，在 1 小时内计数完毕。

（五）结果

1. 同一份标本 2 次计数误差应＜ 10%，取 2 次均值报告。

2. 若误差＞ 10%，须做第 3 次计数，取 2 次相近结果的均值报告。

四、正常参考值

（125 ～ 350）×10^9/L。

五、临床意义

血小板数量随时间和生理状态的不同而略有变化：午后略高于早晨；春季较冬季低；平原居民较高原居民低；月经前降低，月经后升高；妊娠中晚期升高，分娩后降低；运动、饱餐后升高，休息后恢复；静脉血血小板计数比毛细血管血高 10%。

血小板减少是引起出血的常见原因。当血小板数在（20 ～ 50）×10^9/L 时，可有轻度出血或手术后出血；当血小板数在（6 ～ 19）×10^9/L 时，可有较严重的出血；当血小板数低于 5×10^9/L 时，可导致严重出血。当血小板计数超过 400×10^9/L 时，为血小板增多。病理性血小板减少和增多的原因及临床意义见表 3-2。

表 3-2　病理性血小板减少和增多的原因及临床意义

	原 因	临 床 意 义
血小板减少	生成障碍	急性白血病、再生障碍性贫血、骨髓肿瘤、放射性损伤、巨幼细胞贫血等
	破坏过多	ITP、脾功能亢进、系统性红斑狼疮等
	消耗过多	DIC 血性血小板减少症等
	分布异常	脾肿大、血液被稀释等
	先天性	新生儿血小板减少症、巨大血小板综合征等
血小板增多	原发性	CmL、原发性血小板增多症、真性红细胞增多症等
	反应性	急性化脓性感染、大出血、急性溶血、肿瘤等
	其他	外科手术后、脾切除术后等

注：ITP 为特发性血小板减少性紫癜（idiopathic thrombocytopenic purpura）。

（赵忠峰）

第二节 血小板形态检验

显微镜下观察血涂片血小板形态、聚集性和分布情况，对判断、分析血小板相关疾病具有一定的参考意义。用于血小板形态检验的涂片宜薄，染色后先用低倍镜观察，选择染色及分布良好的部位用油镜观察。观察要点：①血小板的大小是否一致，有无大血小板（giant platelet）或小血小板（small platelet）。②血小板的形态有无改变，细胞质的染色，颗粒的有无、多少、粗细、分布情况，有无空泡等，且应估计正常和异常血小板的数量。③血小板的分布情况。

一、正常血小板形态

正常血小板呈两面微凸的圆盘状，直径为 2～4 μm，新生血小板体积大，成熟者体积小。在血涂片上往往散在或成簇分布，其形态多数为圆形、椭圆形或不规则形；细胞质呈淡蓝或淡紫红色，中心部位有细小且分布均匀的紫红色颗粒。

二、异常血小板形态

（一）大小异常

1. 大血小板 直径大于 4 μm，巨型血小板直径大于 7 μm，常为 7～20 μm，也可大于 20 μm，细胞质中嗜天青颗粒细小或融合为大颗粒。主要见于 ITP、粒细胞白血病、血小板无力症、巨大血小板综合征、MDS 和脾切除术后等。

2. 小血小板 直径小于 2 μm，主要见于缺铁性贫血等。

（二）形态异常

血小板可出现杆状、蝌蚪状、蛇形等异常形态及颗粒减少等改变，健康人偶见（＜2%）。影响血小板形态改变的因素很多，各种形态异常无特异性，因此，形态异常血小板超过 10% 时才具有临床意义。多见于 MDS、再生障碍性贫血、急性白血病及化疗或放疗 1 周内的患者。

（三）聚集性和分布异常

血小板聚集、分布状态可间接反映其功能。聚集功能正常的血小板在非抗凝外周血涂片中常可见 3～5 个聚集成簇或成团；在 EDTA 抗凝血的血涂片中，可见血小板不聚集而呈散在分布或出现诱发的血小板聚集现象。

1. 血小板卫星现象（platelet satellitism）

血小板黏附、围绕于中性粒细胞（或单核细胞）的现象，有时可见血小板吞噬现象（platelet phagocytosis）。此时，血小板和中性粒细胞的形态和功能均正常。血小板卫星现象偶见于 EDTA 抗凝敏感的血标本，因 EDTA 和免疫球蛋白相互作用、非特异性结合血小板，被抗体包被的血小板与中性粒细胞结合。血小板卫星现象是血液分析仪计数血小板假性减少的原因之一。

2. 血小板片状聚集

特发性血小板增多症（essential thrombocythemia，ET）和血小板增多的 CmL，血小板可呈大片聚集。也可见于血液凝固的标本。

（赵忠峰）

第四章　凝血功能检验

血液凝固是由凝血因子按一定顺序相继激活而生成凝血酶，最终使纤维蛋白原变为纤维蛋白的过程。在生理情况下，人体的凝血、抗凝血与纤维蛋白溶解（纤溶）系统相互作用、相互制约，并受神经-体液调节，使血液在血管内正常流动。但在病理情况下，凝血功能亢进、抗凝血或纤溶功能降低，可引起血栓前状态或血栓形成；反之，则可致低凝状态或出血。

血栓与止血试验能够为出血性与血栓性疾病的诊断和治疗提供必要依据。本节仅介绍最常用的血栓与止血筛查项目。

第一节　出血时间测定

在特定条件下，皮肤小血管被刺破后，血液自行流出到自然停止的时间称为出血时间（bleeding time，BT）。BT 与血小板数量和功能、血管壁完整性、某些凝血因子等有关。

一、检验方法

BT 测定方法有出血时间测定器（template bleeding time，TBT）法、Ivy 法和 Duke 法，这里主要介绍 TBT 法。

（一）TBT 法原理

在受检者前臂皮肤上做一个标准切口，记录血液自行流出到自然停止所需要的时间。

（二）主要器材

血压计、TBT、秒表、消毒用品。

二、方法学评价

BT 测定的操作较为复杂，即使使用 TBT 也难以获得真正的"标准切口"，其应用受到一定限制，因此，目前 BT 不作为常用筛查项目。BT 测定的方法学评价见表 4 -1。

表 4-1　BT 测定的方法学评价

方　法	评　价
TBT 法	使用标准的 TBT，能够使皮肤切口的深度、长度相对恒定，重复性好、灵敏度高，是目前推荐的方法
Ivy 法	传统方法，虽然在上臂施加了固定的压力，但因直接使用刺血刀做皮肤切口，切口深度和长度仍未能达到标准化，灵敏度较差，已趋向淘汰
Duke 法	传统方法，操作简单，但穿刺深度、长度难以标准化，灵敏度差，已淘汰

三、质量保证

1.减少药物的影响　检测前1周不能服用抗血小板药物（如阿司匹林等），以免影响结果。

2.选择合适的测定器　不同年龄应该选择不同类型的BTB。①新生儿型：切口为0.5 mm×2.5 mm。②儿童型：切口为1.0 mm×3.5 mm。③成人型：切口为1.0 mm×5.0 mm。

3.注意温度的影响　应在25℃左右的室内进行，以保证穿刺部位温度恒定。

4.选择正确的切口部位　应避开浅表静脉、瘢痕、水肿和溃疡等处皮肤。

5.避免接触和挤压伤口　血液应自行流出，采用滤纸吸去流出的血液，应避免与伤口接触，更不能挤压伤口。

四、正常参考值

TBT法：（6.9±2.1）min。

五、临床意义

1.BT 延长

（1）血小板数量异常，如血小板减少症、原发性血小板增多症。

（2）血小板功能缺陷，如血小板无力症、巨大血小板综合征。

（3）某些凝血因子缺乏，如血管性血友病、低（无）纤维蛋白原血症和DIC。

2.BT 缩短　主要见于某些严重的血栓性疾病。

（赵忠峰）

第二节　血浆凝血酶原时间测定

凝血酶原时间（prothrombin time，PT）是在体外模拟体内外源性凝血的全部条件，测定血浆凝固所需的时间。PT是常用的外源性凝血系统筛查项目指标。

一、检验方法

PT 测定方法有手工法和仪器法，本节主要介绍手工法。

（一）原理

采用 Quick 一步法。在37℃条件下，在待检血浆中加入足量的凝血活酶（含组织因子、磷脂）和适量的钙离子，通过激活因子Ⅶ而启动外源性凝血途径，使乏血小板血浆凝固。从加钙离子到血浆开始凝固所需的时间即为PT。

（二）试剂

凝血活酶试剂（含组织因子、磷脂和适量的氯化钙）。

（三）报告方式

PT（s）、国际标准化比值（international normalization ratio，INR）、凝血酶原活动度（prothrombin activity，PTA）。

二、方法学评价

PT 测定的方法学评价见表 4-2。

表4-2　PT 测定的方法学评价

方　法	评　价
手工法	重复性差，耗时，但操作简单，不需特殊仪器，准确性好，为仪器校准的参考方法
仪器法	操作简便、快速，结果重复性好；目前常采用光学法和磁珠法。磁珠法的检验结果不受黄疸、乳糜、溶血标本的干扰，但反应杯中需要加入磁珠，成本高

三、质量保证

1. 患者准备　停用影响止血、凝血功能的药物至少 1 周。

2. 采血　要求使用真空采血管、硅化玻璃管或塑料管采血，止血带使用时间不超过 1 分钟，采血要顺利，加血液至抗凝管的量要准确，并应立即轻轻地颠倒混匀 5～8 次，避免标本溶血或凝固。创伤性或留置导管的血标本、溶血或凝块形成的标本、输液时同侧采集的标本均不宜做 PT 等止血、凝血试验。ICSH 推荐的抗凝剂为 109 mmol/L 枸橼酸钠，其与血液的容积比应严格为 1：9。

3. 标本运送　及时送检，宜在 1 小时内分离血浆，一般于 4 小时内完成检测。标本不能在 2～8℃下保存，－20℃下可放置 2 周。

4. 标本离心　按规定离心力与离心时间要求，一般为 3 000 r/min 离心 10 分钟。及时分离标本，获得乏血小板血浆。

5. 试剂质量　PT 的灵敏度依赖于凝血活酶的质量。由于凝血活酶的来源和制备方法不同，PT 测定结果差异较大，可比性较差，特别影响对口服抗凝剂治疗效果的监测，因此，必须使用标有国际敏感指数（international sensitivity index，ISI）的 PT 试剂。

6. ISI 和 INR　1967 年，WHO 将人脑凝血活酶标准品（批号 67/40）作为标定不同来源凝血活酶 ISI 的参考品，其 ISI 确定为 1.0。ISI 越接近 1.0，表示灵敏度越高。各种凝血活酶 ISI 需要按照新的参考品 ISI 进行标定，其标定方法按照 ICSH 公布的参考方法进行。

为了尽可能地消除不同凝血活酶灵敏度的差异对 PT 检验结果的影响，1985 年，ICSH 等发布了在口服抗凝剂治疗效果的监测中，推荐使用 INR 报告 PT 结果。

WHO 等国际权威机构要求，每次（每批）PT 测定要使用正常对照值。

7. 测定 试剂、标本温浴时间应控制在 3 ～ 10 分钟内，测定温度应控制在（37±1）℃，准确判断血浆凝固终点（纤维蛋白形成）是 PT 检验结果准确的关键。

8. 结果审核与复查 结果审核者应该结合标本质量和临床诊断等做出综合判断，才能发出正确的检验报告。重视异常结果的复查，必要时重新采集标本进行复查，并加强与临床的沟通，及时掌握反馈信息，确保检验结果准确、可靠。

四、正常参考值

每个实验室必须建立相应的正常参考值。① PT：手工法，男性为 11 ～ 13.7 秒，女性为 11 ～ 14.3 秒，男女平均为（12±1）秒；待检者的测定值较正常对照值延长超过 3 秒为异常。仪器法，不同品牌的仪器及试剂间结果差异较大，各实验室依据厂家提供的数值进行验证，制定适合自己实验室的正常参考值。② INR：依 ISI 不同而异。③ PTA：70%～ 130%。

五、临床意义

1.PT 延长

（1）先天性凝血因子Ⅱ、Ⅴ、Ⅶ、Ⅹ缺乏症和低（无）纤维蛋白原血症。

（2）获得性凝血因子缺乏，如严重肝病、维生素 K 缺乏症（影响凝血因子Ⅱ、Ⅶ、Ⅸ、Ⅹ合成）、原发纤溶亢进症、DIC 等。

（3）血循环中存在抗凝物质，如口服抗凝剂等。

2.PT 缩短

（1）先天性凝血因子Ⅴ增多症。

（2）高凝状态和血栓性疾病。

（3）长期服用避孕药等。

3. 监测口服抗凝剂 中国人群 INR 以 1.8 ～ 2.5 为宜，一般不超过 3.0。

（赵忠峰）

第三节 血浆活化部分凝血活酶时间与凝血酶时间测定

活化部分凝血活酶时间（activated partial thromboplastin time，APTT）是在体外模拟体内内源性凝血的全部条件，测定血浆凝固所需的时间，以反映内源性凝血因子是否异常和血液中是否存在抗凝物质，是常用且比较灵敏的内源性凝血系统筛查项目指标。

凝血酶时间（thrombin time，TT）是反映血浆中纤维蛋白原（fibrinogen，Fg）转变为纤维蛋白的筛查项目指标之一。TT延长主要反映纤维蛋白原浓度减少或功能异常，以及血液中存在相关的抗凝物质（肝素、类肝素等）。

一、检验方法

（一）APTT

APTT的测定方法有手工法和仪器法，这里主要介绍手工法。

1. 原理 在37℃条件下，于待检血浆中加入足量的因子激活剂（如白陶土）和部分凝血活酶（代替血小板磷脂），在钙离子的参与下，通过激活凝血因子Ⅻ启动内源性凝血途径，观察血浆凝固所需的时间。

2. 试剂 APTT试剂、25 mmol/L 氯化钙。

（二）TT

TT测定方法有手工法和仪器法，这里主要介绍手工法。

1. 原理 37℃条件下，在待检血浆中加入"标准化"凝血酶后，血浆纤维蛋白原转变为纤维蛋白，使乏血小板血浆凝固，其凝固时间即为TT。

2. 试剂 凝血酶试剂。

二、方法学评价

1. 手工法 重复性差，耗时，但操作简单，不需特殊仪器，准确性好，为仪器校准的参考方法。

2. 仪器法 操作简便、快速，结果重复性好。目前常采用光学法和磁珠法。磁珠法的检验结果不受黄疸、乳糜、溶血标本的干扰，但反应杯中需要加入磁珠，成本高。

三、质量保证

1. 标本 采血后应在1小时内分离血浆，并在4小时内完成检测。随着标本存放时间的延长，凝血因子逐渐消耗，特别是凝血因子Ⅷ和Ⅸ消耗较为明显，导致APTT有延长的倾向。另外，冷冻血浆标本可降低APTT对狼疮抗凝物（lupus anticoagulant，LAC）与活化凝血因子Ⅻ（activated factor Ⅻ，F Ⅻ）、活化凝血因子Ⅺ (activated factor Ⅺ ,F Ⅺ) 等缺乏的灵敏度。

2.APTT试剂 APTT试剂是激活剂和部分凝血活酶的混合物。其来源及制备方法不同，可影响APTT测定结果。

3. 激活时间 血浆加入APTT试剂后被激活的时间要保证为3分钟。时间过短，APTT会延长。

四、正常参考值

（一）APTT

1. 手工法　男性：31.5 ～ 43.5 秒；女性：32 ～ 43 秒。待检者的测定值较正常对照值延长超过 10 秒为异常。

2. 仪器法　由于使用不同的 APTT 试剂，检验结果存在差异，因此，每个实验室必须建立相应的正常参考值。

（二）TT

正常范围为 16 ～ 18 秒，待检者的测定值较正常对照值延长超过 3 秒为异常。由于试剂中凝血酶的浓度不同，检验结果存在差异，因此，每个实验室必须建立自己实验室的正常参考值。

五、临床意义

（一）APTT

APTT 是检测内源性凝血因子是否缺乏的较为灵敏的指标，而且检测 F Ⅷ、F Ⅸ的灵敏度比 F Ⅺ、F Ⅻ和共同途径中凝血因子的更高，能检出 F Ⅷ：C 小于 25% 的轻型血友病，故已替代试管法凝血时间（clotting time，CT）。但是，单一因子（如 F Ⅷ）活性升高可使 APTT 缩短，其结果可能掩盖其他凝血因子的缺乏。

1. APTT 延长

（1）凝血因子Ⅷ、Ⅸ水平降低的血友病 A（hemophilia A，HA；又称甲型血友病）、血友病 B（hemophilia B，HB；又称乙型血友病），凝血因子Ⅺ缺乏症，部分血管性血友病。

（2）凝血因子Ⅰ、Ⅱ、Ⅴ、Ⅹ严重缺乏，如严重肝病、维生素 K 缺乏症等。

（3）原发性或继发性纤溶亢进。

（4）口服抗凝剂、应用肝素等。

（5）血液循环中存在病理性抗凝物质，如抗因子Ⅷ或Ⅸ抗体、狼疮抗凝物等。

2. APTT 缩短　高凝状态和血栓性疾病，如 DIC 高凝期、心肌梗死、深静脉血栓形成等。

（二）TT

1. TT 延长

（1）低(无)纤维蛋白原血症和异常纤维蛋白原血症，多见于获得性低纤维蛋白原血症。

（2）肝素或类肝素抗凝物质，如肝素治疗、肿瘤或系统性红斑狼疮等。

（3）原发性或继发性纤溶亢进时（如 DIC），血浆纤维蛋白原降解产物增多对凝血酶有抑制作用，可导致 TT 延长。

2.TT 缩短 一般无临床意义。

（赵忠峰）

第四节 血浆纤维蛋白原测定

纤维蛋白原（Fg）由肝脏合成，是血浆中浓度最高的凝血因子。Fg 浓度或功能异常均可导致凝血障碍，因此，Fg 是出血与血栓性疾病诊治中常用的筛查项目指标之一。

一、检验方法

Fg 检验方法较多，有 Clauss 法和 PT 衍生法等。目前常用是 Clauss 法。

（一）原理

在待检稀释的血浆中加入足量的凝血酶，使血浆中的 Fg 转变成纤维蛋白，血浆凝固，其血浆凝固时间与 Fg 含量呈负相关；以一定含量 Fg 的国际标准品为参比血浆，测定其对应的凝固时间，通过标准曲线，可以得到待检血浆中 Fg 的含量。

（二）试剂

纤维蛋白原参比血浆、凝血酶试剂、巴比妥缓冲液。

二、方法学评价

Fg 测定的方法学评价见表 4 -3。

表4-3　Fg 检验的方法学评价

方　法	评　价
Clauss 法	为 Fg 功能检验方法，操作简单，结果可靠，是 WHO 推荐的参考方法
PT 衍生法	操作简单、成本低，但由于灵敏度高，在 Fg 浓度异常时测定结果往往偏高，主要适用于健康人群或 Fg 浓度正常的人群
其他方法	如热沉淀比浊法、化学法，但操作烦琐，检验结果与生理性 Fg 不一定呈平行关系

三、质量保证

1.结果的可靠性和准确性

（1）Fg 参比血浆必须与待检血浆平行测定，以保证测定结果的可靠性。

（2）当 Clauss 法测定结果超出其检测线性时，必须改变稀释度，并重新测定。如 Fg＞ 5.00 g/L 时，可采用稀释度为 1 ∶ 20 的稀释血浆进行检验，结果乘以 2。

2. 异常结果的复查

（1）当标本中存在异常纤维蛋白原、血浆纤维蛋白原降解产物、肝素和类肝素抗凝物质时，Clauss 法测定的 Fg 浓度可假性降低或无检验数值，此时，须用其他方法（如 PT 衍生法）复查。

（2）PT 衍生法检验结果可疑（结果过高或过低）时，则采用 Clauss 法复查。

四、正常参考值

成人：2.00 ～ 4.00 g/L；新生儿：1.25 ～ 3.00 g/L。

五、临床意义

1.Fg 升高 Fg 是一种急性时相反应蛋白，其升高往往是机体一种非特异性反应。Fg 升高见于以下情况。①感染：如毒血症、肺炎、亚急性细菌性心内膜炎等。②无菌性炎症：如肾病综合征、风湿热、风湿性关节炎等。③血栓前状态与血栓性疾病：如糖尿病、急性心肌梗死等。④恶性肿瘤。⑤外伤、烧伤、外科手术后、放疗后。⑥其他：如妊娠晚期、妊娠高血压综合征等。

2.Fg 降低

（1）原发性纤维蛋白原减少或结构异常：低或无纤维蛋白原血症、异常纤维蛋白原血症。

（2）继发性纤维蛋白原减少：DIC 晚期、纤溶亢进、重症肝炎和肝硬化等。

（赵忠峰）

第五节 血浆纤维蛋白（原）降解产物测定

纤维蛋白原、可溶性纤维蛋白、纤维蛋白多聚体、交联纤维蛋白均可被纤溶酶降解，生成纤维蛋白（原）降解产物（fibrin/fibrinogen degradation products，FDP）。血液中 FDP 升高是体内纤溶亢进的标志，但不能鉴别原发性纤溶亢进与继发性纤溶亢进。FDP 中 X、Y、D 和 E 等片段具有纤维蛋白原的抗原决定簇，用其免疫动物可获得抗 FDP 抗体，因此，通过免疫学方法可检测血浆 FDP 浓度。

一、检验方法

FDP 测定方法有胶乳凝集试验、酶联免疫吸附试验（enzyme linked immunosorbent assay，ELISA）与仪器法（免疫比浊法）。胶乳凝集试验是定性试验，免疫比浊法是使用血凝仪进行的定量测定。

二、方法学评价

FDP 测定的方法学评价见表 4 -4。

表4-4　FDP 测定的方法学评价

方　法	评　价
胶乳凝集试验	操作简单、快速，是目前 FDP 测定常用的方法
ELISA	可作定量测定，但操作较复杂，影响因素较多
仪器法（免疫比浊法）	操作较简单、快速，结果准确，易于质量控制，但成本较高

三、正常参考值

阴性（＜ 5 mg/L）。

由于各厂家选用的抗 FDP 抗体可能存在质量的不同，其定量测定结果存在差异。因此，每个实验室必须建立本实验室的正常参考值。

四、临床意义

FDP 阳性或升高见于原发性纤溶亢进或继发性纤溶亢进，如 DIC、肺栓塞、深静脉血栓形成、恶性肿瘤、肝病、器官移植术后排斥反应和溶栓治疗等。

（赵忠峰）

第六节　血浆 D- 二聚体测定

D- 二聚体（D-dimer，D-D）是纤维连接蛋白（又称"纤连蛋白"）的降解产物之一，是继发性纤溶特有的代谢产物。用 D-D 免疫动物可获得抗 D-D 抗体。

一、检验方法

D-D 测定方法有胶乳凝集试验、ELISA 与免疫比浊法。胶乳凝集试验是定性试验，免疫比浊法是使用血凝仪进行的定量测定。

二、方法学评价

与 FDP 测定相同。

三、正常参考值

阴性（＜ 0.25 mg/L）。

由于各厂家选用的抗 D-D 抗体可能存在质量的不同，其定量测定结果存在差异，因此，每个实验室必须建立相应的正常参考值。

四、临床意义

健康人血液中 D-D 浓度很低，而在血栓形成与继发性纤溶时显著升高，因此，D-D 是 DIC 实验诊断中特异性较强的指标，并在排除血栓形成中有重要价值。① DIC、深静脉血栓、肺栓塞、脑梗死、心肌梗死、严重肝病、慢性肾炎、急性白血病等 D-D 升高。② D-D 是诊断深静脉血栓和肺栓塞的主要筛检指标之一，对临床上疑似深静脉血栓和肺栓塞时，当 D-D 阴性时，可排除诊断。③继发性纤溶亢进（如 DIC）D-D 升高，而在原发性纤溶亢进早期 D-D 正常，可作为两者的鉴别指标之一。

（赵忠峰）

第五章　贫血的检验

第一节 溶血性贫血的检验

一、溶血性贫血筛查

1.网织红细胞（reticulocyte，Ret）计数

（1）患者要求：住院患者以采早晨空腹静脉血为宜，门诊、急诊筛查可采随机静脉血。

（2）检验标本：用 EDTA-K$_2$ 抗凝管采静脉血 2 ～ 3 mL。

（3）检测方法：煌焦油蓝染色、全自动血液分析仪荧光染色。

（4）正常参考值：

①煌焦油蓝染色：成人为 0.5％～ 1.5％；新生儿为 3％～ 6％；儿童为 0.5％～ 1.5％。

②全自动分析仪荧光染色：（24 ～ 84）×10^9/L。

（5）临床应用：用于评价骨髓增生能力，判断贫血类型及观察贫血疗效；也用于放疗和化疗的监测。

（6）临床意义：① Ret 增多见于各种增生性贫血，特别是急性溶血，以及急性大出血引起的失血性贫血。当缺铁性贫血和巨幼细胞贫血治疗有效时，短时间内 Ret 会大量增加。② Ret 减少多见于骨髓增生低下，如再生障碍性贫血和某些溶血性贫血有再生障碍性贫血危象时，如阵发性血红蛋白尿。

（7）影响因素与注意事项：① Ret 须经活体或荧光染色后才可用显微镜识别或经仪器计数分类，在出现豪 - 乔小体、有核红细胞、巨大血小板时常导致血液分析仪 Ret 结果假性增多。②标本应在 4 小时内处理。试剂应置于清洁的棕色瓶中保存，染液应无沉淀。③新亚甲蓝染料是 WHO 推荐的，其着色强且稳定，背景清晰，利于计数；当室温＜ 15℃时，放 37 ℃恒温水箱；用瑞特 - 吉姆萨染液复染后，可使 Ret 计数结果减少。④目前临床常用全自动血液分析荧光染色。使用 Miller 窥盘时为了控制变异系数（CV）在 10％之内，对在连续视野中小方格内需要计数的红细胞数做了规定，见表 5-1。

表 5-1 Ret 计数达到规定精密度需计数的红细胞数量

Ret 百分数 ×100	小方格内需要计数的红细胞数	所计数目达到相当于总的红细胞数
1 ～ 2	1 000	9 000
3 ～ 5	500	4 500
6 ～ 10	200	1 800
11 ～ 20	100	900

2. 血浆游离血红蛋白测定

（1）患者要求：住院患者以采早晨空腹静脉血为宜，门诊、急诊筛查可采随机静脉血。

（2）检验标本：用 EDTA-K_2 抗凝管采静脉血 2～3 mL。

（3）检测方法：比色定量法。

（4）正常参考值：< 40 mg/L。

（5）临床应用：用于血管内溶血的筛查。

（6）临床意义：①判断血管内溶血，多见于严重的血管内溶血（60～650 mg/L）以及 G-6-PD 缺乏症、PNH（200～2 500 mg/L）、血型不合溶血性输血反应（1 500～5 000 mg/L）。②用于体外循环等所致机械性血管内溶血的检测，如体外循环心脏手术、血液透析、心脏瓣膜置换术后等所致的溶血性贫血。③血管外溶血、红细胞膜缺陷症多为正常。

（7）影响因素与注意事项：①在整个试验过程中，均要避免器皿被血红蛋白污染，且所用试管、吸管等玻璃制品使用前应用盐酸浸泡 24 小时，并用蒸馏水冲洗干净，以避免假阳性。②采集标本及分离血浆时，应严格防止体外溶血，如测定管吸光度超过 0.6，应稀释标本后测定。③动物实验表明，急性血管内溶血发生后 2 小时，其血浆中游离血红蛋白含量可减少一半，因此血浆游离血红蛋白测定应在溶血后即时采样检测。④只有当血浆中游离血红蛋白超过血清触珠蛋白（haptoglobin，Hp）的结合能力时，血浆游离血红蛋白含量才升高。

3. 血清触珠蛋白测定

（1）患者要求：采血前禁食过于油腻、高蛋白的食物，避免大量饮酒和剧烈运动，空腹采血最佳。

（2）检验标本：用促凝管采静脉血 3～5 mL，及时离心测定。

（3）检测方法：免疫散射比浊法。

（4）正常参考值：0.3～2.0 g/L。

（5）临床应用：是诊断溶血性贫血的指标之一。

（6）临床意义：

①血清触珠蛋白降低：见于各种原因导致的溶血性贫血，急性及慢性肝病（如肝炎），传染性单核细胞增多症、先天性无触珠蛋白血症。②血清触珠蛋白升高：见于急性及慢性感染、组织损伤、恶性疾病等，肝外阻塞性黄疸（血清触珠蛋白含量正常或升高）、风湿病（如风湿性及类风湿关节炎、红斑狼疮）、冠心病、肾病综合征、内分泌失调，以及使用避孕药或类固醇药物者和妊娠妇女。

（7）影响因素与注意事项：①被检标本在采集和离心过程中应无溶血，否则结果偏低。②应用糖皮质激素和雄性激素可使血清触珠蛋白升高。③服用右旋糖酐、雌激素、避孕药可使血清触珠蛋白降低。④血清触珠蛋白含量受内分泌影响，女性患者最好在非月经期进行测定；血清触珠蛋白为急性时相反应蛋白，检测结果宜结合临床表现综合分析。

4. 尿含铁血黄素测定

（1）患者要求：住院患者以晨尿为宜，门诊、急诊筛查可采随机尿。

（2）检验标本：尿液。

（3）检测方法：普鲁士蓝染色法。

（4）正常参考值：阴性。

（5）临床应用：辅助诊断急性及慢性血管内溶血。

（6）临床意义：尿含铁血黄素是被肾小管重吸收的游离血红蛋白，在肾小管上皮细胞内被分解为卟啉、铁及珠蛋白，超过肾小管上皮细胞所能输送的铁，以铁蛋白或含铁血红素形式沉积在上皮细胞内，当细胞脱落随尿排出即成为含铁血黄素尿。含铁血黄素尿主要见于慢性及急性血管内溶血。

（7）影响因素与注意事项：①宜留取晨尿以提高阳性率，标本应封口保存以防污染。尿含铁血黄素试验过程中所有器材不能含有铁，否则会导致假阳性结果。②在溶血初期，虽然有血红蛋白尿，但上皮细胞内尚未形成可检出的含铁血黄素，此时尿含铁血黄素试验可呈阴性，因此，试验阴性不能排除血管内溶血存在的可能。③由于尿含铁血黄素是随脱落的肾小管上皮细胞排出的，而且数量较少，所以必须用足够的尿量离心沉淀后再对沉渣进行染色检查。对可疑的结果应当重复检查确定。④尿含铁血黄素试验阳性提示慢性血管内溶血，尿中有铁排出。无论有无血红蛋白尿，只要存在慢性血管内溶血如 PNH，本试验结果即呈阳性，并可持续数周。⑤尿含铁血黄素的排泄在溶血过程结束后，仍然会延续一段时间，因此该试验不能完全反映患者当前的临床状况。

二、红细胞膜缺陷症检测

1. 红细胞渗透脆性试验

（1）患者要求：住院患者以采早晨空腹静脉血为宜，门诊、急诊可采随机静脉血。

（2）检验标本：用 EDTA-K_2 抗凝管采静脉血 2 ～ 3 mL。

（3）检测方法：盐水溶血法。

（4）正常参考值：①开始溶血，0.42% ～ 0.44%；②完全溶血，0.32% ～ 0.34%；③与正常对照提高 0.4 g/L 为阳性。

（5）临床应用：红细胞渗透脆性的升高程度与球形红细胞的数量成正比，临床主要用于诊断遗传性球形红细胞增多症。

（6）临床意义：①红细胞渗透脆性升高，见于遗传性球形红细胞增多症和遗传性椭圆形红细胞增多症，以及部分遗传性口形红细胞增多症、2 型糖尿病，亦见于自身免疫性溶血性贫血（autoimmune hemolytic anemia，AIHA）伴球形红细胞增多者，这类患者开始溶血在 5.0 g/L 以上，甚至可达到 7.2 g/L 以上。②红细胞渗透脆性降低，见于各型珠蛋白生成障碍性贫血、血红蛋白 C 病、血红蛋白 D 病、血红蛋白 E 病、缺铁性贫血、脾切除术后，以及其他一些红细胞膜有异常的疾病（如肝病）等。某些中药（如当归）、磁场、紫外线亦可降低红细胞渗透脆性。

（7）影响因素与注意事项：①每次检测均应有正常对照，正常对照与被检者氯化钠浓度相差 0.4 g/L，即有诊断价值。在乳白色背景下观察、判断完全溶血管，必要时可离心后观察。黄疸患者溶血不易观察，严重贫血患者红细胞太少，皆可用等渗盐水将红细胞洗涤后再配成 50％红细胞悬液进行试验。②氯化钠必须干燥、称量精确，用前新鲜配制。所用器材必须清洁、干燥。③不能用枸橼酸盐或双草酸盐作抗凝剂，以免增加离子强度，影响溶液的渗透压。

2. 酸化甘油溶血试验

（1）患者要求：住院患者以采早晨空腹静脉血为宜，门诊、急诊可采随机静脉血。

（2）检验标本：用肝素抗凝真空采血管采静脉血 2 ～ 3 mL。

（3）检测方法：比色法。

（4）正常参考值：溶血率达 50％的时间（$AGLT_{50}$）＞ 290 秒。

（5）临床应用：红细胞渗透脆性的升高程度与球形红细胞的数量成正比，临床主要用于诊断遗传性球形红细胞增多症。

（6）临床意义：遗传性球形红细胞增多症 $AGLT_{50}$ 可明显缩短（25 ～ 150 秒）；该试验较为灵敏，可以检出红细胞渗透脆性试验阴性的患者。AIHA、肾衰竭、妊娠等情况时 $AGLT_{50}$ 也可缩短。

（7）影响因素与注意事项：①标本采集顺利，混匀时动作要轻柔，避免发生溶血和破坏红细胞；标本采集后在室温静置 4 ～ 8 小时，以消耗红细胞能量，提高灵敏度，避免因静置时间不足而出现中间值。②酸化甘油试剂的 pH 以 6.85 为宜，pH 的改变会导致红细胞膜电荷的改变，相互的排斥力减弱，易聚集而加速沉降。③制备红细胞悬液时应除去乳糜状血浆，浓度控制在吸光度为起始吸光度的 0.4 ～ 0.6 倍最适宜。④控制实验温度为（25±2）℃，温度过高 $AGLT_{50}$ 太长，吸光度变化慢，不便于观察；温度低于 20℃，则 $AGLT_{50}$ 缩短，出现假阳性。每次试验应做正常对照，所用试剂最好预温。

3. 红细胞孵育渗透脆性试验

（1）患者要求：住院患者以采早晨空腹静脉血为宜，门诊、急诊可采随机静脉血。

（2）检验标本：用肝素抗凝管采静脉血 2 ～ 3 mL。

（3）检测方法：盐水溶血法。

（4）正常参考值：①未孵育，50％溶血为氯化钠 4.00 ～ 4.45 g/L。② 37℃孵育，24 小时 50％溶血为氯化钠 4.65 ～ 5.90 g/L。

（5）临床应用：多用于轻型遗传性球形红细胞增多症的诊断和鉴别诊断。

（6）临床意义：由于本试验灵敏度比红细胞渗透脆性试验高，AIHA 和遗传性红细胞膜缺陷症等更容易出现阳性结果，轻型遗传性球形红细胞增多症、椭圆形红细胞增多症和非球形红细胞溶血性贫血的孵育渗透脆性升高，丙酮酸激酶缺乏症（pyruvate kinase deficiency）红细胞渗透脆性试验为正常结果，孵育后红细胞渗透脆性升高，红细胞渗透中间脆性升高。

（7）影响因素与注意事项：①试验所用的试剂及试管应先消毒，试管应加塞；每次试验应做正常对照。②试剂 pH 及温度必须恒定，pH 改变 0.1 或温度改变 5℃，均可使结果改变 0.01％。

4. 红细胞自身溶血试验及其纠正试验

（1）患者要求：住院患者以采早晨空腹静脉血为宜，门诊、急诊可采随机静脉血。

（2）检验标本：用肝素抗凝管采静脉血 2 ～ 3 mL。

（3）检测方法：盐水溶血法。

（4）正常参考值：正常人血液在无菌条件下孵育 48 小时后，溶血率＜ 4.0％；加葡萄糖或腺苷三磷酸（adenosine triphosphate，ATP）后，溶血率＜ 0.6％。

（5）临床应用：用于遗传性非球形细胞溶血性贫血与遗传性球形细胞增多症的鉴别诊断。

（6）临床意义：各类溶血性贫血红细胞自身溶血试验及其纠正试验结果见表 5-2。

表 5-2　红细胞自身溶血试验及纠正试验结果（单位：%）

试验项目	正常	遗传性球形红细胞增多症	非球形红细胞溶血性贫血	
			Ⅰ 型	Ⅱ 型
加等渗盐水溶血率	2.0（0.2 ～ 4.0）	16.0（6 ～ 30）	3.0（1 ～ 6）	13.0（8 ～ 44）
加葡萄糖溶血率	0.3（0.1 ～ 0.6）	3.0（0.2 ～ 14.0）	2.0（0.5 ～ 4.0）	15.0（4 ～ 48）
加 ATP 溶血率	0.2（0.1 ～ 0.8）	3.0（1 ～ 6）	1.0（0.4 ～ 2.0）	1.0（0.2 ～ 2.0）

（7）影响因素与注意事项：①所有试剂和器材必须灭菌，操作严守无菌规程。②空白对照管溶血黏度在正常参考值范围内。③本试验不够敏感和特异，仅对遗传性球形红细胞增多症有较大诊断价值，若结合其他试验，对各种原因导致的溶血性贫血的鉴别诊断有参考价值。

三、红细胞酶缺陷检验

1. 高铁血红蛋白还原试验

（1）患者要求：静脉空腹采血，采血前不宜做剧烈运动，新生儿可采脐带血。

（2）检验标本：用肝素真空采血管采静脉血 2 ～ 4 mL，不得使用干燥管或促凝管。

（3）检测方法：分光光度法。

（4）正常参考值：高铁血红蛋白还原率＞ 75%。

（5）临床应用：监测红细胞内 G-6-PD 的含量多少，以及蚕豆病与药物性溶血性贫血的诊断。

（6）临床意义：蚕豆病和伯氨喹型药物溶血性贫血患者由于 G-6-PD 缺乏症（隐性遗传），高铁血红蛋白还原率明显下降，纯合子≤ 30%，杂合子多为 31% ～ 74%。

（7）影响因素与注意事项：①血细胞比容＞ 30% 时，高铁血红蛋白还原率显著降低，需调整血细胞比容在 0.35 ～ 0.40。②测定吸光度时分光光度计的波长应准确。③细菌污染可产生亚硝酸盐而造成假阳性，试管等应无菌。④试验的特异性和敏感性不是很理想，不稳定血红蛋白、血红蛋白 H、高脂血症等均可出现假阳性结果。可离心用上清液比色，以减少影响。⑤吸取孵育后血标本时应注意充分混匀，以免出现高铁血红蛋白还原率＞ 100% 的结果。⑥抗凝剂应选用枸橼酸钠或枸橼酸 - 枸橼酸钠 - 葡萄糖保存液（ACD），标本可保存 1 周左右。抗凝剂比例也应注意，如 ACD 量太多，pH 降低可使高铁血红蛋白还原速度减慢，出现假阳性结果。草酸盐因具有还原性，不宜作为抗凝剂。

2. 变性珠蛋白小体试验

（1）患者要求：静脉空腹采血，采血前不宜做剧烈运动，新生儿可采脐带血。

（2）检验标本：用肝素钠真空采血管采静脉血 2 ～ 4 mL，不得使用干燥管或促凝管。

（3）检测方法：显微镜计数法。

（4）正常参考值：＜ 1%。

（5）临床应用：用于鉴别蚕豆病、药物性溶血性贫血以及不稳定血红蛋白病等。

（6）临床意义：① G-6-PD 缺乏症阳性细胞常高于 45%，随溶血病情的好转，阳性细胞减少甚至消失。②含有不稳定性血红蛋白的患者阳性细胞也大于 30%，谷胱甘肽还原酶缺乏症（glutathione reductase deficiency）也升高。③接触硝基苯、苯胺、苯肼等化学物质也可有阳性细胞增加的现象。

（7）影响因素与注意事项：①阳性细胞指含 5 个及以上的变形珠蛋白小体的红细胞，应仔细辨认。②乙酰苯肼液应新鲜配制。③该方法的特异性较差，只能作为 G-6-PD 缺乏症的筛查试验，对 G-6-PD 缺乏症的诊断还应做进一步的确诊试验。

3.G-6-PD 荧光斑点试验

（1）患者要求：静脉空腹采血，采血前不宜做剧烈运动，新生儿可采脐带血。

（2）检验标本：用 EDTA-K$_2$ 或肝素真空采血管采静脉血 2～4 mL，不得使用干燥管或促凝管，亦可用肝素化毛细管从手指或足跟采末梢血。

（3）检测方法：荧光法。

（4）正常参考值：5 分钟和 10 分钟斑点出现荧光，而 10 分钟斑点荧光最强。

（5）临床应用：用于 G-6-PD 缺乏症、药物反应（如伯氨喹、磺胺吡啶、乙酰苯胺等）及感染性疾病的筛查。

（6）临床意义：正常人有较强的荧光。G-6-PD 缺乏症者荧光很弱或无荧光；杂合子或某些 G-6-PD 变异体者则可能有轻到中度荧光。

（7）影响因素与注意事项：①如贫血严重，取血量应相应加大，或用 1 份比容红细胞加 7 份生理盐水混悬液进行试验。②为提高敏感性，可在反应液中加入 1 份 8.0 mmol/L 的氧化型谷胱甘肽（GSSG），因在杂合子病例的标本中残余有 G-6-PD，反应后可产生少量还原型辅酶Ⅱ（NADPH），GSSG 存在时可将其再氧化为辅酶Ⅱ（NADP）。③本法是直接测定 NADPH 的量，特异性较好。④每次或每批宜有 G-6-PD 正常和缺陷者的标本作对照。

4.G-6-PD 活性测定

（1）患者要求：静脉空腹采血，采血前不宜做剧烈运动，新生儿可采脐带血。

（2）检验标本：用肝素真空采血管采静脉血 2～4 mL，不得使用干燥管或促凝管。

（3）检测方法：速率法。

（4）正常参考值：①成人为 1 300～3 600 U/L；②儿童为 1 700～4 000 U/L；③新生儿为 2 500～5 800 U/L。

（5）临床应用：G-6-PD 缺乏或减少见于 G-6-PD 缺乏症、药物反应及感染等。

（6）临床意义：红细胞 G-6-PD 催化反应生成的 NADPH 是谷胱甘肽还原酶（glutathione reductase）的辅酶，还原型谷胱甘肽（GSH）是保持血红蛋白稳定性及红细胞膜完整性的必要条件。红细胞 G-6-PD 缺乏者，在服用某些药物（如伯氨喹、磺胺吡啶、乙酰苯胺等）及食用蚕豆后，代谢产生的自由基或与氧合血红蛋白作用形成的 H$_2$O$_2$，可使 GSH 氧化成 GSSG。由于 GSH 降低，血红蛋白的巯基失去保护，被氧化成 Heinz 小体。红细胞失去巯基保护而功能受损，导致溶血。G-6-PD 缺乏或减少见于 G-6-PD 缺乏症、药物反应、蚕豆病及感染等。

（7）影响因素与注意事项：①所用试剂至少为分析纯（analytical reagent），且配制好的试剂应冷藏保存，一般可保存 2 周。②缓冲液的 pH、试剂及溶血液加入量、测定时间应准确。③溶血标本可导致假阴性结果。④输血或溶血发作后可出现假阴性结果。⑤溶血液的制备，取抗凝血液 20 μL 加入 500 μL G-6-PD 溶解液，因 G-6-PD 活性在室温下会下降，红细胞溶解后要立即上机检测，待测定时间不得超过 30 分钟，若不能立即检测，应在 0 ～ 4 ℃下储存，但储存时间不能超过 6 小时。⑥本法是 WHO 推荐的，可直接测定 NADPH 的量，对 G-6-PD 缺乏症诊断的特异性和敏感度较高，但在溶血高峰期及恢复期，酶活性可以接近正常，故应离心去除衰老红细胞再进行测定，并于 2 ～ 4 个月后复查。新生儿的红细胞和 Ret 内 G-6-PD 活性较高，应注意鉴别。

5. 丙酮酸激酶荧光斑点试验

（1）患者要求：静脉空腹采血，采血前不宜做剧烈运动，新生儿可采脐带血。

（2）检验标本：用肝素真空采血管采静脉血 2 ～ 4 mL，不得使用干燥管或促凝管。

（3）检测方法：速率法。

（4）正常参考值：荧光在 25 分钟内消失。

（5）临床应用：检测丙酮酸激酶（pyruvate kinase，PK）活性，用于辅助诊断白血病、再生障碍性贫血及 MDS 等。

（6）临床意义：荧光斑点不消失或时间延长说明丙酮酸激酶缺乏。中度缺乏（杂合子）时，荧光在 25 ～ 60 分钟内消失，严重缺乏（纯合子）时，荧光在 60 分钟内不消失。

（7）影响因素与注意事项：①每次检测应采用已知丙酮酸激酶正常的标本作为正常对照，这样有利于结果观察判断。② NADH 配置后不稳定，用前应以 340 nm 的光吸收进行校正，配制好的 NADH 液经 1 ∶ 1 000 稀释后吸收光度约为 0.093。③本法为诊断丙酮酸激酶缺乏的定性试验，特异性较高。但直接测定丙酮酸激酶活性，更能确定丙酮酸激酶缺乏的程度。

6. 丙酮酸激酶活性测定

（1）患者要求：静脉空腹采血，采血前不宜做剧烈运动，新生儿可采脐带血。

（2）检验标本：用肝素真空采血管采静脉血 2 ～ 4 mL，不得使用干燥管或促凝管。

（3）检测方法：速率法。

（4）正常参考值：成人为红细胞（15.0±1.99）U/g（37℃）（ICSH 推荐的 Blume 法）。

（5）临床应用：用于辅助诊断白细胞、再生障碍性贫血及 MDS 等。

（6）临床意义：①先天性丙酮酸激酶缺乏。丙酮酸激酶活性率降低或消失，纯合子的丙酮酸激酶在正常活性的 25％以下，杂合子为正常的 25％～ 50％。②继发性丙酮酸激酶缺乏，如白血病、再生障碍性贫血、MDS 等，丙酮酸激酶活性可降低。

（7）影响因素与注意事项：①血标本要新鲜。试剂、pH 和试剂温度要准确。②白细胞、血小板等含丙酮酸激酶活性相当高，必须尽可能洗除。③丙酮酸激酶为变构酶，在低磷酸烯醇丙酮酸氨盐（PEP）浓度时，丙酮酸激酶活性可被微量果糖 1, 6- 二磷酸（FDP）刺激而增加。在低 PEP 浓度测定时，加入 FDP，有助于对在高 PEP 浓度时，酶活性测定接近正常的丙酮酸激酶变异型的诊断，故当高浓度 PEP 测定结果不易判断时，可在低浓度 PEP 试管加入 50 μL 10 mmol/L FDP 进行试验。④本试验为红细胞丙酮酸激酶活性测定的定量试验，特异性高，是诊断丙酮酸激酶缺乏症直接和可靠的指标。

四、血红蛋白病检验

1. 血红蛋白区带电泳分析

（1）患者要求：住院患者以采早晨空腹静脉血为宜，门诊、急诊可采随机静脉血。

（2）检验标本：EDTA-K$_2$ 抗凝真空采血管采静脉血 2 mL。

（3）检测方法：血红蛋白电泳法。

（4）正常参考值：血红蛋白 A > 95%，血红蛋白 A$_2$ 为 1.0%～3.1%，血红蛋白 F < 2%，未发现异常血红蛋白区带。

（5）临床应用：用于珠蛋白生成障碍性贫血及相关血红蛋白病的实验室筛查。

（6）临床意义：①通过对各血红蛋白的相对定量及其图谱进行分析，可发现异常血红蛋白区带，如血红蛋白 H、血红蛋白 E、血红蛋白 Barts、血红蛋白 S、血红蛋白 D 和血红蛋白 C 等，为相关血红蛋白病的诊断提供依据。②血红蛋白 A$_2$ 升高，见于 β - 珠蛋白生成障碍性贫血，是该病基因携带者的特征性标志。血红蛋白 A$_2$ 升高至 4%～8%，多为轻型 β - 珠蛋白生成障碍性贫血；升高至 10% 以上提示血红蛋白 E 病。其他一些疾病如肝病、肿瘤、疟疾、甲状腺功能亢进、恶性贫血、血红蛋白 S 病、不稳定血红蛋白病、巨幼细胞贫血等，血红蛋白 A$_2$ 也可轻度升高。③血红蛋白 A$_2$ 降低：见于遗传性血红蛋白 F 持续存在综合征（hereditary persistence of fetal hemoglobin，HPFH）、α - 珠蛋白生成障碍性贫血、δ - 珠蛋白生成障碍性贫血。此外，缺铁性贫血血红蛋白 A$_2$ 也常降低。

（7）影响因素与注意事项：①血液样本在 2～8 ℃下最多可储存 7 天，否则会影响实验结果。②再次试验均应加入已知正常样本和异常样本，分别做阴性对照和阳性对照。③室温低时，染色时间应延长。气温高时，洗脱时间不宜过长，否则洗脱碱液蓝色渐褪，并逐步变为紫红色。④由于铁缺乏会影响血红蛋白 A$_2$ 的含量（使血红蛋白 A$_2$ 下降），因此缺铁性贫血会影响 β - 珠蛋白生成障碍性贫血基因携带者的检出。⑤珠蛋白生成障碍性贫血筛查要结合血常规 MCV、MCH 的结果进行分析，若 MCV < 82 fL 或 MCH < 27 pg 可视为初筛阳性。⑥正常参考值可用于对珠蛋白生成障碍性贫血筛查结果的初步解释，但每个实验室均应根据自身的情况和贫血类型建立自己的正常参考值。⑦若出现不明确的结果时，应做基因诊断。

2. 血红蛋白组分色谱分析

（1）患者要求：住院患者以采早晨空腹静脉血为宜，门诊、急诊可采随机静脉血。

（2）检验标本：EDTA-K$_2$ 抗凝真空采血管采静脉血 2 mL。

（3）检测方法：色谱法。

（4）正常参考值：血红蛋白 A_2 为 1.41%～3.61%。各实验室宜对正常参考值进行验证。

（5）临床应用：用于珠蛋白生成障碍性贫血及相关血红蛋白病的实验室筛查。

（6）临床意义：同血红蛋白区带电泳分析。以高效液相色谱法进行血红蛋白组分分析是当前国际公认的主流技术。

3. 抗碱血红蛋白测定

（1）患者要求：住院患者以采早晨空腹静脉血为宜，门诊、急诊可采随机静脉血。

（2）检验标本：EDTA-K_2 抗凝真空采血管采静脉血 2 mL。

（3）检测方法：分光光度计法。

（4）正常参考值：成人为 1.0%～3.1%。新生儿为 55%～85%，2～4 个月后逐渐下降，1 岁左右接近成人水平。

（5）临床应用：用于 β-珠蛋白生成障碍性贫血、急性白血病、再生障碍性贫血、红白血病及淋巴瘤等疾病的筛查。

（6）临床意义：抗碱血红蛋白明显升高见于 β-珠蛋白生成障碍性贫血，重型病例可达 80%～90%。急性白血病、再生障碍性贫血、红白血病、淋巴瘤等也可轻度升高。孕妇和新生儿血红蛋白 F 可出现生理性升高。

（7）影响因素与注意事项：①血红蛋白液应新鲜且要在当天测定，否则形成高铁血红蛋白，可被碱变性，使测定结果偏低。②滤液应清亮透明，若呈淡黄色或淡红色可能为血红蛋白含量高。③试剂用量和作用时间均须十分准确。④本试验重复性较好，检测的是抗碱血红蛋白。除血红蛋白 F 外，血红蛋白 Barts 和部分血红蛋白 H 也具有抗碱能力，故应结合血红蛋白区带电泳分析，提高结果的可靠性。⑤所用试剂应准确配制，小批量分装，pH 应为 3.0。⑥每次试验宜用正常人血做对照试验。

4. 血红蛋白 F 酸洗脱试验

（1）患者要求：住院患者以采早晨空腹静脉血为宜，门诊、急诊可采随机静脉血。

（2）检验标本：EDTA-K_2 抗凝真空采血管采静脉血 2 mL。

（3）检测方法：显微镜计数法。

（4）正常参考值：脐带血几乎所用的红细胞均呈阳性；新生儿阳性率为55%～85%；1 个月后的婴儿为 67%；4～6 个月后偶见；成人小于 1%。

（5）临床应用：鉴别诊断 β-珠蛋白生成障碍性贫血和 HPFH。

（6）临床意义：β-珠蛋白生成障碍性贫血轻型者（杂合子）仅少数红细胞呈阳性，重型者（纯合子）阳性红细胞明显增多。再生障碍性贫血和其他溶血性贫血也可出现数量较少的阳性红细胞。β-珠蛋白生成障碍性贫血和 HPFH 患者抗碱血红蛋白均升高，但血红蛋白 F 酸洗脱试验显示前者红细胞染色为红白相间异质性，后者为均匀淡红色，有鉴别诊断意义。

（7）影响因素与注意事项：①标本必须新鲜，血涂片红细胞应平铺分散。应在 2 小时内染色，以免出现假阳性。②缓冲液的 pH、温度、洗脱时间应严格控制，以保证检验结果的准确性。③观察时若白细胞与红细胞不好区分，可先用苏木素染液对白细胞进行染色。④本试验适用于基层医院对血红蛋白 F 升高疾病的筛检。进一步确诊需进行血红蛋白区带电泳分析和基因检测。

5. 血红蛋白 H 包涵体检查

（1）患者要求：住院患者以采早晨空腹静脉血为宜，门诊、急诊可采随机静脉血。

（2）检验标本：EDTA-K$_2$ 抗凝真空采血管采静脉血 2 mL。

（3）检测方法：显微镜计数法。

（4）正常参考值：0 ～ 5%。

（5）临床应用：用于血红蛋白 H 病的辅助诊断。

（6）临床意义：血红蛋白 H 病患者阳性的红细胞可达 50% 以上，轻型 α - 珠蛋白生成障碍性贫血时，偶见血红蛋白 H 包涵体。

（7）影响因素与注意事项：①观察结果时，应注意不典型包涵体与 Ret 的鉴别。②推片后应立即风干，否则红细胞形态不清楚，影响观察。③制片后应及时计数，否则放置过久，变性的血红蛋白包涵体可褪色消失。④本试验为检测不稳定血红蛋白的定性试验，只作为不稳定血红蛋白病和血红蛋白 F 病的过筛试验。

6. 红细胞镰变试验

（1）患者要求：住院患者以采早晨空腹静脉血为宜，门诊、急诊可采随机静脉血。

（2）检验标本：EDTA-K$_2$ 抗凝真空采血管采静脉血 2 mL。

（3）检测方法：显微镜计数法。

（4）正常参考值：阴性。

（5）临床应用：用于血红蛋白 S 病的辅助诊断。

（6）临床意义：镰变试验阳性提示存在血红蛋白 S。

（7）影响因素与注意事项：①温育时，保持湿润的环境，不能干涸。必要时，可将载玻片放在垫有浸湿纱布的平板内温育。②必须连续观察 24 小时，均无镰变红细胞时，方可报告阴性结果。

7. 异丙醇试验

（1）患者要求：住院患者以采早晨空腹静脉血为宜，门诊、急诊可采随机静脉血。

（2）检验标本：EDTA-K$_2$ 抗凝真空采血管采静脉血 2 mL。

（3）检测方法：沉淀法。

（4）正常参考值：阴性为 30 分钟内不出现沉淀。脐带血为阳性结果，新生儿出生 1 个月后逐渐转阴，6 个月后为阴性。

（5）临床应用：用于珠蛋白生成障碍性贫血及 G-6-PD 缺乏症的辅助诊断。

（6）临床意义：本试验阳性提示存在不稳定血红蛋白或血红蛋白 H，需做进一步检查。此外，血红蛋白 F 和高铁血红蛋白也可有浑浊发生。

（7）影响因素与注意事项：①异丙醇溶液浓度及温度要严格控制，pH 不得低于 7.2。②溶血液的浓度为 10%，血红蛋白液浓度为 100 g/L。③血红蛋白液需新鲜配制，久置血红蛋白可氧化成高铁血红蛋白，造成假阳性。④每批试验可取正常人血标本和脐带血标本做阴性对照和阳性对照。⑤本试验特异性较差，易出现假阳性，只作为不稳定血红蛋白的过筛试验。

8. 热不稳定试验

（1）患者要求：住院患者以采早晨空腹静脉血为宜，门诊、急诊可采随机静脉血。

（2）检验标本：EDTA-K$_2$ 抗凝真空采血管采静脉血 2 mL。

（3）检测方法：分光光度法。

（4）正常参考值：阴性为 2 小时不会或仅有微细沉淀；热沉淀的血红蛋白 < 5%。

（5）临床应用：用于不稳定血红蛋白病的临床筛查。

（6）临床意义：①本试验阳性提示存在不稳定血红蛋白。②血红蛋白 F、血红蛋白 H、血红蛋白 E 含量升高时，G-6-PD 缺陷和 α-珠蛋白生成障碍性贫血者的结果均偏高。

（7）影响因素与注意事项：①以四氯化碳法新鲜制备血红蛋白液，以避免假阳性结果。②水浴温度恒定，离心时速度要准确。③离心需充分，取上清液时要小心，不能取到变性的蛋白，否则影响结果。

五、PNH 检验

1. 酸化血清溶血试验（Ham 试验）

（1）患者要求：住院患者以采早晨空腹静脉血为宜，门诊、急诊可采随机静脉血。

（2）检验标本：EDTA-K$_2$ 抗凝真空采血管采静脉血 2 mL。

（3）检测方法：酸化溶血法。

（4）正常参考值：阴性。

（5）临床应用：酸化血清溶血试验是国内外公认的诊断 PNH 最基本的确诊试验。

（6）临床意义：①阳性结果主要见于 PNH。②先天性红细胞生成异常性贫血（congenital dyserythropoietic anemia，CDA）可呈阳性。③球形红细胞在酸化血清内可呈假阳性。④伴有缺铁的患者有时可呈假阴性。⑤某些 AIHA 发作严重时也可呈阳性。

（7）影响因素与注意事项：①用具要干燥，避免溶血。②血清酸化后用塞盖好，避免二氧化碳逸出而降低血清的酸度，导致溶血程度降低。③若患者经多次输血，其血中所含的不正常红细胞将相对减少，可呈弱阳性或阴性，对此可延长保温时间 4 ～ 6 小时，再观察有无溶血。

2. 蔗糖溶血试验

（1）患者要求：住院患者以采早晨空腹静脉血为宜，门诊、急诊可采随机静脉血。

（2）检验标本：EDTA-K$_2$ 抗凝真空采血管采静脉血 2 mL。

（3）检测方法：蔗糖溶血法。

（4）正常参考值：阴性。

（5）临床应用：蔗糖溶血试验是 PNH 简易、重要的筛查试验，对 PNH 敏感性最高，特异性稍差。

（6）临床意义：①PNH 常呈阳性。再生障碍性贫血 - 阵发性睡眠性血红蛋白尿（aplastic anemia -PNH，AA-PNH）亦可呈阳性，部分 AIHA、巨幼细胞贫血、遗传性球细胞增多症可呈弱阳性。②白血病、骨髓硬化也可出现假阳性。

（7）影响因素与注意事项：①一切用具要清洁、干燥，以避免溶血造成假阳性。②蔗糖溶液的浓度要适宜。③每次试验应同时做正常对照。

3. 蛇毒因子溶血试验

（1）患者要求：住院患者以采早晨空腹静脉血为宜，门诊、急诊可采随机静脉血。

（2）检验标本：EDTA-K$_2$ 抗凝真空采血管采静脉血 2 mL。

（3）检测方法：蔗糖溶血法。

（4）正常参考值：阴性。

（5）临床应用：用于 PNH 的筛查。

（6）临床意义：① PNH 呈阳性，溶血率＞ 10％。②本试验敏感性高，少数再生障碍性贫血、遗传性球细胞增多症和 AIHA 也可出现阳性。③某些粒细胞白血病、骨髓纤维化以及某些红细胞增生异常的贫血可出现弱阳性。

（7）影响因素与注意事项：①对照管的吸收光度应控制在 0.05 左右，若＞ 0.10 应重做。②只有阳性对照＞ 10％，阴性对照＜ 5％，本试验结果才有意义。③本试验为 PNH 的特异性试验，特异性比酸化血清溶血试验高。

4.CD55、CD59、FLAER 检测

（1）患者要求：住院患者以采早晨空腹静脉血为宜，门诊、急诊可采随机静脉血。

（2）检验标本：肝素锂抗凝真空采血管采静脉血 3 mL。

（3）检测方法：流式细胞术。

（4）正常参考值：CD55- 红细胞＜ 5％、CD55- 白细胞＜ 5％、CD59- 红细胞＜ 10％、CD59- 白细胞＜ 10％。

（5）临床应用：用于外周血成熟红细胞和成熟粒细胞 CD55、CD59 等聚糖磷脂酰肌醇（glycosyl phosphatidyl inositol，GPI）锚定蛋白有无缺失的评估。

（6）临床意义：PNH 是一种由于体细胞 Xp22.1 上 PIG-A 基因突变导致的获得性造血干细胞克隆性疾病，它的发病机制包括造血干细胞 PIG-A 基因突变，使得部分或完全血细胞膜 GPI 锚定蛋白合成障碍，引起细胞膜上 GPI 锚定蛋白（CD55、CD59 等）或荧光标记的嗜水气单胞菌溶素变异体（fluorescent labeled aerolysin，FLAEB）缺失，细胞灭活补体等能力减弱，从而引起细胞被破坏而发生溶血。红细胞上，CD59 的表达水平远高于CD55，CD55 不能很好地区分 II 和 III 型红细胞。

FLAER 是荧光标记的嗜水气单胞菌溶素，它不是单克隆抗体，而是灭活的细菌蛋白质，能和白细胞上所有的 GPI 锚定蛋白特异性结合，由嗜水气单胞菌分泌的成孔穿膜毒素是 GPI 锚定蛋白的受体，其检测不受输血和溶血的影响，对于一些临床上高度怀疑而CD55、CD59 检测不能确诊的病例，可以结合 FLAER 检测，以获得明确诊断。FLAER检测可较精确地区分出 II 和 III 型细胞，为判断病情轻重提供依据，有助于对 PNH 进展和疗效的判断。

（7）影响因素与注意事项：①中性粒细胞和单核细胞都可以检测，不适宜采用淋巴细胞（半衰期长，GPI 锚定蛋白表达多样性）。②标记红细胞时需稀释；标记白细胞时需先做标记，再进行溶解。③ FLAER 能和白细胞上所有的 GPI 锚定蛋白特异性结合，CD14是表达在单核细胞上的 GPI 锚定蛋白，用于检测单核细胞的 PNH 克隆。CD24 是表达在粒细胞上的 GPI 锚定蛋白，用于检测粒细胞的 PNH 克隆。使用 CD24 和 FLAER 这 2 个标记物，可以很好地区分正常细胞和 PNH 细胞。④联合使用 FLAER 和抗 GPI 蛋白单抗检测，可以更好地诊断和监测 PNH 的疗效。

六、免疫性溶血性贫血检验

1. 抗人球蛋白试验

（1）患者要求：采随机或空腹静脉血。

（2）检验标本：无抗凝剂或 EDTA-K_2 抗凝全血 2 ～ 3 mL。

（3）检测方法：抗球蛋白法、微柱凝胶法。

（4）正常参考值：阴性。

（5）临床应用：用于新生儿溶血病、溶血性输血反应、AIHA 以及药物诱导产生的自身抗体检测，也用于疑难血型的鉴定、疑难交叉配血的辅助检查。

（6）临床意义：抗人球蛋白试验又称 Coomb's 试验，分为直接抗人球蛋白试验（direct antiglobulin test，DAT）和间接抗人球蛋白试验（indirect antiglobulin test，IAT）。DAT 阳

性表示红细胞被 IgG 类抗体或补体 C3d 致敏，IAT 阳性表示血清中存在游离的 IgG 类不规则抗体，结果可以辅助分析新生儿溶血病、溶血性输血反应、AIHA。

（7）影响因素与注意事项：① DAT 阳性进一步确认致敏红细胞的是 IgG 还是补体，可以采用单特异性抗 IgG 和抗 C3d 试剂。② 37℃孵育红细胞或温盐水洗涤，可以消除冷凝集素或温反应性 IgM/IgG 抗体导致的自发凝集，减少 DAT 结果的假阳性。IAT 使用单特异性抗 IgG 试剂，可以避免结合 C3d 的自身抗体造成的不必要的阳性。使用低离子强度溶液可以加快和增强抗原 - 抗体反应，37℃孵育时间为 10 ～ 15 分钟。

2. 冷凝集素试验

（1）患者要求：采随机或空腹静脉血。

（2）检验标本：无抗凝剂或 EDTA-K$_2$ 抗凝全血≥ 3 mL，置 37℃恒温箱。

（3）检测方法：试管法。

（4）正常参考值：冷凝集素效价 < 1 ∶ 16。

（5）临床应用：用于病理性冷凝集素综合征（cold agglutinin syndrome）检测。

（6）临床意义：高自身冷抗体效价可能会引起病理性冷凝集素综合征，导致溶血反应和全身症状，并预示有发生 B 细胞瘤的潜在风险。冷凝集素综合征患者的冷凝集素效价达 1 ∶ 1 000 以上，容易发生溶血性贫血。支原体肺炎、传染性单核细胞增多症、疟疾、肝硬化、多发性骨髓瘤、淋巴瘤等亦可使冷凝集素效价升高，但多数患者冷凝集素效价不超过 1 ∶ 1 000。

（7）影响因素与注意事项：①自身冷凝集素抗体普遍存在于健康人体，其效价不高，一般在 1 ∶（8 ～ 16），各地区的正常参考值稍有区别。②患者的血清分离要及时，不能放在 4℃冷藏后分离。若已凝固，应将血块捣碎置于 37℃水浴中 15 分钟，离心分离血清。③在稀释血清时，每支试管建议使用独立的滴管，防止得到假的高效价结果。④冷凝集素是一种可逆性抗体，反应最适温度为 4℃，若出现凝集，应将试管置于 37℃水浴中 30 分钟，凝集现象消失为真阳性，否则为假凝集。⑤在观察结果时，除观察凝集外，还要注意观察溶血现象，若发生溶血，应同时报告。⑥自身冷凝集素抗体通常会表现出一定特异性，以抗 -I 最常见，也可以是抗 -I、抗 -HI、抗 -Pr 等，可通过具有特定抗原的红细胞组合进行鉴别。

3. 冷热溶血试验

（1）患者要求：采随机或空腹静脉血。

（2）检验标本：无抗凝剂全血≥ 3 mL，置 37℃恒温箱。

（3）检测方法：试管法。

（4）正常参考值：阴性。

（5）临床应用：用于辅助诊断阵发性冷性血红蛋白尿症（paroxysmal cold hemoglobinuria，PCH）。

（6）临床意义：阳性结果主要见于 PCH。其他疾病如麻疹、流行性腮腺炎、水痘、传染性单核细胞增多症也可出现阳性。

（7）影响因素与注意事项：如果患者近期有溶血发作，体内补体被消耗可导致结果假阴性。该试验检测患者体内的一种特殊的冷反应抗体即多 - 兰抗体（Donath-Landsteiner antibody，D-L 抗体），它在 0～4℃与红细胞结合，在 37℃可激活补体导致红细胞破坏发生溶血。该种抗体应与冷凝集素区分开。急性发作期的患者红细胞 DAT 常为阳性。

（刘艳艳）

第二节 造血原料缺乏性贫血检验

一、红细胞游离原卟啉和铁元素相关检验

1. 红细胞游离原卟啉测定

（1）患者要求：空腹 8～12 小时安静状态下静脉采血，抽血前 24 小时应避免铁剂治疗。

（2）检验标本：用肝素抗凝管静脉采血 2 mL。

（3）检测方法：亚铁嗪法。

（4）正常参考值：成人红细胞（398.4±131.7）μg/L。

（5）临床应用：辅助诊断慢性铅中毒或缺铁性贫血。

（6）临床意义：因铁缺乏使血红蛋白合成减少，造成红细胞游离原卟啉（free erythrocyte protoporphyrin，FEP）升高。铅中毒、先天性红细胞生成性卟啉病（congenital erythropoietic porphyria）、MDS 等病 FEP 也升高。恶性贫血、营养性巨幼细胞贫血及红白血病时游离原卟啉降低。

（7）影响因素及注意事项：①原卟啉在强光下易被破坏，标本采集后应尽快测定。如标本采集后不能立即测定，应在暗处或冰箱（4℃）中保存，但不得超过 24 小时。操作过程应在避光条件下进行。②荧光强度在 2 小时内基本稳定，随着时间的延长而逐渐衰退。③各实验室宜对正常参考值进行验证。国内有部分实验室采用血液荧光测定仪测定血液中红细胞锌原卟啉（ZPP）含量，协助慢性铅中度或缺铁性贫血的诊断。这是用于普查的筛检方法，测定时应严格按照使用说明书操作。一般用红细胞内 ZPP > 3.5 μg/g 作为缺铁性贫血诊断的指标之一。④本试验是反映缺铁的间接指标，敏感性仅次于血清铁蛋白，但特异性较差。⑤FEP 与血红蛋白的比值能更好地反映缺铁所致血红素合成障碍的情况，增加敏感性。

2. 血清铁测定

（1）患者要求：空腹 8～12 小时安静状态下静脉采血，抽血前 24 小时应避免铁剂治疗。

（2）检验标本：静脉采血 2 mL，用促凝管采集。尽快分离血清，避免溶血。

（3）检测方法：亚铁嗪比色法。

（4）正常参考值：男性血清铁为 11.6 ～ 31.3 μmol/L；女性血清铁为 9.0 ～ 30.4 μmol/L。

（5）临床应用：血清铁用于血液系统等疾病的评估。

（6）临床意义：①血清铁升高，见于红细胞破坏增多（如溶血性贫血）、红细胞再生或成熟障碍（如再生障碍性贫血、巨幼细胞贫血），以及维生素 B_6 缺乏引起造血功能减退。②血清铁降低，见于缺铁性贫血，慢性长期失血导致铁丢失过多，长期严重腹泻、胃次全切除术后导致铁吸收不良，以及肾病综合征、恶性肿瘤等。

（7）影响因素与注意事项：①血清铁存在着日内变异，早上最高，晚上最低，故病程观察应固定时段采血，一般以清晨空腹采血为最佳。②不去除蛋白直接测定应纠正血清本身的色度，故应设置血清空白。③铅中毒时铁利用率过低，血清铁升高。④促肾上腺皮质激素、肾上腺皮质激素及大剂量阿司匹林、考来烯胺等药物可使血清铁降低。

3. 总铁结合力测定

（1）患者要求：空腹 8 ～ 12 小时安静状态下静脉采血，抽血前 24 小时应避免铁剂治疗。

（2）检验标本：静脉采血 2 mL，用促凝管采集。尽快分离血清，避免溶血。

（3）检测方法：亚铁嗪比色法。

（4）正常参考值：成人男性血清转铁蛋白为 50 ～ 77 μmol/L；女性血清转铁蛋白 54 ～ 77 μmol/L。

（5）临床应用：监测血液中转铁蛋白结合铁的能力，间接反映血清转铁蛋白含量。

（6）临床意义：①总铁结合力（total iron-binding capacity，TIBC）升高见于缺铁性贫血、红细胞增多症、急性肝炎等。②TIBC 降低见于肝硬化、肾病综合征、尿毒症、溶血性贫血、肿瘤、慢性感染、血色素沉着症等。

（7）影响因素与注意事项：①血清铁测定注意事项适用于 TIBC 测定。②TIBC 测定的常用方法多采用碳酸镁、氧化铝等吸附剂吸附多余的未结合铁，经离心去除吸附剂再显色测定。这些方法标本用量大，前处理操作烦琐，影响结果的因素较多，随机误差较大。③在生化分析仪上采用 Ferene 法直接测定血清铁（SI）、未饱和铁结合力（unsaturated iron binding capacity，UIBC），以此来计算 TIBC，避免了前处理过程中人为的影响因素。

4. 血清运铁蛋白测定

（1）患者要求：采血前空腹 8 ～ 12 小时，禁食过于油腻、高蛋白的食物，但空腹时间不宜过长，避免大量饮酒和剧烈运动。

（2）检验标本：用促凝管采静脉血 2 mL，及时离心测定。

（3）检测方法：免疫散射比浊法。

（4）正常参考值：血清运铁蛋白（transferrin，TRF）为 28.6 ～ 51.9 μmol/L。

（5）临床应用：用于贫血的鉴别诊断和铁缺乏的治疗监测。

（6）临床意义：①贫血的鉴别诊断。缺铁性的低色素性贫血 TRF 水平升高（由于 TRF 的合成增加），但铁的饱和度很低（正常值在 30％～38％）。相反，如果贫血是红细胞对铁的利用障碍（如再生障碍性贫血）所致，则血清 TRF 水平正常或低下，但铁的饱和度升高。在铁负荷过量时，TRF 水平正常，但铁的饱和度可超过 50％，甚至达 90％。②TRF 是负性急性时相反应蛋白。TRF 水平在炎症、恶性病变时常随着白蛋白、前白蛋白同时下降。③监测营养状态。TRF 水平在慢性肝病及营养不良时下降。

（7）影响因素与注意事项：①标本放置时间过长或处理不当，可影响检验结果。②虽然 TRF 是一个鉴别诊断贫血的指标，但是 TRF 在不同个体中正常浓度不同，因此该指标不能代替血清铁和 TIBC 的测定。③妊娠及口服避孕药或雌激素注射可使血清 TRF 水平升高。

二、维生素 B_{12} 和叶酸测定

1. 维生素 B_{12} 测定

（1）患者要求：应在禁食 8 小时后采样，避免使用溶血标本，检测前 3 天避免服用口服避孕药和多种维生素制剂，以防影响检测结果。

（2）检验标本：用不含添加剂的采血管采静脉血 3～5 mL，及时离心测定。

（3）检测方法：化学发光免疫测定法。

（4）正常参考值：成人血清维生素 B_{12} 为 148～660 pmol/L。

（5）临床应用：辅助诊断大细胞性贫血，用于神经系统症状和营养状况的评估；也用于监测维生素 B_{12} 的疗效。

（6）临床意义：维生素 B_{12} 又称钴胺素（cobalamin），是唯一含金属元素的维生素。肝脏中维生素 B_{12} 含量丰富，维生素 B_{12} 与蛋白质结合，在胃酸与胃蛋白酶作用下释放，然后需要一种由胃黏膜细胞分泌的内因子（intrinsic factor，IF）协助，在回肠吸收。维生素 B_{12} 在体内因结合的基团不同，因此可有多种存在形式，如羟钴胺素、氰钴胺素、甲钴胺素和 5'-脱氧腺苷钴胺素，后两者是维生素 B_{12} 的活化型，也是在血液中存在的主要形式。①维生素 B_{12} 降低：常见于巨幼细胞贫血。不能促进红细胞发育和成熟，导致恶性贫血，出现脸色蜡黄、抑郁、出血时间延长、腹部不适、厌食等；从甲基四氢叶酸上转移甲基基团的活动减少，使叶酸变成不能利用的形式，导致叶酸缺乏症。维生素 B_{12} 过少可引起神经障碍、脊柱变性，并引起严重的精神症状，还可导致周围神经炎。②维生素 B_{12} 升高：白血病维生素 B_{12} 含量明显升高；真性红细胞增多症、某些恶性肿瘤和肝细胞损伤时维生素 B_{12} 也可升高。维生素 B_{12} 过多可出现哮喘、面部水肿、湿疹等过敏反应，也可发生神经兴奋、心悸等。

（7）影响因素与注意事项：①标本类型及稳定性，不要使用溶血标本。标本在15～30℃条件下保存不得超过 8 小时。若在 8 小时内不能完成检测，应将标本放入 2～8℃冰箱冷藏。若在 24 小时内不能完成检测或要转运标本，则应将标本放入 - 20℃冰箱冻藏。②干扰因素，如妊娠期间维生素 B_{12} 可升高，服用口服避孕药和多种维生素制剂可使维生素 B_{12} 升高。

2. 叶酸测定

（1）患者要求：应在禁食 8 小时后采样，避免食物中的叶酸影响测定结果。

（2）检验标本：用不含添加剂的采血管采静脉血 3～5 mL，及时离心测定。

（3）检测方法：化学发光免疫测定法。

（4）正常参考值：①血清叶酸，成年男性为 8.61～23.8 nmol/L；女性为 7.39～20.4 nmol/L。②红细胞叶酸，成人为 340～1 020 nmol/L。

（5）临床应用：辅助诊断巨幼细胞贫血或神经损伤；评估营养状况；监测叶酸缺乏症的疗效。

（6）临床意义：叶酸又称维生素 M，亦称蝶酰谷氨酸，在人体内活性形式为四氢叶酸（tetrahydrofolic acid，THF）。动物性及植物性食物中都含有叶酸，肝与肾中叶酸含量丰富。叶酸需经水解酶作用，以单谷氨酸盐的形式在小肠吸收。在十二指肠及空肠上皮黏膜细胞含叶酸还原酶的作用下，转变成活性形式的叶酸即 THF。叶酸主要通过胆汁和尿排出。

叶酸降低：①叶酸缺乏常由酒精中毒、肠道吸收障碍、摄入量不足或需要量增加引起。典型症状是巨幼细胞贫血，出现特征性的"牛肉舌"，同时也会引起白细胞、血小板水平降低。②孕妇缺乏叶酸，可使先兆子痫、胎盘剥离的发生率升高；妊娠早期缺乏叶酸，还易引起胎儿神经管畸形。③叶酸缺乏可引起高同型半胱氨酸血症，从而增加心血管病的危险性。④小肠疾病能干扰食物叶酸吸收和肝肠循环的再循环过程，故叶酸缺乏是小肠疾病常见的一种并发症。⑤有报道称治疗巨幼细胞贫血时，过量的叶酸会掩盖恶性贫血的某些症状，使疾病发展到严重损害的神经阶段。

叶酸升高：可见于盲袢综合征、长期素食、恶性贫血者。

（7）影响因素与注意事项：①标本如不能立即检测，则应在 2～8℃下冷藏标本；如不能在 8 小时内完成检测，或在进行标本运输，应在 - 20℃下进行冷冻。由于红细胞叶酸水平远高于血清叶酸水平，因此不能采用溶血标本检测血清叶酸。②检测红细胞叶酸时宜用EDTA 和肝素抗凝，测定血细胞比容，以专用溶血剂处理后按说明书操作。③叶酸包括血清叶酸和红细胞叶酸，血清叶酸含量反映近期膳食叶酸摄入情况，红细胞叶酸含量反映体内叶酸储存情况。④当叶酸和铁同时缺乏时，患者血液中红细胞可能不增大，RDW 也正常。

（刘艳艳）

第三节 红细胞生成素测定

1. 患者要求 在禁食 8 小时后采样，避免食物中的叶酸影响测定结果。

2. 检验标本 用促凝管采静脉血 3 ～ 5 mL，及时离心测定。

3. 检测方法 化学发光免疫测定法。

4. 正常参考值 红细胞生成素为 2.59 ～ 18.50 mU/mL。

5. 临床应用 协助诊断缺铁性贫血以及肾功能障碍、大出血等。

6. 临床意义

（1）缺铁性贫血、珠蛋白生成障碍性贫血、巨幼细胞贫血等疾病和肾癌、肝癌等恶性肿瘤疾病，红细胞生成素升高。

（2）肾衰竭、晚期肾病、慢性感染或代谢紊乱导致的贫血、自身免疫病、类风湿关节炎、获得性免疫缺陷综合征（又称艾滋病）、恶病质、低甲状腺功能性贫血和营养不良性贫血等疾病，红细胞生成素降低。

7. 影响因素与注意事项

（1）标本应在室温 15 ～ 30℃保存的 8 小时内、2 ～ 8℃保存的 24 小时内完成测定，否则应在 - 20℃条件下冷冻保存。

（2）人抗山羊等异嗜性抗体，可能会存在于患者的标本内。此类抗体可能干扰测定，导致错误的结果，因此需对怀疑带有此类抗体患者的结果进行仔细的核查。

（刘艳艳）

第六章 血型与输血检验

血型（blood groups）是指血液成分（红细胞、白细胞、血小板等）表面的抗原类型，是血液各种成分抗原的遗传性状。不仅红细胞表面存在抗原差异，白细胞、血小板、各种组织细胞表面及体液和分泌液中也存在抗原或抗体差异。根据血细胞各种抗原成分的不同，可分为不同的血型系统，包括红细胞血型系统、白细胞血型系统及血小板血型系统等。

输血（blood transfusion）是将血液或血液的某种成分输给病人的一种补充治疗方法，是抢救危重病人的一种重要治疗手段。早在 1667 年，人类就开始尝试输血治疗；1900 年，兰德斯坦纳（Landsteiner）发现了 ABO 血型系统，1914 年，哈斯汀（Hustin）发现枸橼酸钠具有抗凝作用，为血液体外保存奠定了基础，推动了输血的发展，输血治疗开始应用于临床。近年来，随着血液的体外保存技术和成分输血的发展、病原学检测的广泛应用，输血的质量和安全性得到了进一步提高。

第一节 红细胞血型系统

红细胞血型系统较为复杂，与临床密切相关的是 ABO 和 Rh 血型系统。

一、红细胞血型分类及命名

（一）红细胞血型分类

国际输血协会（International Society of Blood Transfusion，ISBT）红细胞表面抗原命名委员会根据红细胞血型抗原的生化特性、遗传学特性、血清学表现等特点，将所发现的人类红细胞血型抗原分为血型系统（blood group system）、血型集合（blood group collection）、高频抗原组和低频抗原组。

1.血型系统　血型系统由单一基因位点或多个紧密连锁的基因位点上的等位基因所编码的 1 个或多个抗原组成。截至 2017 年，ISBT 已确认检出 36 个红细胞血型系统，322 个抗原。随着新抗原的发现及对已存在抗原的进一步认识，血型抗原的数量、分类都将发生变化。

2.血型集合　在血清学、生物化学或遗传学特征方面有相关性，但尚未达到血型系统命名标准的抗原，归为血型集合。已检出的血型集合包括 Cost、Ii、Er 等共 5 个，含 14 个抗原。

3.高频、低频抗原组　指尚不能归为血型系统和血型集合的抗原。根据人群中出现的频率，分为低频抗原组 700 系列（含 33 个抗原）和高频抗原组 901 系列（含 13 个抗原）。血型抗原频率＜1% 属于低频抗原组，血型抗原频率＞90% 属于高频抗原组。

（二）红细胞血型 USBT 命名

长期以来对红细胞血型及抗原的命名和记述无统一规定，有的血型及抗原以大写英文字母表示，如 ABO 血型及 A、B 抗原；有的以大写字母加小写字母表示，如 Lewis 系统及 Le^a、Le^b 抗原；有的则以字母加数字来表示，如 Duffy 系统及 Fy3、Fy5 抗原等。为了便于自动化数据处理和阅读，1996 年 ISBT 红细胞抗原命名委员会确定了以下两种红细胞血型及抗原的命名和表述方法：

1.6 位数字方式　6 位数字的前 3 位数字表示某一血型系统（001 ～ 033），后 3 位数字表示该血型某个抗原，如 001001、001 002、001 003，分别表示为 ABO 血型 A、B 及 AB 抗原。该方法适用于计算机，临床上一般较少使用。

2. 字母 / 数字方式　由于 6 位数字方式使用不方便，现一般将表示某一血型系统的 3 位数换为 2 ～ 4 个大写字母，表示抗原编码 3 位数的前 2 个"零"去掉。例如，RH 即 004，表示传统命名 Rh 血型系统，RH1 即 004001，表示传统命名 Rh 血型系统 D 抗原。该表示方法适用于一般阅读、书写和印刷。

由于红细胞血型系统和相应抗原的传统命名已被熟知和习惯，目前临床上多用。

二、ABO 血型系统

ABO 血型系统主要有 A 型、B 型、O 型及 AB 型 4 种基本血型（表型），其抗原、抗体组成及基因型见表 6-1。

表 6-1　人类红细胞 ABO 血型系统分型及抗原抗体和基因型

血型（表型）	红细胞表面抗原	血液中抗体	基因型
A	A	抗 B	A/A 或 A/O
B	B	抗 A	B/B 或 B/O
AB	A，B	—	A/B
O	—	抗 A、抗 B、抗 AB	O/O

（一）ABO 血型抗原

1. ABO 血型抗原结构　根据血型抗原生物化学性质，人体红细胞抗原表位可分为两类：一类是糖分子，另一类为多肽。以糖分子为抗原表位的主要有 ABO、H、Lewis、P1PK 红细胞血型系统；以多肽为抗原表位的有 Rh、Kell、Kidd、Duffy 等红细胞血型系统。ABO、H、Lewis、P、I 等红细胞血型系统抗原的生化性质是糖蛋白或糖脂，抗原表位即糖分子与载体糖链结合，再与蛋白质或脂类结合。

红细胞 ABO 血型系统只有 A、B 两种抗原，A 型红细胞膜表面有 A 抗原，B 型红细胞膜表面有 B 抗原，O 型红细胞膜表面无 A、B 抗原但有 H 抗原（H 抗原是 H 血型系统唯一抗原）。

2.ABO 血型基因及 H 基因

（1）H 基因及其作用：H 基因的基因型为 HH 和 Hh。H 基因的遗传与 ABO 基因无关。H 基因位于人类 19 号染色体，编码产生 L- 岩藻糖基转移酶，在该酶作用下，将 L- 岩藻糖转移连接在红细胞膜上的 II 型载体糖链末端半乳糖上，形成 H 抗原。H 基因频率＞ 99.99%。

（2）ABO 血型基因及其作用：ABO 血型基因位于第 9 号染色体长臂。ABO 血型系统受 A、B、O 三个等位基因控制，其中 A 和 B 基因是常染色体显性基因，O 基因是无效等位基因（隐性基因）。

A 基因编码产生 N- 乙酰基半乳糖胺糖基转移酶，该酶将 N- 乙酰半乳糖胺（A 抗原表位或抗原决定簇）连接到 H 抗原末端的半乳糖上，使之成为 A 抗原；B 基因编码产生 D- 半乳糖糖基转移酶，该酶将 D- 半乳糖（B 抗原表位）连接到 H 抗原末端的半乳糖上，使之成为 B 抗原；O 基因编码的糖基转移酶无活性，不能修饰 H 抗原，因此 O 型红细胞表面有大量 H 抗原，而 A_1 或 A_1B 型红细胞，其 H 抗原大部分被转化为 A 和／或 B 抗原，所以 H 抗原很少。A 基因产生的糖基转移酶比 B 基因多，因此，A 型红细胞上 A 抗原数量多于 B 型红细胞上 B 抗原数量。不同的 ABO 血型，红细胞膜上 H 抗原表达强度依次为：$O > A_2 > B > A_2B > A_1 > A_1B$。H 抗原性很弱，血清中一般无抗 H 抗体。

3.ABO 血型基因遗传 ABO 血型遗传的基因座上有 A、B、O 三个等位基因，A、B 是常染色体显性遗传，每个子代从父母双方各获得 1 种基因，形成 6 种基因组合。ABO 基因型与表型见表 8-1。根据父母的血型可以推测子代的血型，有助于亲子鉴定，如父母都是 A 型，子代只能是 A 型或 O 型，详见表 6-2。

表 6-2　亲代 A 型与子代 ABO 血型遗传

亲代血型	亲代基因型	子代遗传因子	子代血型
A×A	AO×AO	AA、AO、OO	O、A
	AO×AA	AA、AO	A
	AA×AA	AA	A

4.ABO 血型抗原表达 37 天的胎儿就可以产生 A、B 抗原，5 ～ 6 周胎儿红细胞已可测出抗原的存在，出生时红细胞所带的抗原数量为成人的 25% ～ 50%，以后随年龄的增长而不断增加，到 20 岁左右达到高峰。A、B 抗原的表达在人的一生中相对稳定，但老年人的抗原性可能减弱。A 型红细胞膜上抗原数量有 81 万～ 117 万个；B 型红细胞膜上抗

原数量有60万～83万个；在AB型红细胞膜上，A抗原平均数量约为60万个，而B抗原平均数量约为72万个。

5.ABO血型抗原　存在部位血型载体糖链有Ⅰ～Ⅵ型，其中Ⅱ型载体糖链连接在红细胞、血小板、淋巴细胞、内皮细胞、上皮细胞的固有成分上，形成血型抗原。Ⅰ型载体糖链末端半乳糖上连接的H、A、B抗原表位形成可溶性的血型抗原，广泛存在于体液和分泌液中，以唾液中含量最丰富，其次为血清、胃液、精液、羊水、汗液、尿液、泪液、胆汁及乳汁中，脑脊液中不存在ABH物质。这种以可溶状态存在于血液、体液和分泌物中的H、A、B抗原（半抗原），称为血型物质。

凡是在体液中可检出ABH可溶性抗原（血型物质）的个体，称为分泌型个体；在体液中不存在ABH可溶性抗原的个体，称为非分泌型个体。汉族人80％为分泌型个体。一般情况下，血液、体液和分泌液中分泌的血型物质与机体血型抗原是一致的，如分泌型A型个体的体液和分泌液中含有A血型物质。血型物质也具有与相应抗体反应的性质，主要作用有如下4个：①辅助确定ABO血型，特别是对ABO抗原表达较弱者的血型鉴定或ABO血型亚型的鉴定。②检测羊水中的血型物质可预测胎儿血型。③血型物质可中和ABO血型系统中的天然抗体，不中和免疫抗体，有助于鉴别抗体性质。④不同血型混合血浆因血型物质相互中和血型抗体，可不考虑血型问题。

（二）ABO血型抗体

1.ABO血型抗体类别

（1）天然抗体与免疫抗体：无明确抗原刺激而天然存在的抗体，称为天然抗体。如ABO血型抗体，并没有输血、妊娠等免疫刺激，血液中就已存在抗A和／或抗B，似乎"天然"产生。然而，天然抗体也是机体对于某种抗原刺激，产生免疫应答的产物。其产生机制可能与环境中广泛存在的多种微生物、花粉、粉尘等有关，这些物质与某些血型抗原相似，通过隐性刺激机体产生了红细胞血型抗体。天然抗体多以IgM抗体为主。

凡机体经已知特定抗原免疫后产生的抗体称为免疫抗体。一般通过输血、妊娠、免疫刺激产生。受血者接受了与自己血型抗原不一致的血液，就有可能产生相应的抗体。免疫抗体多数是IgG抗体。天然抗体和免疫抗体的主要区别见表6-3。天然抗体与免疫抗体的区分并不是绝对的，因为人血液中IgM与IgG抗体常同时存在。

（2）完全抗体与不完全抗体：在盐水介质中能够直接凝集红细胞出现肉眼可见的免疫反应（凝集、沉淀、补体结合溶血）的抗体，称为完全抗体，多为IgM抗体。在盐水介质中与抗原结合，但不能出现肉眼可见的凝集反应的抗体，称为不完全抗体，多为IgG抗体。IgG分子量小，只能与红细胞上抗原结合，使红细胞致敏，不能在盐水介质中使红细胞凝集，需要通过抗球蛋白或其他介质才能使红细胞凝集。

表6-3　天然抗体（IgM）和免疫抗体（IgG）的区别

特　性	IgM	IgG
存在的主要血型系统	ABO、MNS、PIPK 等	Rh、MNS、Kell、Kidd 等
可察觉的抗原刺激	无	有（妊娠、输血）
相对分子质量（kD）	1 000	160
通过胎盘	不能	能
耐热性（70℃）	不耐热	耐热
被血型物质中和	能	不能
被 2-ME 或 DDT 破坏	能	不能
与 RBC 反应最佳温度	4～25℃	37℃
在介质中与红细胞反应情况	在盐水介质中与相应红细胞出现肉眼可见的凝集	在盐水介质中使红细胞致敏，但不凝集。在酶、抗球蛋白等介质中出现肉眼可见凝集

（3）规则抗体与不规则抗体：在全部血型系统中，只有 ABO 血型抗体的产生是有规律的，符合 Landsteiner 规则，即血液中规律地出现不针对自身红细胞 A 和／或 B 抗原的抗体，称为规则抗体。如 A 型血液中只有抗 B，B 型血液中只有抗 A。

除 ABO 血型系统抗 A、抗 B 外，其他血型系统的抗体产生不符合 Landsteiner 规则，即抗体产生没有规律性。这些抗体称为不规则抗体，又称意外抗体。部分 ABO 亚型出现的抗 A_1 等抗体，也称不规则抗体。无输血史和妊娠者血液中很少存在有临床意义的不规则抗体。

2.ABO 血型抗体产生　新生儿抗体很少，检出的抗体常是来自母体的 IgG，偶有胎儿期自身产生的 IgM 类抗体。新生儿出生后，由于自然界中花粉、尘埃及一些生物（如细菌）表面上具有类似于 A、B 抗原结构的抗原，新生儿会在不自觉中被这些外来抗原不断地刺激机体发生免疫反应，逐渐产生相应的抗 A 或抗 B 抗体。出生 3～6 个月后即可查出抗体，5～10 岁时抗体水平达到高峰，成年人抗体水平随着年龄的增长逐步减少。由于环境中 A 型物质较多，B 型人中抗 A 的效价高于 A 型人中抗 B 的效价。

正常情况下，ABO 血型抗体为天然抗体和完全抗体，以 IgM 为主。但血液中也有少量的 IgG 和 IgA 类抗体。机体内各种分泌物和体液中的 ABO 抗体，多数为 IgA 类抗体。O 型人血液中含抗 A、抗 B、抗 AB 抗体，其中抗 AB 不是抗 A 和抗 B 的混合物，将 B 型红细胞与 O 型血清混合孵育后，其放散液不仅与 B 细胞发生反应，同样与 A 细胞发生反应。如果将 B 型红细胞与抗 A、抗 B 混合，则无此现象发生，提示抗 AB 识别的是 A 和 B 抗原上共同的表位。抗 AB 以 IgG 为主，效价较高，可以通过胎盘，因此，O 型母亲亲子血型不合，易发生新生儿溶血病，而且在第一胎就可发生。利用 O 型血的抗 AB 可检出较弱的 A、B 抗原，因此，在 ABO 亚型鉴定中常用 O 型血清。

3.ABO 血型抗体的临床意义

ABO 血型不相符的输血可以引起严重的溶血性输血反应，一般为急性血管内溶血，严重时可导致 DIC、急性肾功能衰竭，甚至死亡。ABO 血型抗体可引起新生儿溶血病（hemolytic disease of newborn，HDN），在器官移植、造血干细胞移植等方面都有重要意义。

（三）ABO 血型亚型

亚型虽属同一血型抗原，但抗原结构、性能或抗原表位数有一定差异。常见的 A 亚型有 A_1、A_2、A_3、A_{end}、A_m 与 A_y 等；B 亚型一般比较少见，包括 B_3、B_X、B_m 和 B_{el} 等；AB 亚型有 A_1B、A_2B、A_XB、AB_3 等。

A 亚型最主要的是红细胞抗原数量减少，红细胞与试剂血清表现为弱凝集或无凝集，与抗 H 反应较强。A_1、A_2 亚型占全部 A 型血的 99.9%，白种人中 A_2 亚型约占 20%，亚洲人主要是 A_1 亚型，A_2 亚型少见。A_1 和 A_2 及相关亚型抗原抗体见表 6-4。抗 A_1 可干扰血型鉴定和交叉配血试验，导致正反定型不符或交叉配血不合。抗 A_1 多数是 IgM 抗体，最佳反应温度是室温或低于室温，多数情况下没有临床意义。如果抗 A_1 在 37℃ 与 A_1 或 A_1B 细胞出现阳性结果，表明该抗体有临床意义，此时输血应选择 O 型 R 红细胞，或 A_2 型（或 A_2B 型）红细胞。

表 6-4 ABO 及其常见亚型抗原、抗体及抗原与抗血清反应

血型	红细胞上抗原	血清抗 A、抗 B 抗体	与抗血清反应			
			抗 A	抗 B	抗 A_1	抗 H
A_1	A、A_1、H	抗 B	4+	—	4+	1+
A_2	A、H	抗 B、抗 A_1（1%～2%）	4+	—	—	2+
A_1B	A、A_1、B、H	—	4+	4+	4+	1+
A_2B	A、B、H	抗 A_1（22%～26%）	4+	4+	—	2+
B	B、H	抗 A、抗 A_1（少见）	—	4+	—	1+
O	H	抗 A、抗 B 和 / 或抗 AB、抗 A_1（少见）	—	—	—	4+

1.B（A）及 A（B）表型　B（A）表型是常染色体显性遗传，特点是 B 细胞上有弱 A 抗原表达，红细胞与抗 B 出现强凝集，与抗 A 出现弱凝集（＜2+），血清中有抗 A，能够凝集 A_1 及 A_2 细胞。应用分子生物学技术，发现因基因突变使 B 糖基转移酶在 234 或 235 氨基酸出现多态性，在起到 B 糖转移酶作用的同时，还能转移 N- 乙酰基半乳糖胺，产生少量的 A 抗原。目前发现 B（A）型多数是黑种人。

A（B）与 B（A）类似，其原因是血液中 H 糖基转移酶增多，导致 H 抗原增多，红细胞表面过多的 H 抗原（前体物质）使得 A 糖基转移酶合成了微量 B 抗原。

2.顺式 AB　即 cisAB，一般很少见。1964 年在波兰的一个家庭中发现母亲是 A_2B 型，父亲是 O 型，两个子女均为 A_2B 型。其最主要的特征是 A 与 B 基因位于同一条染色体上，两个基因同时遗传给子代。该基因能够产生一种嵌合酶，同时催化 A 抗原和 B 抗原产生。

大多数 cisAB 型红细胞 A 抗原强于 A_2B，而弱于 A_1B，但有强的 H 抗原。分泌型人唾液中有正常 A 物质、少量 B 物质和大量 H 物质。

3.获得性 B　红细胞有 B 抗原，血清中存在抗 B 抗体，该抗体不与自身细胞反应，分泌液中有 A 物质和 H 物质，不含 B 物质。

获得性 B 通常见于肠梗阻病人，肠道细菌进入血液后，其脱乙酰基酶使 A 抗原的 N- 乙酰半乳糖胺变成半乳糖胺，与 B 抗原半乳糖相似，与抗 B 试剂反应表现为弱凝聚。获得性 B 只表现在 A 型，细胞在正常 pH 介质中，与抗 B 出现抗凝聚反应；当抗 B 血清 pH ≤ 6 时，无凝聚反应。如果在血型鉴定中不重视反定型，又未能严格交叉配血，获得性 B 可引起严重溶血性输血反应。

三、Rh 血型系统

1939 年，Landsteiner 的研究发现，85％ 白种人的红细胞可以与恒河猴（Rhesus）的红细胞抗血清发生凝集反应，说明这些人的红细胞与恒河猴的红细胞有一种相同的抗原，这种血型抗原被命名为 Rh，ISBT 数字表示为 004，ISBT 符号表示为 RH。Rh 血型系统在临床上的重要性仅次于 ABO 血型系统。

（一）Rh 命名

Rh 血型系统的命名较为复杂，主要有 Fisher-Race 命名法、Winer 命名法和现代命名法。其中 Fisher-Race 命名法简单明了，易于解释，临床上最常用。

Fisher-Race 命名法又称 CDE 命名法，由 Fisher 和 Race 提出，他们认为 Rh 基因是三种基因的复合物，每条染色体上有 3 个基因位点，相互连锁，每种基因决定 1 个抗原。这 3 个基因是以一个复合体形式遗传，如 CDe/cDe 只能以 CDe 或 cDe 遗传给子代。3 个连锁基因有 8 种基因组合，2 个染色体上的基因可形成 36 种遗传型。

现代命名 Rh 血型系统，包括抗原、基因和蛋白。抗原用字母表示，如 D、c、C、e、E 等；基因用大写字母 RHD 和 RHCE 表示；蛋白质按携带的抗原命名，如 RhD、RhcE、RhCe 等。

（二）Rh 基因

Rh 基因位于第 1 号染色体，由 2 个紧密连锁的双结构基因构成，即 RHD 及 RHCE 基因，RHD 编码 D 抗原 RHCE 编码 Cc 和 Ee 抗原，CcEe 抗原可产生不同的组合，如 CE、ce、cE、Ce。新的 Rh 复合物（新的抗原）的产生基于基因突变、基因重排等，所以该系统非常复杂。

（三）Rh 抗原

1.Rh 抗原种类及强弱　Rh 系统非常复杂，目前已经发现 55 个抗原，其中 D、C、c、E、e 是 Rh 系统最常见且与临床最密切的抗原。免疫原性最强的是 D 抗原，然后依次为 E、C、c、e。因从未发现过 d 抗原，故认为 d 抗原实际是不存在的，但仍保留 "d" 符号，以相对于 D。血型鉴定一般只检测 D 抗原，其他抗原一般不进行常规检测。

2.Rh 表型　使用标准抗血清检测红细胞表面抗原，能够检出的 Rh 抗原即 Rh 表型，常用的抗血清有抗 D、抗 C、抗 c、抗 E 和抗 e。表型相同者基因型有可能不同。另外，血清学检验不能确定 D 阳者是 D/D 纯合子，还是 D/- 杂合子基因。

3.D 抗原　ISBT 命名法记为 RH1 或者 004001。D 抗原为多肽类抗原，只存在于人类的红细胞膜上，体液和分泌液中无游离的 D 抗原。中国汉族人群 D 抗原阳性率约 99.7%，亚洲的某些地方可高达 100%，白种人约为 85%，黑种人约为 95%。

D 抗原是由基因 RHD 编码的 416 个氨基酸组成的多肽链，并贯穿于红细胞膜 12 次，形成 6 个环，N 端、C 端均位于细胞质内。D 抗原表位结构较为复杂，目前用针对不同表位的单克隆抗体已经发现 D 抗原有 30 余种表位。Rh 抗原在人出生时就基本表达完全。

D 抗原的表达包括量和质的变化，抗原表位正常，抗原数量越多，抗原性越强。D 抗原质的变化主要指 D 抗原的表位减少（完整的 D 抗原应包括 30 多个抗原决定簇），这类人群也表现为 D 阳性，并可以通过输血或妊娠，针对缺失的抗原表位产生抗 D。

根据 D 抗原的量和质的不同，D 抗原可分为以下几种：

（1）D：正常 D 抗原。红细胞表面 D 抗原数量一般为 1 万～ 3 万，抗原表位数目正常。

（2）弱 D（weak D）：红细胞膜上的 D 抗原数量减少为弱 D，一般为 200 ～ 1 万左右。弱 D 红细胞与 IgM 抗 D 反应不凝集（阴性）；与 IgG 抗 D 反应，通过抗球蛋白试验可以出现凝集（阳性）。弱 D 献血者和受血者的临床意义不同，弱 D 献血者的红细胞应视为 Rh 阳性，输给 Rh 阳性受血者；弱 D 作为受血者时应视为 Rh 阴性，输入 Rh 阴性红细胞。

（3）部分 D（partial D）：红细胞膜外氨基酸发生了改变，引起抗原决定簇改变或缺失，导致抗原表位部分丢失，D 抗原表达正常或减弱，血清中可存在有抗 D 抗体，这种 D 变异型称为部分 D。

（4）放散 D（Del）：D 抗原在红细胞上表达极弱，即 Del 表型，用常规的血清学方法容易鉴定为 Rh 阴性。但通过吸收放散试验在放散液中可以检测到抗 D，因此证明在红细胞上实际存在有极少量 D 抗原。亚洲人 Del 型约占 Rh 阴性的 10%～30%，欧洲人此种血型极少。Del 型需要通过吸收放散试验或基因检测进行证实。

（5）D 抗原阴性：用 D 抗体检测红细胞，如红细胞表面有 D 抗原，临床上称为 Rh 阳性；表面不含 D 抗原，临床上称为 Rh 阴性。约 99.6% 的中国人为 Rh 阳性，少数民族 Rh 阴性率稍高，可达 15.78%。

4.C/c 和 E/e 抗原　RHCE 基因编码 Cc 和 Ee 抗原，RHCE 基因有 50 多种等位基因，易发生突变，导致抗原表达改变或减弱。RHCE 基因突变会导致 C/c 和 E/e 抗原数量及质量改变，C 和 e 抗原改变频率较高。

（四）Rh 血型抗体

Rh 血型天然抗体极少，偶见 IgM 抗 E 抗体。Rh 抗原阴性个体，Rh 血型抗体主要是通过妊娠、反复输血等免疫途径产生，如抗 D、抗 E、抗 C、抗 c 和抗 e、抗 DC、抗 DE、抗 Ce、抗 Ec 等，其出现频率取决于相应抗原的抗原性及其在人群中的分布频率。免疫途径产生的抗体绝大多数是 IgG 抗体，IgM 类抗体比较少见。Rh 抗体在体内可持续数年，如再次接触该抗原，再次免疫应答使抗体迅速产生并在短时间内达高峰。

目前市场上用于 Rh 血型诊断的单克隆抗体基本上都是基因工程产品，主要有 IgM 或 IgM+IgG。

（五）Rh 血型系统临床意义

1. 溶血性输反应　Rh 阴性个体首次输注 D 阳性红细胞后，产生抗体的概率约为 32%，反复免疫后产生抗体的概率为 80%～90%。中国汉族人群比较常见的 Rh 抗体是抗 E。尽管 Rh 抗体极少，但如果输血前漏检，则可发生溶血性输血反应。

2 新生儿溶血病　与新生儿溶血病相关的抗体主要是 IgG1 亚类，常发生于多次妊娠。Rh 血型抗体引起的新生儿溶血病要比 ABO 溶血严重，主要原因如下：① ABO 血型抗原在出生时发育不全。② ABO 溶血需要依赖补体，而补体在新生儿期量少，且 Rh 抗体对补体依赖性较差。③ Rh 抗体可同时引起血管内、血管外溶血。

四、红细胞其他血型系统

（一）H 血型系统

H 血型系统 ISBT 命名字母符号为 H，数字序号为 018。该系统只有 1 个 H 抗原（H1或 018001），H 抗原是 A 抗原和 B 抗原的前体物质，只有 H 物质无 AB 抗原的红细胞是

O 型红细胞，除稀有的孟买（Bombay）血型红细胞 Oh 外，所有人红细胞表面都表达 H 抗原。人体内几乎所有组织细胞膜上，以及分泌液、体液和血浆中都含有 H 抗原。

1.H 基因及生化结构 H 抗原合成受 H 和 Se 两个基因控制，两个结构基因均位于第 19 号染色体，是紧密连锁的两个基因位点。H 基因又称为 FUT1 基因，Se 基因又称为 FUT2 基因。两个基因各自编码自 α-2-岩藻糖转移酶。H 基因编码有 4 个外显子，编码的糖基转移酶作用的底物是 II 型糖链，主要将红细胞 II 型寡糖前体链转化为 H 抗原；Se 基因编码的糖基转移酶作用的底物是 I 型糖链，主要将分泌液 I 型寡糖前体链转化为分泌型 H 抗原。唾液中含有微量 I 型糖链的 H 抗原，用凝集抑制试验一般不能被检出。红细胞上 I 型糖链的 H 抗原是从血浆中吸附而来。

2. 抗原缺失表型

（1）孟买型：1952 年，在印度孟买发现 3 个 O 型红细胞的人缺失 H 抗原，分泌液中无 H 抗原，但血清中有抗 H 抗体，故将该类血型称为孟买型，记为 Oh，也称为分泌型孟买型。①血清学特征：无 ABH 抗原，该类型人红细胞与标准 A 清抗 A、抗 B、抗 AB、抗 H 均无凝集，易误判为 O 型；唾液中无 ABH 物质；血清中存在抗 A、抗 B、抗 H 抗体，所以与 A、B、O 型红细胞均凝集，抗体在很大温度范围内均有活性，能引起溶血性输血反应。孟买型人输血，只能输注孟买型血液。②遗传：孟买型携带的 ABO 基因可以遗传给子代，但不能形成 H 物质，也不能形成 ABO 抗原。血清和红细胞均缺乏岩藻糖基转移酶；为隐性遗传。

（2）类孟买型：该型个体缺乏 H 基因，其基因为 hh，至少有一个 Se 基因。虽然不能检测出红细胞表面 H 抗原，但有少量的 A 和 / 或 B 抗原，记为 Ah、Bh、ABh。类孟买型血清学反应：正定型被检红细胞与抗 H 无凝集，与抗 A、抗 B 凝集反应很弱，甚至用吸收放散试验才能检出 A 和 / 或 B 抗原。

（二）Lewis 血型系统

Lewis 血型系统 ISBT 命名为 LE（007）。1946 年发现该血型抗体，并以该病人姓氏 Lewis 命名。Lewis 血型有 6 个抗原，及 Le^a、Le^b、Lea^b、Le^{bH}、Aleb 和 BLe^b，其中 Le^a、Le^b 为最重要的 2 个抗原，有 3 种表型，即 Le（a-b+）及 Le（a-b-）。Lewis 抗原与 ABH 血型物质起源于共同的前体物质，合成受控于 Le 基因（FUT3）及 Se 基因（FUT2）

Lewis 抗原从血浆中吸附而来，红细胞表面吸附 Le^b 的能力明显优于 Le^a，因此，红细胞上一般只能检测到 Le^b。新生儿红细胞表面很少表达 Lewis 抗原，血小板、内皮细胞、血清、唾液、乳汁、消化液、羊水等也可检测到 Lewis 抗原。

Lewis 抗体多数为 IgM，是天然产生的冷抗体，室温反应强烈，在 37℃ 出现的凝集反应要弱于室温反应，可导致 ABO 血型鉴定困难。用间接抗球蛋白试验有时可检出该抗体。

对于有 Lewis 抗体的病人，选择 37℃交叉配血相合的血液即可，一般不需要检查供血者该抗原是否阴性。另外，供者红细胞表面 Le^a、Le^b 抗原也会脱落释放到血浆当中，这些抗原能中和病人的 Lewis 抗体，所以临床极少出现 Lewis 抗体引起的溶血性输血反应。

（三）MNS 血型系统

MNS 是 1927 年发现的红细胞血型系统，ISBT 命名为 MNS（002），目前已经确认的抗原有 49 个，编码抗原基因位于 4 号染色体，常见的有 M、MN、N、S、s、U 等。木瓜酶、无花果蛋白酶、菠萝蛋白酶等对 MN 抗原具有破坏作用，但木瓜酶不易破坏 S 抗原。

临床上常见的抗体有抗 M、抗 N、抗 S、抗 s 等。其中最常见的是抗 M，多为自然产生，也有报道因输血或细菌感染而产生。抗 M 抗体以 IgM 为主，少部分是 IgG。抗 M 抗体最佳反应温度是 4℃，抗 N 较罕见，多数是 IgM，表现为典型的冷凝集性质，在 25℃以上很快失去活性。如果病人血液中检出 37℃有活性的抗 M 或抗 N，输血时应选择抗球蛋白试验配血相合的血液，或者相应抗原阴性的红细胞，该抗体引起新生儿溶血病较少见。

除了以上血型系统外，在临床上比较重要的血型系统还有 P1PK（003），Kell（006），Duffy（008）、Kidd（009）、Lutheran、Diego 等。

（乔晓丽）

第二节 红细胞血型及相关检验

一、红细胞抗原抗体反应基本理论

红细胞抗原与相应抗体无论是在体内或是体外，均可发生反应。体外试验的抗体以前多从人血清中提取（现在一般为基因工程单克隆抗体），又称为血清学试验。

1. 反应类型 在试管中，红细胞血型抗原抗体反应主要表现为凝集反应、溶血反应、沉淀反应等。其中，溶血反应必须有补体参与，Ca^{2+} 和 Mg^{2+} 参与补体激活。因此，在红细胞抗原抗体反应中，溶血反应也是阳性结果。

2. 反应特点

（1）特异性：抗原抗体结合要求在空间构型、化学成分上相匹配，即抗原决定簇与抗体（Ig）分子的超变区两者相互适应，通过化学键结合在一起，因此，其具有高度的特异性。

（2）可逆性：抗原抗体结合一般通过非共价键可逆性结合，具有相对稳定性，但并不牢固，在一定条件下可以解离，解离后生物活性不变。反应体系中的 pH、温度、孵育时间、反应介质离子强度、抗原抗体比例等决定抗原抗体复合物的稳定性。

（3）比例性：抗体一般是多价的，IgG 抗体是 2 价，IgM 抗体是 5 ～ 10 价。只有抗原抗体的比例适当，二者的结合才最充分，能够相互交叉形成网络状复合体，称为等价带。如果抗体过多则表现为前带现象，而抗原过多则表现为后带现象，均易导致假阴性。

（4）阶段性：抗体与红细胞表面抗原特异结合，形成抗原抗体复合物，称为致敏阶段，此阶段可激活补体。通过抗原抗体搭桥，将相邻的致敏红细胞交联成网，使致敏红细胞形成块状凝集，为凝集阶段。

3. 影响凝集反应的因素

（1）pH：大部分血型抗体与抗原反应的酸碱度接近生理性 pH 范围。抗 D 反应的最佳 pH 是 7.0 左右，抗 M 反应的最佳 pH 是 5.5 左右。

（2）离子强度：红细胞膜上的唾液酸因带有大量负电荷，在生理盐水和血浆中又被带有正电荷的阳离子云所覆盖，导致红细胞相互排斥，使红细胞之间的距离至少为 25 nm，避免发生自发凝集。低离子强度溶液（low ionic strength solution，LISS）减少了红细胞周围的阳离子云，促进带正电荷的抗体与带负电荷的红细胞发生反应。低离子强度溶液可以增加抗体筛查和交叉配血试验的敏感性，现已在临床上广泛应用。

（3）温度：抗原抗体反应需要最适温度，温度过高会使抗原抗体变性，温度过低会降低生物活性。一般 IgM 抗体适宜温度为 4 ～ 25℃，称为冷抗体；IgG 抗体在 37℃ 时活性较好，称为温抗体。一般在室温和 37℃ 检测抗体活性。

（4）孵育时间：抗原抗体反应达到平衡需要一定的时间，所需时间视免疫球蛋白类型及反应条件而定。一般在盐水介质中，37℃ 孵育 30 分钟可以检出多数具有临床意义的 IgM 抗体。活性较弱的抗体可以适当延长孵育时间，低离子溶液可减少孵育时间。

4. 红细胞凝集反应中的特殊现象

（1）缗钱状凝集：肉眼下，红细胞凝集无异常；显微镜高倍镜下，红细胞呈串钱状的假凝集。其形成原因是血清或反应介质中有过量、带正电的球蛋白、纤维蛋白原或高分子物质。怀疑有缗钱状凝集时，可离心，弃去上层液，加等量生理盐水，混匀，缗钱状凝集就会消失，真凝集则保持不变。

（2）混合外观凝集（mixed field，MF）：又称混合视野凝集，是指在显微镜视野下标本中存在两群红细胞，一部分凝集，另一部分不凝集。出现红细胞混合凝集的原因主要如下：①接受了与自身 ABO 血型不同的异型输血或骨髓移植。②某些红细胞亚型，如 A3 细胞与抗 A 试剂反应呈典型混合凝集现象等。

二、ABO 血型鉴定

ABO 血型鉴定是指对 ABO 血型抗原的检测，包括正定型（direct typing）与反定型（indirect typing）。前者是用已知特异性抗体检查未知红细胞膜表面的抗原，后者是利用已知血型的红细胞检查未知血清中的抗体。正、反定型结果相互验证，结果一致才能报告 ABO 血型结果。ABO 血型鉴定主要有盐水介质试验、微柱凝集试验，其中盐水介质试验根据载体不同，有试管法、平板法、微孔板法等。

（一）检验方法

1. 盐水介质试管法 ABO 血型 IgM 抗体，在生理盐水中与红细胞膜上相应抗原特异性结合后出现肉眼可见的凝集现象。通过正、反定型来鉴定血型。

红细胞 ABO 血型正、反定型结果见表 6-5。

表 6-5 ABO 血型正、反定型结果

标准血清 + 被检者红细胞		被检者血型	标准血清 + 被检者血浆	
抗 A	抗 B		A 型红细胞	B 型红细胞
+	−	A 型	−	+
−	+	B 型	+	−
−	−	O 型	+	+
+	+	AB 型	−	−

注："+"表示红细胞凝集或溶血；"−"表示无变化。

2. 盐水介质平板法 在标记的玻片或凹孔白瓷板上滴加相应的抗 A、抗 B 标准抗血清后，再分别滴加待检者红细胞悬液，混匀后观察并判断结果。

3. 盐水介质微孔板法 微孔板法主要分为 U 型板和 V 型梯度微孔板法，同时进行正反定型，适用于中心血站大量献血员 ABO 及 RhD 血型鉴定。

4. 微柱凝胶血型检测卡法 将特定配比的葡聚糖凝胶颗粒分装于特制的微柱中，制备成微柱凝胶血型定型检测卡。凝胶颗粒之间的间隙具有分子筛作用，通过对凝胶种类的选择和凝胶浓度的调节，可以控制分子筛孔径的大小，只允许游离红细胞通过。其上层为"反应池"，下层为"分离池"，红细胞抗原与相应抗体在微柱管上层的"反应池"中发生免疫反应，低速离心，未与抗体结合的游离红细胞通过凝胶颗粒之间的间隙，沉淀于下层"分离池"的底部，形成"细胞扣"，即阴性反应；与特异抗体结合而凝集的红细胞不能通过凝胶层，留于凝胶上层或中间介质中，即阳性反应。根据不同需要，在微柱检测管中分别添加中性胶（不含抗体，可进行 IgM 抗体检测）、特异性胶（含有特异性血型抗体，如抗 A、抗 B、抗 D 等，可进行 A、B 及 D 抗原检测）和抗球蛋白胶分别用于不同的血清学试验。

微柱凝胶血型检测卡法是 1986 年由拉比尔（Lappierre）发明的。目前，临床上微柱中的物质有葡聚糖凝胶颗粒、蛋白 G 或玻璃微珠等。

（二）方法学评价

ABO 血型鉴定的方法学评价见表 6-6。

表 6-6 ABO 血型鉴定的方法学评价

方　法	评　价
盐水介质试管法	常用方法，应用广泛，较玻片法灵敏，结果准确，反应时间短，适用于急诊血型鉴定，但结果不能保存，人为因素影响大
盐水介质平板法	操作简单，无须特殊仪器，适用于血型普查，但灵敏度差，反应时间长，不能用于反定型，结果不能保存，人为因素影响大，易发生血液污染
盐水介质微孔板法	操作简便、快速，可以自动化，可用于中心血站大批量献血员血型鉴定，但需要特殊仪器、设备
微柱凝胶血型检测卡法	特异性强，灵敏度高，结果准确，保持时间长，标本和试剂用量少，操作可以标准化、自动化，减少了医源性污染；但需要专门离心设备和试剂卡，成本较高

（三）质量保证

1. 盐水介质试管法

（1）器材：试管、滴管的口径大小应基本一致，各种器材必须清洁、干燥，防止溶血发生。

（2）抗体试剂：包括抗 A、抗 B 和抗 AB 标准血清。其来源一是从健康人血清中获取，制成多价抗体的混合物；二是应用杂交瘤技术制备的效价高、特异性强、稳定性好的单克隆抗体。两种抗体的质量均须符合要求。

人血清 ABO 血型抗体须符合以下要求。①高度特异性：抗 A 抗体只凝集含 A 抗原的红细胞，抗 B 抗体只凝集含 B 抗原的红细胞。②高效价：抗 A 不低于 1：128，抗 B 不低于 1：64。③亲和力强：15 秒内即出现凝集，3 分钟时凝块＞1 mm²。④无补体：分离血清后 56℃ 30 分钟灭活补体。⑤无菌。⑥无冷凝集素。

ABO 单克隆抗体须符合以下要求。①特异性：抗 A 抗体只凝集含 A 抗原的红细胞，包括 A_1、A_2、A_1B、A_2B；抗 B 抗体只凝集含 B 抗原的红细胞，包括 B 和 AB。②亲和性：抗 A 对 A_1、A_2 及 A_2B 型红细胞开始出现凝集时间分别是 15 秒、30 秒和 45 秒；抗 B 对

B 型红细胞开始出现凝集时间为 15 秒。③效价：抗 A、抗 B 均为≥ 1 ∶ 128。④稳定性：单克隆抗体一般没有人血清抗体稳定，应认真筛选单抗并选择合适的稳定剂。⑤无菌。⑥灭活补体。

（3）红细胞试剂：不同检验方法红细胞浓度稍有区别。可用 3 个健康者同型新鲜红细胞混合，生理盐水洗涤 2 次或 3 次，以除去存在于血浆中的抗体、补体及可溶性抗原。红细胞试剂从 2 ～ 8℃环境取出后应放至室温后再使用，用完后应立即放回 2 ～ 8℃环境保存。防止污染，并在有效期内使用。如出现混浊、变色、凝集或溶血，则不能再使用。

（4）标本：①新鲜，防止污染，勿稀释和 / 或溶血。②血浆和血清都可以用于血型鉴定和交叉配血，但前者要注意纤维蛋白原的干扰，后者要排除补体的干扰。最好用 EDTA-K$_2$ 或枸橼酸钠抗凝血，以减少溶血发生。标本置 4℃保存 7 天，以备复查。③由于初生婴儿体内可存在母亲输送的血型抗体，且自身血型抗体效价又低，因而出生 6 个月内的婴儿不宜做反定型。④待检者在血型鉴定前，应避免使用影响血型鉴定结果的药物，如右旋糖酐等。

（5）正、反定型同时检查：反定型意义如下。①能够复检正定型血型结果的准确性，纠正漏检、误报。②发现正定型难以发现的弱抗原亚型，在正定型中因其 B 抗原较弱而常常被误定为 A 型。③能够纠正某些病人因疾病原因造成的红细胞抗原减弱所致的血型错误。④能够排除获得性抗原（如类 B 抗原）和冷凝集现象对红细胞定型的干扰。⑤发现一些亚型中的不规则抗体。

（6）反应温度：IgM 类抗 A 和抗 B 与相应红细胞反应的最适温度为 4℃，但为了防止冷凝集的干扰，一般在室温（20 ～ 25℃）下进行试验，37℃可使反应减弱。

（7）结果观察：观察结果时，从离心套拿出试管的动作要轻，勿摇动试管；最好在日光灯下以白色为背景观察结果，注意上清液有无溶血，如发生溶血提示为强阳性反应，但也不排除其他原因引起溶血，应认真分析原因；反应弱凝集结果要用显微镜观察。

（8）结果判断与报告：正定型、反定型结果一致时，才能报告结果，否则应查找原因，重新检验。

2. 盐水介质平板法

（1）待检红细胞悬液：浓度相对比盐水介质试管法高，主要是增加与抗体结合机会，提高阳性率。

（2）适用范围：因待检者血清中抗体效价及亲和力的差异，且玻片法敏感性比试管法低，容易出现假阴性，因此，反定型一般不用玻片法检测。该法仅用于血型筛查，禁止用于临床报告。

（3）操作及反应环境：混匀要充分，首先可用玻璃棒轻轻搅拌，再轻轻摇动；反应时间要足够（5 分钟），室温太高时注意防止干涸。

3. 微柱凝胶血型检测卡法

（1）血清标本应完全去除纤维蛋白，血浆标本建议用 EDTA-K$_2$ 或枸橼酸盐抗凝；标本应新鲜（血液采集后 2～8℃可保存 7 天），避免细菌污染或红细胞破碎引起的假阳性。红细胞悬液浓度按说明书要求。

（2）中性凝胶卡可用于 ABO 血型正、反定型，特异性凝胶卡只能用于正定型。为避免试剂卡产生气泡，卡从冰箱取出后应平衡至室温才可使用；试验前检查凝胶卡封口是否完整，凝胶卡液面是否干涸（液面是否低于凝胶），凝胶中是否有气泡，如有上述情况则不能使用。

（3）中性凝胶卡鉴定 ABO 血型时，应先向检测管内加入红细胞悬液，后加血浆或抗体试剂；加样量按试剂卡说明书要求（一般红细胞悬液和血浆各加 50 μL，因为检测管容积有限，加样量不能太多）；加样时动作要轻，不能破坏凝胶面，抗体试剂或血浆要加在红细胞液面上。

（4）离心机要准确校准离心参数。

（四）临床应用

1. 输血 输血前鉴定受血者血型，选择同型供血者供血，交叉配血相合后才能输血。

2. 器官移植 受血者与供血者 ABO 血型相同才能进行器官移植。如血型不符，则极易引起排斥反应。

3. 新生儿溶血病 母子 ABO 血型不合，可能引起新生儿溶血病。

4. 其他 可用于法医学鉴定、亲子鉴定及某些疾病的相关调查等。

三、RhD 血型鉴定

RhD 血型鉴定方法基本同 ABO 血型鉴定方法，但由于人体中无天然的抗 D 抗体，一般只进行正定型检验。

（一）检验方法

1. 盐水介质试管法 IgM 类抗 D 试剂能与红细胞上的 D 抗原结合，在盐水介质中出现肉眼可见的红细胞凝集。

2. 微柱凝胶血型检测卡法 同 ABO 微柱凝胶血型检测卡法。

（二）质量保证

1. 方法 ①RhD 血型系统的抗体多由后天免疫刺激（输血或妊娠）产生，不能通过反定型验证 Rh 血型。②临床上多用微柱卡鉴定 RhD 血型，红细胞浓度一般为 0.8%～1%；可以采用玻片法鉴定，红细胞浓度一般为 30%～50%，反应 2 分钟后观察结果。

2. 对照 鉴定时必须有严格的阴性和阳性结果对照。

3. 阴性结果处理

待检红细胞与 IgM 抗 D 试剂在盐水介质中不凝集，应进行 Rh 阴性确证试验，一般使用 3 种或 3 种以上 IgG 抗 D 试剂进行间接抗球蛋白试验。如果 3 种 IgG 抗 D 试剂抗球蛋白试验的结果均为阴性，即可判定为 Rh 阴性；如果抗球蛋白试验有一种或一种以上的 IgG 抗 D 试剂的结果为阳性，即可判定为 Rh 阳性（弱 D 表型）。

4. 假阳性原因

①待检红细胞已被免疫球蛋白致敏，或标本血清中含有引起红细胞凝集的因子。②待检红细胞与抗体孵育时间过长，含高蛋白的定型试剂会引起缗钱状凝集。③标本抗凝不当，待检过程中出现凝血或小的纤维蛋白凝块，误判为阳性。④定型血清中含有事先未被检测出来的其他特异性抗体，造成假阳性定型结果。⑤多凝集细胞造成的假阳性。⑥检测用器材或抗体被污染，造成假阳性。

5. 假阴性原因

①待检红细胞悬液浓度太高，与抗体比例失调。②漏加、错加定型血清的使用方法错误，没有按说明书进行。③离心后重悬细胞沉淀时，振摇力度过大，使微弱的凝集重新散开。④定型血清保存不当或已经失效。

（三）临床应用

1. 输血

输血前必须做 Rh 血型鉴定，以避免由于 Rh 抗体引起的溶血性输血反应。Rh 阴性受血者如果输入了 Rh 阳性血液，可产生免疫抗体；当第 2 次接受 Rh 阳性血液时，即可出现溶血性输血反应。如果将含有 Rh 抗体的血液输给 Rh 阳性的人，可致敏受血者的红细胞而发生溶血。

2. 新生儿溶血病

母婴 Rh 血型不合时可引起新生儿溶血病（HDM）。常发生于第二次妊娠或多次妊娠的孕妇，且随着妊娠次数的增加，发生 HDN 的机会增大。

四、交叉配血试验

交叉配血试验主要是检测受血者和供血者血液中是否含有不相容的成分，是输血前确保受血者输血安全必不可少的试验。交叉配血试验包括主侧配血和次侧配血，主侧是受血者血清（receptor serum，RS）与供血者红细胞（donor cell，DC）相配的一侧，次侧是受血者红细胞（receptor cell，RC）与供血者血清（donor serum，DS）相配的一侧，两者合称交叉配血。交叉配血前应复查受血者和供血者 ABO、Rh 血型，了解受血者以前的血型、输血记录，进行不规则抗体筛查和鉴定，然后再选择合格的献血者血样进行交叉配血试验。

（一）检验方法

1. 盐水介质交叉配血试验

IgM 类血型抗体在盐水介质中可与含相应抗原的红细胞结合，出现肉眼可见的凝集。通过观察主、次侧配血结果，可判断供、受血者之间是否存在不相合的 IgM 类血型抗体。

ABO 同型配血，主侧和次侧均无凝集及溶血，表示无输血禁忌，可以输血；ABO 异型配血（指 O 型血输给 A、B 或 AB 型，或 A、B 型血输给 AB 型），主侧无凝集无溶血，次侧应有凝集，如无溶血，且经抗体效价滴定低于 1 ∶ 128，在紧急情况下，可以输少量血。

2. 低离子聚凝胺介质交叉配血试验

聚凝胺又名为溴化己二甲铵，是一种高价阳离子季铵盐多聚物，在溶液中有多个阳离心基团，溶解后可产生较多正电荷。本试验可快速、简便检测血浆中 IgM 类完全抗体和 IgG 类不完全抗体。

3. 微柱凝集抗球蛋白介质交叉配血试验

抗球蛋白试验是一种检查不完全抗体的敏感方法，又称 Coombs 试验。不完全抗体因分子量小，在盐水介质中只能与含有相应抗原的红细胞结合，使红细胞致敏，但不发生凝集。通过抗球蛋白的"桥连"作用，使红细胞表面的 IgG 抗体与抗球蛋白发生特异性免疫反应，将致敏红细胞连接，发生肉眼可见的凝集。抗球蛋白试验分为直接抗球蛋白试验（direct antiglobulin test，DAT）和间接抗球蛋白试验（indirect antiglobulin test，IAT）两种。

DAT 是直接检测红细胞上有无不完全抗体吸附的试验。如果红细胞已经被不完全抗体致敏，将抗球蛋白抗体加入红细胞悬液中，抗球蛋白试剂可与红细胞上吸附的不完全抗体结合，使红细胞发生肉眼可见的凝集反应。DAT 常用于新生儿溶血病、溶血性输血反应和自身免疫性溶血性贫血的检查。

IAT 是检查血清中是否存在不完全抗体的试验。用已知抗原的红细胞测定待检者血清中相应的不完全抗体，或用已知不完全抗体的抗血清测定待检者红细胞上相应抗原。将红细胞与待检血清在体外孵育，若待检血清有与红细胞相对应的不完全抗体，抗原抗体作用则使红细胞致敏，再加入抗球蛋白试剂，与红细胞上致敏的不完全抗体结合，可出现肉眼可见的凝集。IAT 常用于未知抗体的确认、交叉配血试验和红细胞血型抗原的鉴定。

将抗球蛋白抗体与凝胶结合，形成抗球蛋白凝胶，可以用于抗体筛查与鉴定和交叉配血试验等。

（二）方法学评价

交叉配血试验的方法学评价见表 6-7。

表 6-7 交叉配血试验的方法学评价

方 法	优 点	缺 点
盐水介质法	简单、快速，不需要特殊条件，成本低，为 ABO 血型鉴定、交叉配血最常用的方法，适用于无输血史或妊娠史者输血前检验	仅用于检查 IgM 血型抗体是否相配，敏感度低，不易检出弱凝集，不能检出不相配的 IgG 血型抗体
低离子聚凝胺介质法	快速、灵敏，结果可靠，能检测 IgM、IgG 抗体，适合各类病人交叉配血、抗体筛查与鉴定	需要特殊试剂，操作复杂且技术要求较高，对 Kell 血型系统的抗体不能检出
抗球蛋白试管法	经典方法，不需要特殊器材，适用于有输血史或妊娠史者，是检查 IgG 抗体最可靠方法	试剂价格较贵、稳定性较差、操作烦琐、耗时长，临床上较少使用
微柱凝集抗球蛋白介质法	敏感、特异、准确可靠，重复性好，操作简便、快速，结果直观，可较长时期保存，适合手工操作、半自动和全自动检验，可同时检出 IgG 型抗体，应用广泛	需要特殊试剂和器材，成本较高

（三）质量保证

1. 盐水介质交叉配血试验

（1）标本：受血者标本采集时间必须小于 3 天。如果受血者需要再次输注红细胞，尤其是受血者最后一次输注红细胞已间隔 24 小时，应重新采集标本进行交叉配血试验，避免因回忆反应产生抗体导致漏检。红细胞浓度一般为 1%～2%。

（2）结果观察：①若不凝集或弱凝集，须用显微镜观察并判断结果。②如怀疑冷凝集素导致红细胞凝集，须在 37℃水浴箱放置 2～5 分钟后再观察结果。

（3）结果分析：应用盐水介质进行交叉配血试验时，如出现交叉配血不相容（主侧管和次侧管或单独一侧试管内出现红细胞凝集或溶血），应先重新鉴定供血者和受血者的 ABO 血型，以排除因 ABO 血型鉴定错误导致的交叉配血不相容，再用其他方法进行交叉配血。

（4）其他：①病人在 48 小时内输入 2 000 mL 以上血液时需多个供血者，此时供血者之间也应进行交叉配血试验，以防止供血者之间血型不合及不完全抗体的存在，确保输血安全。②主、次侧管加入红细胞抗原和血浆抗体后，应立即离心，不宜在室温下放置太久，以免影响试验结果。

2. 低离子聚凝胺介质交叉配血试验

（1）标本：避免使用枸橼酸钠、肝素抗凝血，因枸橼酸钠、肝素能够中和聚凝胺，使红细胞之间非特异性凝集反应减弱。对血液透析病人建议改用抗球蛋白交叉配血试验，以保证试验结果准确、可靠。

（2）试剂：聚凝胺只能使正常红细胞发生凝集，对缺乏唾液酸的细胞（如 T 及 Tn 细胞）无作用。聚凝胺溶液放置在玻璃瓶中过久可能引起红细胞凝集减弱，因此，应将其保存在深色或黑色塑料瓶中。

（3）结果观察：①加聚凝胺溶液后，肉眼观察结果时，摇动试管动作要轻，否则可使凝集的红细胞散开。②加入解聚液后，轻轻摇动试管，应在 1 分钟内观察结果，以免反应减弱或消失。③凝集结果不明显时，用显微镜观察。

3. 微柱凝集抗球蛋白介质交叉配血试验

（1）方法：可检出 IgG 类红细胞血型抗体；由于反应温度为 37℃，IgM 类抗体不反应或反应弱，很难检出。

（2）抗球蛋白微柱卡：临床上常用抗 IgG 卡、抗 IgG+ 抗 C3d 卡，根据需要还可以含有抗 C3b、抗 C4b、抗 C4d 以及抗 IgA 和抗 IgM 分子重链的成分。抗体筛查一定要用抗 IgG+ 抗 C3d 卡，交叉配血多用抗 IgG 卡。

（四）临床应用

交叉配血试验可以进一步验证受血者与供血者血型鉴定是否正确，以发现 ABO 血型的不规则抗体以及 ABO 血型以外的配血不合，保证输血安全。

1. 可以发现 ABO 血型鉴定的错误 如 A_2 亚型抗原性较弱，定型时易被误定为 O 型，在交叉配血时即可出现凝集。

2. 发现亚型配血不合 如 A_2 亚型一部分人含有抗 A_1 抗体，与 A_1 型红细胞配血时，可出现凝集。

3. 发现其他血型抗体或不规则抗体受血者和供血者若 ABO 血型相同，但其他血型如 Rh、MN、P 等不同，在交叉配血时也可出现凝集。为避免异型血输入后的溶血反应，在当前多数实验室都不能进行这些稀有血型鉴定的情况下，交叉配血试验可以发现这些血型的不同及免疫抗体的存在。

五、红细胞抗体筛查与鉴定

不规则抗体筛查与鉴定主要是指在输血前检测病人血液中是否存在不规则抗体（意外抗体），抗体主要为 IgG，也有 IgM，其中 IgG 类抗体主要是经输血或妊娠等免疫刺激产生。抗体筛查原则上必须能检测出 IgM、IgG 类抗体。

（一）不规则抗体筛查

1.原理 用抗体筛选红细胞（1、2、3号）与待检者血清在两种或两种以上介质（盐水和特殊介质）中反应，根据反应结果判断待检者血清中是否有IgM、IgG不规则抗体。在生理盐水中，IgM类抗体直接发生凝集呈阳性反应；在特殊介质（如酶介质、抗球蛋白介质）中检测IgG类抗体。

2.临床应用 对输血者必须进行不规则抗体的检测，以便及时发现有临床意义的不规则抗体，从而避免输血反应的发生；同时，血站或血液中心应开展献血者血清的抗体筛选工作，以减少供血者的不规则抗体进入受血者体内的可能性。对孕妇进行不规则抗体筛查，可以尽早发现不规则抗体，在孕期进行新生儿溶血病的预防和治疗，减少不规则抗体对胎儿或新生儿造成的身体损害。

（二）不规则抗体鉴定

不规则抗体筛查试验结果阳性，应进一步做抗体特异性鉴定，以明确其特异性。红细胞不规则抗体的鉴定是将一套抗体鉴定谱红细胞（panel red cell）分别与待检血清在不同介质（盐水、抗球蛋白、酶及抗球蛋白卡等）中反应，根据反应状况，结合待检红细胞表型分析，可推断抗体特性。

六、全自动血型分析仪检验

血型鉴定和交叉配血除采用传统的手工方法外，目前全自动或半自动血型分析仪也开始在临床上应用。目前中心血站一般采用U型微孔板法半自动和V型梯度微孔板法全自动血型分析仪对献血员的血型进行鉴定，较大型医院输血科一般采用全自动血型分析仪进行输血前相容性试验自动分析，包括血型鉴定、抗体筛查与鉴定及交叉配血等项目检验。

1.工作原理 利用在凝胶微柱或玻璃微柱中抗原抗体反应即微柱凝集技术原理，所有操作程序均由计算机控制自动进行，完成血型鉴定、抗体筛选与抗体鉴定、交叉配血等试验的分析操作、反应级别评定、结果判断和打印及试验后的清洗、废弃物的处理等。

2.基本结构 自动血型分析仪主要由标本装载和输送装置系统、标本吸取和试剂系统、恒温反应系统、离心系统、检测系统、清洗系统及计算机控制和显示系统等组成。

3.临床应用与评价 全自动血型分析仪已在临床上广泛应用，开展包括血型鉴定及亚型鉴定、抗体筛查与鉴定、交叉配血试验等项目。另外，全自动血型分析仪还用于抗球蛋白试验、自身抗体检查等，具有操作简便、自动化、检测项目多、检测速度快、试剂用量少、精密度和准确度高、全程封闭、对环境和操作者无污染、结果可以长期保存等优点。

（乔晓丽）

第三节 白细胞血型系统

一、人类白细胞血型系统抗原

人类白细胞表面表达多种抗原，主要包括与红细胞共有的血型抗原、与其他组织细胞共有的血型抗原（人类白细胞抗原）和白细胞特有的血型抗原3类。

（一）与红细胞共有的血型抗原

人类白细胞膜除表达本身所特有的抗原外，还表达一些红细胞血型系统抗原，如 ABO、P、Lewis，Diego、Ii、MNSsU、Kidd、Kell 血型系统中的 A、B、H，Tj^a、Le^a、Le^b、Di^b、I、i、U、Jk^a、Jk^b、K、k 等抗原，但这些红细胞抗原在白细胞膜上表达量较少，临床意义不大。

（二）HLA 抗原

人类白细胞抗原（human leucocyte antigen，HLA）是白细胞与其他组织细胞共有的抗原，编码人类白细胞抗原的基因群称为主要组织相容性复合体（major histocompatibility complex，MHC）。HLA 在移植医学、输血医学及法医学等领域有极其重要的意义。

（三）白细胞本身特有的血型抗原

主要有粒细胞及其前体细胞的特异性抗原（HNA-la、HNA-lb、HNA-lc、NB、NC、ND、NE 等）和淋巴细胞上的 Gr 系统抗原等。

二、HLA 抗原与抗体

HLA 抗原是白细胞与其他组织共有的血型抗原，HLA 基因位于入第6号染色体短臂上。HLA 基因按其编码分子的结构、表达方式、组织分布和功能等特性不同，可分为 HLA-Ⅰ、HLA-Ⅱ和 HLA-Ⅲ 3 类，各类基因都含有多个基因位点。

（一）HLA 抗原

1.分子结构 HLA 化学本质为一类糖蛋白，按其分布和功能分为 Ⅰ 类抗原和 Ⅱ 类抗原。HLA-Ⅰ类抗原包括 HLA-A、B、C 抗原，HLA-Ⅱ类抗原包括 DR、DQ 及 DP 抗原。HLA-Ⅰ 类抗原分子由两条多肽链组成，一条是 HLA 基因编码的 α 重链，另一条是由第15号染色体上非 HLA 基因编码的 β 轻链微球蛋白，两者通过非共价键结合形成 HLA-Ⅰ类分子。HLA-Ⅱ类抗原分子结构与 HLA-Ⅰ类抗原分子类似，由 α 和 β 链通过非共价键连接组成。

2.HLA 分子组织分布 HLA-Ⅰ类分子广泛分布于体内所有有核细胞表面，其中淋巴细胞表达水平最高；其次为巨噬细胞、树突状细胞及中性粒细胞，心、肝、肺、成纤维细胞、肌细胞、神经细胞及角膜细胞表达水平较低。

HLA-II类分子表达范围极其狭窄，主要表达在巨噬细胞、树突状细胞、B淋巴细胞等，活化T淋巴细胞及单核细胞也有表达，而中性粒细胞、未致敏T淋巴细胞、肝、肾、脑及胎儿滋养层细胞等均不表达。

此外，游离的可溶性的HLA-I、HLA-II类分子也可在血、尿、唾液、精液及乳汁中检出。

（二）HLA抗体

个体之间细胞膜表面的HLA抗原分子相容性概率很低，通过输血、妊娠及移植等免疫刺激产生HLA抗体。反复输注含有白细胞或血小板成分血，可产生HLA抗体，导致临床出现各种输血不良反应。

（三）HLA抗原抗体及基因检验

1.HLA血清学检验

（1）HLA抗原检验：一般采用血清学方法，常用的方法有淋巴细胞细胞毒试验（lymphocytotoxicity test，LCT）和ELISA法，其中LCT是将淋巴细胞膜上的HLA抗原与相应抗体结合后，利用补体的协同作用破坏细胞膜，再利用染料或其他方法鉴定和区分死、活细胞。

（2）HLA抗体检验：常用的方法主要有补体依赖淋巴细胞毒法、流式细胞仪法、ELISA法、Luminex等。

2.HLA细胞学检验　通过血清学方法可检测HLA-A、B、C、DR位点上的抗原，也称为SD抗原。利用细胞学分型方法鉴定HLA-D位点上的抗原称为LD抗原。其检测方法主要有混合淋巴细胞培养试验（mixed lymphocyte culture，mLC）、纯合分型细胞（homozygote typing cell，HTC）和预致敏淋巴细胞试验（primed lymphocyte test，PLT），其中mLC是一种测定受体和供体主要组织相容性抗原（HLA抗原）相容程度的试验。

3.HLA分子生物学检验　HLA基因分型技术已得到广泛应用，目前主要方法有PCR序列特异性引物（PCR-SSP）、PCR序列特异性寡核苷酸探针（PCR-SSOP）、Luminex检测技术、基因芯片PCR-核苷酸序列测定及新一代测序技术等。但HLA基因分型是检测个体HLA位点上等位基因的核苷酸序列情况，测定的是核苷酸序列的差异，而HLA血清学技术和细胞分型技术是检测HLA位点上的抗原情况。基因分型技术与其他两种分型技术大多数情况下相符合，但某些情况下可能出现不一致现象（如无效等位基因），在分型时应引起重视。

（四）HLA系统临床意义

1.输血　白细胞、血小板有HLA抗原，HLA具有强的抗原性，人体可通过成分输血产生HLA抗体，HLA抗体与抗原作用可引起非溶血性发热反应、白细胞减少、血小板输注无效、荨麻疹等多种输血不良反应，因此，对于需要反复输血的病人，应注意选择 HLA 抗原相同的血液，避免发生急、慢性输血反应。

2. 移植医学　HLA 作为人体组织细胞的遗传学标志，在抗原识别、提呈、免疫应答、免疫调控等方面均具有重要作用，是器官移植免疫排斥反应的主要抗原。在器官移植中，移植物能否存活很大程度上取决于供、受者 HLA 型别是否匹配。

造血干细胞移植，对供、受者 HLA-A、HLA-B、HLA-C、HLA-DR、HLA-DQ 及 HLA-DP 基因位点匹配程度的要求最为严格，一般首选 HLA 基因位点全部匹配的同胞供者或非血缘关系的供者。

3. 亲子鉴定　血型作为一种遗传标志可用于亲子鉴定。

4. 疾病的诊断　在我国汉族人群中，91% 强直性脊柱炎病人带有 HLA-B27 抗原，而健康人仅 6.6% 带有该抗原，因此，检查 HLA-B27 抗原对强直性脊柱炎有辅助诊断意义。

三、粒细胞抗原与抗体

（一）粒细胞抗原

粒细胞表面抗原一般分为两大类：一类为与其他组织或细胞共有的抗原，另一类为粒细胞特异性抗原。

1. 与其他细胞共有的抗原　与红细胞血型系统共有 Lewis、P、Kx、Ge，Ii 系统抗原，但没有 ABO 型系统的 A、B、H 抗原；与血小板和淋巴细胞共有 5 位点的 5a、5b，经典 HLA-Ⅰ、HLA-Ⅱ抗原。

2. 粒细胞特异性抗原　是指仅分布于粒细胞表面的抗原，这些抗原除分布在中性粒细胞表面外，可能也分布在嗜酸性粒细胞和嗜碱性粒细胞表面，统称为粒细胞特异性抗原或人类粒细胞抗原（human neutrophil alloantigen，HNA）。目前发现的 HNA 有 10 种，其名称及在中国人群中的分布分别为 HNA-1a（90%），HNA-1b（52%），HNA-1c（0%）、HNA-2（99%）、HNA-3a、HNA-4a、HNA-4b、HNA-5a（65%）和 HNA-5b，归属于 5 个粒细胞抗原系统。

（二）粒细胞抗体

粒细胞抗原免疫刺激产生粒细胞抗体，包括抗 HNA-1a、抗 HNA-1b、抗 HNA-1c、抗 HNA-2、抗 HNA-3a、抗 HNA-3b、抗 HNA-4a、抗 HNA-4b、抗 HNA-5a 和抗 HNA-5b 共 10 种抗体，多为 IgG 类抗体。这些抗体产生后可通过免疫反应引起粒细胞破坏或输血反应。

（三）粒细胞抗原抗体检验

1. 血清学检验　主要有粒细胞凝集试验、粒细胞免疫荧光试验、流式细胞术、单克隆抗体特异性粒细胞抗原捕获试验和 ELISA 法等。

2.分子生物学检测 HNA-1、HNA-2、HNA-3、HNA-4 和 HNA-5 的分子机制已经阐明，且已经证实 HNA 系统抗原的差异由单核苷酸多态性引起，因此，理论上能够区分单核苷酸多态性的方法均可应用于 HNA 基因分型。

（四）粒细胞抗原抗体检验的临床应用

粒细胞抗体可引起免疫性粒细胞减少症和输血不良反应。前者包括新生儿同种免疫性粒细胞减少症、自身免疫性粒细胞减少症、药物诱导的免疫性粒细胞减少症、骨髓移植后同种免疫性粒细胞减少症，后者包括输血相关性急性肺损伤、发热性非溶血性输血反应、输血相关性同种免疫性粒细胞减少症。

（乔晓丽）

第四节 血小板血型系统

一、血小板血型系统抗原

血小板表面具有复杂的抗原系统，由遗传决定。血小板血型系统抗原主要分为两大类，即血小板相关抗原（platelet-associated antigen）和血小板特异性抗原（platelet-specific antigen）。

（一）血小板相关抗原

血小板相关抗原又称血小板非特异抗原，主要包括人类白细胞抗原系统抗原，除表达在血小板表面外，也表达于其他组织或细胞表面。

1.与红细胞血型系统共有抗原 现已证明血小板表面存在 ABH、Lewis，Ii、P 等红细胞血型系统抗原，但无 Rh、Duffy、Kell、Kidd、Lutheran 等红细胞血型系统抗原。血小板上的 ABH 抗原大部分是从巨核细胞分化产生，或是由血小板膜糖蛋白表达，小部分是从血浆中吸附获得。

由于血小板表面存在 ABH 血型抗原，因此目前临床上输注血小板时推荐使用与 ABO 血型同型者。因为在 ABO 血型不相合的血小板输注中，容易出现血小板输注无效。例如，ABO 主侧不相容时的血小板输注：A/B 型血小板输注给 O 型病人，A/B 型血小板表面的抗原物质与 O 型受血者血清中高效价抗 A 和 / 或抗 B 抗体可以发生免疫反应，导致 O 型受血者血小板输注无效。ABO 次侧不相容时的血小板输注：O 型血小板输注给 A/B 型病人，O 型血清中的抗 A 和 / 或抗 B 抗体可以和受血者血清中的可溶性 A/B 物质结合形成抗原 - 抗体复合物，后者通过 Fc 受体结合在血小板表面，加速血小板的破坏。

2.与 HLA 系统共有血型抗原血小板膜存在 HLA-Ⅰ类抗原，包括 HLA-A、HLA-B 和少量 HLA-C 抗原。这些抗原位于血小板内膜，是血小板膜的成分之一（内源生成），少量从血浆吸附。除罕见情况，血小板通常不存在 HLA-Ⅱ类抗原。

（二）血小板特异性抗原

血小板特异性抗原又称为人类血小板抗原（human platelet antigen，HPA），是血小板膜糖蛋白携带的一类特异性抗原，由特定的抗原决定簇组成，表现血小板独特的遗传多态性。目前免疫血清学已经确定了 33 个血小板同种特异性抗原，归于 6 个 HPA 系统，即 HPA-1 ～ HPA-5 和 HPA-15 系统，每个系统至少包括 2 个对偶抗原。

最新研究发现，HPA 也分布于其他细胞上，并非血小板所特有。如 HPA-1 和 HPA-4 存在于内皮细胞、成纤维细胞和平滑肌细胞上，HPA-5 存在于活化 T 淋巴细胞和内皮细胞上。

二、血小板血型系统抗体

血小板抗原 HLA 和 HPA 均具有多态性，可介导同种抗体的产生，如 HLA 抗体、血小板特异性抗体和血小板自身抗体等，引发同种免疫性血小板减少。

1.HLA 抗体 血小板上 HLA 抗原的免疫原性比白细胞弱，但其在血小板上的数量较多，约占外 HLA-I类抗原总量的 70%。对于多次输注血小板进行治疗的病人，仍会刺激机体产生 HLA 抗体，引起血小板输注无效。另外，由于白细胞膜上 HLA 抗原性强，因此，临床输血要采用去白细胞措施。

2. 血小板特异性抗体 HPA 是血小板表面所具有的血小板独特性抗原，具有多态性。受血者因输注与之不配合的血小板，或因多次妊娠等免疫刺激，机体可能会产生抗血小板抗体，引起血小板输注无效、输血后紫癜（post-transfusion purpura，PTP）或新生儿同种免疫性血小板减少症（neonatal alloimmune thrombocytopenia，NAITP）。

3. 血小板自身抗体 由于病人体内自身免疫系统失调，机体产生针对自身血小板抗原（如 HPA、HLA 等）的抗体，多为 IgG 或 IgA 型抗体，可引起特发性血小板减少性紫癜（idiopathic thrombocytopenic purpura，ITP）。

三、血小板抗原抗体检验

血小板血型系统在临床医学和输血实践中具有重要意义，检测血小板抗体的有无可以帮助提高血小板输注的安全性和有效性。

（一）血清学检验

目前用于血小板血清学检验技术主要有固相红细胞吸附技术、单克隆抗体特异的血小板抗原固定试验、改进的抗原捕获酶联免疫吸附试验、流式细胞技术、微柱凝集血小板定型试验、检测血小板自身抗体试验等。常用的检验方法有简易致敏红细胞血小板血清学试验。

（二）分子生物学检验

分子生物学检验主要以 PCR 技术为基础，目前，已广泛开展 HPA 基因分型工作。

四、血小板血型系统检验的临床应用

1. 血小板输注疗效　血小板输注无效通常由免疫因素和非免疫因素引起。免疫因素主要见于反复输注血小板或有妊娠史的妇女，血清中产生血小板同种抗体（HPA、HLA 抗体），当再次输入具有相应抗原血小板后，产生血小板抗原抗体的免疫反应，导致输入的血小板被大量巨噬细胞吞噬，血小板寿命缩短。非免疫因素主要由 DIC、发热、感染、脓毒血症、严重大出血、脾大等原因引起。例如，血小板减少症病人多次接受血小板输注可能出现输注后血小板上升低于预期值，甚至低于输血前，呈现血小板输注无效情况。

2. 新生儿同种免疫性血小板减少症　由于胎儿和母亲的血小板血型不合，使母亲产生同种免疫抗体，这种抗体能通过胎盘进入胎儿体内，与血小板特异性反应导致胎儿或新生儿的血小板减少。该病的死亡率极高，可通过检查血小板抗原和抗体进行诊断。

3. 免疫性血小板减少症　表现为病人体内存在抗血小板自身抗体，使血小板大量破坏而出现出血症状。检测血小板抗体是诊断免疫性血小板减少症的一种重要手段。

（乔晓丽）

第五节　采血、贮血与输血

血液是宝贵的医疗资源，采供血机构负责血液采集、检验、加工、储存、运输等并为临床用血提供服务。输血是临床上一种重要的治疗手段，包括全血输注及成分输血。近年来，随着血型、血液免疫学和细胞分离技术研究的深入，以及对血液收集、分离、保养和贮存设备的不断改进，成分输血和自体输血有了较快发展。

一、采血、贮血与供血

（一）采血

1. 献血场所　是为献血者提供献血前健康征询、检查和血液采集等献血服务的专用场所。分为固定献血场所和流动献血场所，前者如血站内、外的献血屋，后者如在机关、企事业单位和社会团体等设立的专业献血车。献血场所设置献血者健康征询与检查区、血液采集区、献血后休息区和血液存放区。献血场所必须整洁、卫生、安全，而且其选址、布局、人员、设施配置符合《献血场所配置要求》（WS/T 401—2012）的规定。

2. 献血员检查献血者健康征询与检查区应具有私密性，以便能对献血者进行保密性征询和正确体检。

（1）体格检查：我国献血者体格检查项目和合格标准见表 6-8。

表 6-8　我国献血者体格检查项目和合格标准

体检项目	标　准
年龄	18～55 周岁
体重	男≥ 50kg；女≥ 45kg
血压	收缩压：90～140 mmHg；舒张压：60～90 mmHg
脉搏	60～100 次 / 分
体温	正常
其他	皮肤无黄疸、创面感染、皮肤病，四肢无重度残疾及关节红肿，双臂静脉穿刺部位无损伤和静脉注射痕迹

（2）血液检验：我国献血者献血后血液检验合格标准见表 6-9。

表 6-9　我国献血者献血后血液检验合格标准

项　目	标准及方法
ABO 血型	正确（正、反定型，大样本的血型筛查常用平板或微板法）
Rh（D）血型	正确（正定型）
血红蛋白（Hb）	男≥ 120 g/L；女≥ 115 g/L（仪器法）
ALT	≤ 25 单位（赖氏法）
HBsAg、HBV-DNA	阴性（ELISA、PCR 法）
HCV 抗体	阴性（ELISA 法）
HIV 抗体	阴性（ELISA 法）
梅毒抗体	阴性（RPR 法或 TRUST 法）

3.采血方法　现多采用塑料袋采血法。已制备好的无菌塑料袋装有灭菌保养液。袋上标签清楚标明献血员的姓名、血型、采血日期、血液或血液成分的有效期、HIV 及乙肝检验阴性的标记及保养液的种类，检查血袋无缺损后即可采血。

（二）贮血

采集后的血液应按要求进行暂存，血液保存时间的长短主要取决于保养液的类型。

1. 血液保养液　血液离体后，会发生一系列的变化。血液保养液是血液采集后储存的液体环境，对血液及其成分的质量和功能至关重要。血液保养液是以抗凝剂、葡萄糖等为主要成分的制剂，用于防止血液凝固并维持血液各成分生物活性和生理功能。

血液保养液主要有 ACD 保养液（主要成分有枸橼酸、枸橼酸钠、葡萄糖）、CPD 保养液（主要成分有枸橼酸钠、磷酸二氢钠、葡萄糖）、CPDA 保养液（主要成分有枸橼酸钠、磷酸二氢钠、葡萄糖和腺嘌呤）。红细胞制剂保养液还有 MAP（甘露醇 - 腺嘌呤 - 磷酸盐）、SAGM（生理盐水 - 腺嘌呤 - 葡萄糖 - 甘露醇）、AS（添加液）系列等。

2. 贮存温度与时间血液及血液成分贮存温度与时间见表 6-10。

表 6-10　血液及血液成分贮存温度与时间

血液类型	贮存温度及条件	保存时间
全血	2～6℃	ACD 21 天，CPD 21 天，CPDA-1 35 天
红细胞制剂	2～6℃	MAP、SAGM、CPDA-1 35 天，AS-i、AS-3、AS-S 42 天
血小板	20～24℃震荡保存，频率为 60 次/分，振幅为 4 cm	与保存袋有关，1～7 天
血浆及冷沉淀	- 20℃	新鲜冷冻血浆 1 年，普通冷冻血浆 5 年，冷沉淀 1 年
浓缩粒细胞	2～6℃	24 小时
低温冷冻保存红细胞	高浓度甘油慢冻法：- 0℃～- 86℃；低浓度甘油超速冷冻法：- 196℃	高浓度甘油慢冻法保存 3 年；低浓度甘油超速冷冻法保存 10 年以上

（三）供血

血液中心（血站）负责制备好血液及血液成分的入库、保存、出库及报废等管理工作，血液的隔离、放行，血液制品包装及标识的管理，指导临床输血和成分血的应用推广工作等。二级以上医院应设置独立的输血科，负责临床用血的技术指导和实施，确保贮血、配血和其他科学合理用血措施的执行。

二、输血

输血是指将人类本身所拥有的血液或血液的某种成分输入病人体内，补充病人丢失的血液或某种血液成分，是临床上一种重要的治疗手段。临床输血应树立科学、合理的新观念：

1. 全血并不全 血液保存液主要是针对红细胞的特点而设计的，在（4±2）℃下只对红细胞有保存作用，而对白细胞、血小板及不稳定的凝血因子毫无保存作用。

2. 输注全血不良反应多 全血中的血浆可扩充血容量，使病人发生输血相关性循环超负荷；全血中含有多种复杂的血型抗原，可刺激机体产生相应的抗体，再次输全血时，易发生输血不良反应。

3. 输注保存血比新鲜血更安全 梅毒螺旋体在（4±2）℃保存的血液中 3～6 天失去活力，疟原虫保存 2 周可部分灭活。

4. 尽量减少白细胞输入 白细胞是血源性病毒传播的主要媒介，一些与输血相关的病毒可以通过白细胞输入而传染，如巨细胞病毒（cytomegalovirus，CMV）、人类免疫缺陷病毒（HIV）等。临床上输注含白细胞的全血或血液成分，常可引起多种输血不良反应，包括发热性非溶血性输血反应、血小板输注无效、输血相关移植物抗宿主病（TA-GVHD）等。目前普遍认为，白细胞含量每袋小于 5×10^6 时，即能有效防止非溶血性输血反应的发生。

5. 输血有风险 尽管血液经过严格程序的筛查、检验等处理，但依然可能会发生输血传播疾病及其他输血不良反应。可经输血传播的病原体包括病毒、梅毒、疟疾、细菌等。血液病毒标志物检验存在窗口期（window period），即病毒感染后直到可以检验出相应的病毒标志物（病毒抗原、抗体或核酸）前的时期。处于窗口期的感染者已存在病毒血症，虽然病毒标志物检验为阴性，但是将该血液输入给受血者时将会导致其感染。

6. 严格掌握输血指征 实施限制性输血策略，决定是否输血应同时结合病人的临床症状和血红蛋白浓度。

（一）全血输注

全血是指人体一定量的血液采集入含有抗凝剂保存液的血袋中，不做任何加工的一种血液制剂。

全血的有效成分主要是红细胞、血浆蛋白和部分稳定的凝血因子，其主要功能是载氧和维持渗透压。我国规定 200 mL 全血为 1 个单位。

临床输注全血应严格掌握适应证，主要是同时需要补充红细胞和血容量的病人。如产后大出血、大手术或严重创伤等引起急性失血量超过自体血容量的 30% 并伴有明显休克症状时，在补充晶体液和胶体液的基础上，可输注全血。

全血输注容易引起不良反应，如全血中含有血小板与白细胞可使受血者产生抗体，再次输血时易发生输血反应；可引起循环血量超负荷，发生急性肺水肿或心衰，尤其是血容量正常的老人、儿童最易发生。

（二）成分输血

成分输血（component blood transfusion）是指用物理或化学方法将血液各种有效成分分离，分别制成纯度高或浓度高的制剂，然后根据病人的病情，补充病人所需血液成分的输血方法。

1. 红细胞输注（red blood cell transfusion） 红细胞输注是根据病人具体病情，选择不同类型的红细胞制剂进行输血治疗，其主要目的是补充红细胞、纠正贫血、改善组织氧供。红细胞输注适用于胶体液无效的急性失血病人，不应用于扩充血容量、提升胶体渗透压、促进伤口愈合或改善病人的自我感觉等。红细胞输注是现代成分输血水平的最主要标志之一。在输血技术水平较高的国家和地区，红细胞输注率在 95％ 以上。

在临床上，根据需要可以输注红细胞类型有浓缩红细胞（concentrated red blood cells，CRBC）、悬浮红细胞（suspended red blood cells，SRBC）、少白细胞红细胞（leukocyte-reduced red blood cells，LRBC）、洗涤红细胞（washed red blood cells，WRBC）、冰冻红细胞（frozen red blood cells，FRBC）、辐照红细胞（irradiated red blood cells，IRBC）、年轻红细胞（young red blood cells，YRBC）等。

2. 血小板输注（platelet transfusion） 目前血小板制剂有浓缩血小板制剂和单采血小板制剂 2 种类型。

浓缩血小板制剂是将室温保存的多联袋内的全血，于采血后在一定时间内（通常 6 小时内）、20 ～ 24℃的全封闭条件下将血小板分离出来并悬浮在血浆内所制成的成分血。

单采血小板是用血细胞分离机从单一献血者体内进行直接采集而制备的血小板。又分连续性和非连续性血小板单采，可从单一献血者采集 1 个或 2 个成人治疗剂量的血小板。我国规定，一个治疗单位（剂量）为 $\geq 2.5 \times 10^{11}$。

3. 粒细胞输注 粒细胞的制备方法有血液成分单采机单采和手工制备两种方法，其所含的粒细胞数量随制备方法不同而异：手工法由 200 mL 全血制备的粒细胞为 1 单位（20 ～ 30 mL），其中仅含粒细胞 0.5×10^9 个；单采粒细胞每单位约 200 mL，平均含有粒细胞 1.5×10^{10} 个。

4. 血浆输注 目前国内常用的血浆制剂，根据制备方法、来源、凝血因子含量等的不同分为两类：新鲜冷冻血浆和普通冷冻血浆。进一步加工处理后，可制备成病毒灭活血浆、去冷沉淀凝血因子血浆等。

5. 冷沉淀输注冷沉淀（cryoprecipitate，Cryo）又称为冷沉淀凝血因子，是新鲜冷冻浆（FFP）在低温下（2 ～ 4℃）解冻后沉淀的白色絮状物，是 FFP 的部分凝血因子浓集制品。

6.血浆蛋白制品输注　血浆蛋白制品有数十种，目前常用的有白蛋白、免疫球蛋白、纤维蛋白原浓缩剂、凝血因子Ⅷ浓缩剂、凝血酶原复合物浓缩剂、凝血因子Ⅸ浓缩剂、纤维蛋白胶和抗凝血酶浓缩剂等。

（三）自身输血

自身输血（autotransfusion，AT）是指采集个体的血液或／和血液成分并予以保存，或当其处于出血状态收集其所出血液并进行相应处理，在其需要时将其本人的血液或／和血液成分实施自我回输的一种输血治疗方法。根据自体血采集、处理和保存方式的不同，可分为贮存式自体输血、稀释式自体输血和回收式自体输血3类。

（四）大量输血

美国血库联合会（American Association of Blood Banks，AABB）定义的大量输血（massive transfusion，MT）是指24小时以内输血量达到病人总血容量，或4小时内输血量超过病人总血容量的1/2；我国指在24小时内输注红细胞大于或等于18单位（成人）或24小时内输注红细胞悬液大于或等于每千克体重0.3单位。大量输血的不良反应增多，输血风险增加。医院应根据大量输血方案（massive transfusion protocol，MTP），对大量输血做出评估与准备，制定输血预案。通过大量输血恢复血容量和纠正贫血，维持组织灌注和氧供。

三、采血、贮血与输血质量保证

血液的安全是永恒的主题。血液的管理依托国家现行的法律法规，结合采供血和临床用血的特点，在质量管理体系架构下，涵盖从献血宣传招募、血液采集、血液检测、血液保存到向临床供血的全过程，利用循证医学原则，确保从"血管到血管"全过程用血安全。

（一）采血、贮血与质量保证

1.管理依据　采供血管理必须依照《中华人民共和国献血法》《血液制品管理条例》《血站管理办法》《采供血机构设置规划指导原则》《血站质量管理规范》《血站实验室质量管理规范》等法律法规，并结合我国采供血实际情况进行有效管理。

2.建立和保存质量体系文件　质量体系文件覆盖所开展的采供血业务的所有过程，包括质量手册、程序文件、操作规程和规范化记录表格。

3.建立和实施质量体系的监控和持续改进程序　以保证质量体系有效运行和持续改进。

（二）输血的质量保证

临床输血是以关注病人输血治疗转归为目的，以节约人类稀缺资源、保证临床安全有效输血为原则，在输血前评估、输血指征控制、输血申请、输血前血液相容性检验、血液贮存与发放、输注过程的监护及输血后疗效评价等输血全程的质量管理。

1. 管理依据 《中华人民共和国献血法》《医疗机构临床用血管理办法》《临床输血技术规范》等。

2. 建立和保存质量体系文件

（1）建立质量体系文件。包括质量手册、程序文件、操作规程和记录等覆盖临床输血全过程的文件。

（2）建立和实施形成文件及文件管理的程序。对文件的编写、审批、发布、发放、使用、更改、回收、保存归档和销毁等进行严格管理，并保留相关记录。

（3）建立实验室程序文件。包括标本、仪器、设备与试剂的管理、血液检验方法、质量控制、检验报告与相关记录。

（4）标准操作规程分为仪器操作规程和项目操作规程。

（5）在文件正式实施前，应对相关的人员进行培训，评价胜任程度及保存有关记录。

3. 建立和实施持续改进程序 保证质量体系有效运行和持续改进。

（乔晓丽）

第六节 血型与输血相关疾病

一、输血不良反应

输血不良反应是指在输血过程中或输血之后，受血者发生了与输血有关的新的异常表现或疾病。输血不良反应发生率为 1% ～ 10%，即使按照最高标准执行献血者挑选、血液采集、加工和贮存，仍然可能发生与输血相关的不良反应，严重者甚至危及生命。

（一）输血不良反应分类

按发生的时间分为即发反应和迟发反应。前者是指在输血当时或输血后 24 小时内发生的反应，后者是指在输血 24 小时后、几天或十几天发生的反应。按发病机制分为免疫性和非免疫性两类。

（二）输血不良反应检验程序

根据国家卫生健康委员会颁布的《临床输血技术规范》，输血反应发生后，应做以下核对：

1. 用血申请单、血袋标签、交叉配血试验记录。

2. 受血者及供血者 ABO 血型、Rh（D）血型，保存于冰箱中的受血者与供血者血样、新采集的受血者血样、血袋中血样，重新检验 ABO 血型、Rh（D）血型、不规则抗体筛选及交叉配血试验。

3. 立即抽取受血者血液加肝素抗凝剂，分离血浆，观察血浆颜色，测定血浆游离血红蛋白含量。

4. 立即抽取受血者血液，检验血清胆红素含量、血浆游离血红蛋白含量、血浆结合珠蛋白含量、直接抗球蛋白试验并检测相关抗体效价，如发现特殊抗体，应做进一步鉴定。

5. 若怀疑细菌污染性输血反应，应抽取血袋中血液做细菌学检验。

6. 尽快检验受血者的血常规、尿常规及尿血红蛋白。

7. 必要时，输血不良反应发生后 5 ～ 7 小时测受血者血清胆红素含量。

二、输血传播性疾病

输血传播性疾病（transfusional infectious disease）指供血者的传染病原如细菌、病毒、寄生虫，通过输注血液制品进入受血者体内引起的疾病。输全血或成分输血均有传播疾病的危险，经输血传播的疾病，又称输血相关疾病，其中以肝炎、艾滋病危害性最大。

1. 肝炎　主要是乙型和丙型肝炎。凡是由输注血液制品引起受血者发生肝炎，或无肝炎的临床症状和体征，但出现阳性的肝炎血清学标志物，统称为输血后肝炎。输血后丙型肝炎发生率远远高于输血后乙型肝炎。

2. 艾滋病　HIV 既可存在血浆中，也存在于细胞中，输全血或成分输血均能传播 HIV，血源性传播是导致艾滋病的重要途径之一。

3. 巨细胞病毒　CMV 以一种或多种形式在白细胞内呈潜伏状态，其存活时间较短，所以输库存血或去除白细胞的血液制品比输新鲜血传播 CMV 的可能性小。

4. 疟疾　输注血液中含疟原虫裂殖体或裂殖子时可引起受血者感染疟疾。输血传播疟疾较少见，排除有疟原虫感染的献血者是最有效的预防措施。

5. 梅毒　献血者患梅毒并处于梅毒螺旋体血症阶段，可以传播梅毒。梅毒螺旋体在体外生活能力低，4℃时存活 48 ～ 72 小时，40℃失去传染力，100℃立即死亡。避免输注新鲜血液，输注 4℃冷藏 5 天以上的血液，可以防止或减少梅毒的传播。

6. 其他　当献血员患有 EB 病毒感染、黑热病、丝虫病、回归热及弓形体感染等疾病时，均有可能通过输血传播这些疾病。

三、新生儿溶血病

（一）发病原因和机制

HDN 广义上包括母婴血型不合、红细胞葡萄糖 -6- 磷酸脱氢酶（G-6-PD）缺陷、遗传性球形红细胞增多症等引起的溶血症；狭义上仅指母婴血型不合引起的溶血病，临床上以母婴血型不合引起的最为常见。

HDN 是发生在胎儿或新生儿时期的疾病，主要是当母婴血型不合时，在妊娠后期由于胎盘局部破裂，使得母婴之间出现少量的红细胞交换，胎儿红细胞进入母体的数量远多于母亲红细胞进入胎儿体内的数量，因此，当少量胎儿红细胞进入母体时，即可刺激母体产生相应的 IgG 抗体。IgG 类抗体能通过胎盘进入胎儿体内，破坏胎儿红细胞。在我国的 HDN 中，ABO 血型系统不合所引起的溶血较常见，其次是由 Rh 血型系统引起。

1.ABO 血型不合引起的 HDN　ABO 系统 HDN，90% 以上发生于 O 型母亲孕育了 A 型或 B 型的胎儿，A 型胎儿比 B 型胎儿更常见。O 型母亲发病率较高，其原因是自然界大量存在的类似 A 和 B 血型物质刺激，使 O 型人血中存在 IgG 型抗 A、抗 B 和抗 AB，可以通过胎盘进入胎儿体内导致 HDN，因此 ABO 系统 HDN 可以在第一胎发病。

2.Rh 血型不合引起的 HDN　Rh 系统 HDN，以 D 抗原不合最为多见，临床表现也最严重，Rh 不合的新生儿溶血病一般发生在第二胎，因 Rh 阴性的母亲孕育了第一胎 Rh 阳性的胎儿而引起。第一胎分娩时，胎儿带有一定数量的 Rh 阳性红细胞进入母体，即刺激母体产生抗 Rh 抗体。此抗体可以通过胎盘进入胎儿体内，与胎儿红细胞表面抗原结合引起溶血。第一胎时因产生的抗 Rh 抗体很少，故极少发生溶血，当第二次妊娠后，再次受到 Rh 阳胜抗原的刺激，产生的抗体增多而引起严重的 HDN，故 Rh 所致新生儿溶血多发生在第二胎。但若孕妇曾有输 Rh 阳性血液或第一胎妊娠前有流产史，则第一胎也可发病。

（二）临床表现

1.ABO 血型不合 HDN　病情大多较轻，黄疸多于出生后 48 小时内出现，少数重症可在 24 小时内出现，血清胆红素在 255～340 μmol/L（超过 340 μmol/L 时要警惕核黄疸）；贫血、肝脾肿大程度较轻，偶见胎儿水肿。

2.Rh 血型不合 HDN　病情严重者可出现胎儿水肿。出生后 24 小时内（4～5 小时）开始出现黄疸并迅速加重，3～4 天达高峰，血清胆红素常超过 340 μmol/L；溶血导致新生儿贫血，贫血使器官组织缺氧，导致代偿性肝脾肿大，重症 Rh 溶血有出血倾向，少数患儿可出现 DIC。

（三）实验室检查

1.常规检查　新生儿脐带血血红蛋白测定可以作为新生儿溶血性贫血换血治疗的依据。胆红素测定包括新生儿产前羊水及脐带血检验，羊水检验可预测子宫内的溶血情况，胆红素浓度越高，溶血越重。新生儿脐血胆红素测定可诊断新生儿病理性黄疸及程度，是治疗的依据。

2.血型血清学检验

（1）血型鉴定：包括父母及新生儿的 ABO、Rh 血型鉴定，以确定父母血型是否配合，从而确定新生儿是否因父母血型不合引起的新生儿溶血病。

（2）抗体效价测定：检查母亲血清中有无 IgG 抗体并州效价检测。ABO-HDN 由于 IgG 抗 A（B）引起，所以父母 ABO 血型不合时，应检测母亲血清中有无 IgG 并抗体并测定其效价，即可预测 ABO-HDN 是否发生，若 IgG 抗 A（B）≥ 1：64，患儿发生 ABO-HDN 的可能性增大。父母 Rh 血型不合时，应检测 Rh（-）母亲血清中有无 IgG 抗 D 抗体并测定其效价，IgG 型 Rh 抗体为 1：32 ～ 1：64，即可能发生 Rh-HDN。

（3）直接抗球蛋白试验　检查新生儿红细胞是否被母亲的 IgG 抗体致敏。直接抗球蛋白试验阳性见于新生儿溶血病、溶血性输血反应、自身免疫性溶血性贫血。新生儿溶血病时，如果患儿红细胞已被 IgG 抗 A（B）致敏，直接抗球蛋白试验应为阳性结果，但由于 ABO-HDN 患儿红细胞上抗体往往结合的较少，使直接抗球蛋白试验常呈阴性，而 Rh-HDN 直接抗球蛋白试验常为阳胜。

（4）游离抗体试验：新生儿血清中的 IgG 抗 A（B）抗体来自母亲。当怀疑患儿血清中有与其红细胞不配合的 IgG 抗 A（B）抗体时，应将其血清与 A、B、O 红细胞进行间接抗球蛋白试验加以证实。

（5）红细胞抗体放散试验：ABO-HDN 抗体放散试验用加热放散法，一旦出现阳性结果，即可确诊 ABO 系统抗体引起的新生儿溶血病。Rh-HDN 抗体放散试验常用乙醚放散法。

（乔晓丽）

第二篇　临床体液检验

第七章　尿液检验

尿液由肾脏生成。当血液流经肾小球后，通过肾小球的滤过形成原尿，再经过肾小管和集合管的重吸收，以及分泌和排泄作用，经输尿管、膀胱及尿道排出体外形成终尿。

尿液检验主要由 3 个部分组成，包括尿液干化学检测、尿液有形成分分析和尿液有形成分显微镜检查。本章着重从尿液检验在临床诊断的应用、检测原理与技术、方法学比较和质量控制等方面进行阐释，讨论尿液分析的技术及影响因素；阐述尿液常见管型的组成成分及鉴别要点，尿蛋白的不同检验方法、特点及其适用时机，血尿液检查验的技术要点和临床应用，不同方法学白细胞相关检验结果的综合分析等，并从分析前因素、性能验证、复检规则等方面介绍尿液分析的质量控制方法。

尿液检验主要用于辅助诊断泌尿系统及肾周围病变、循环系统疾病、内分泌及代谢疾病、肝胆疾病、血液及造血系统疾病、中毒、职业病、器官移植、药物监测及健康体检等。

第一节 尿液标本的采集与处理

一、尿液标本的采集与运送

尿液标本采集是影响尿液检验结果准确性的重要环节，是分析前质量保证的重要组成部分。尿液标本的采集与运送包括待检者准备、尿液标本的容器、尿液标本的种类及采集方法、尿液标本的运送。

1. 待检者准备

根据检验申请目的，告知待检者如何采集尿液标本及采集注意事项。如留取清洁中段尿，女性应避免阴道分泌物及月经血的污染，男性应避免混入精液成分；培养用尿液标本，应注意采集前避免使用抗生素并无菌采集。若需导尿或采集耻骨上膀胱穿刺尿，应由医护人员操作，并告知患者及家属有关注意事项。若采集幼儿尿，一般由儿科医护人员指导，使用小儿尿袋收集。

2. 尿液标本的容器

（1）收集容器：用于收集尿液标本的容器，应具有以下几个特点：①采用不与尿液成分发生反应的惰性环保容器，如可降解的一次性塑料杯。②干燥、清洁、无污染（如消毒剂、清洗剂等）。③能容纳 50 mL 以上的尿液，圆形、广口，直径大于 4 cm，有较大底部以便平稳放置。④采集计时尿（如 24 小时尿）容器的开口更大，容积至少为 2 ～ 3 L，且能避光。

（2）离心管：应具有以下几个特点。①洁净、透明的塑料管或玻璃管，有足够的强度，避免离心时破损。②刻度清晰，容积应大于 12 mL。③带密封口装置，便于标本转运，可防止尿液溢出，也有利于防止尿液成分（如尿胆原等）的丢失。④试管底部为尖底，以便于浓集沉淀物。⑤最好只使用一次。

（3）特殊容器：如无菌容器，可收集用于微生物培养的尿标本。如果标本收集和分析中间超过 2 小时也建议采用无菌容器。有些特殊检验项目要选用其他容器，如尿含铁血黄素试验标本的采集应使用去铁管等。

（4）容器标识：容器周围贴有标签（患者信息条码），应标明以下信息：①患者姓名、年龄、性别、科别、床号。②标本采集的日期、时间。③标本采集的方法、尿量、保存条件、送检部门等。

3. 尿液标本的种类及采集方法

尿液标本主要有晨尿（first morning urine）、随机尿（random urine）、餐后尿（postprandial urine）、计时尿（timed urine）及特殊尿等种类。应根据检验目的或要求留取不同种类的尿液标本。

（1）晨尿：晨尿是指清晨起床后未进食和做运动之前，第 1 次排尿时收集的中段尿液标本（首次晨尿）。晨尿标本中的成分相对浓缩和稳定，适用于对慢性泌尿系统疾病患者和住院患者的检查，用于观察尿液有形成分（细胞、管型及结晶）及人绒毛膜促性腺激素和肾脏浓缩稀释功能的检测。由于首次晨尿在膀胱内停留的时间过长，硝酸盐及葡萄糖易被分解，造成结果偏差，现多推荐采集第 2 次晨尿，即于首次晨尿后 2～4 h 内，空腹、未剧烈运动状态下留取第 2 次尿液进行检验。

（2）随机尿：随机尿是指待检者随时留取的中段尿液标本。因标本新鲜、采集方便，常用于门诊、急诊检查。但随机尿标本中的成分易受运动、饮食、用药、情绪、体位等因素影响，如饮食性糖尿或药物（尤其维生素 C 等）干扰，影响病理性临界浓度的判断和有形成分的检出，不能反映待检者的客观状况。

（3）餐后尿：餐后尿是指午餐后 2～4 h 的尿液。进餐后，尿糖、尿蛋白的肾阈值降低以及餐后机体出现的"碱潮"状态，有利于尿胆原的排出，便于检出病理性尿糖、蛋白或尿胆原，有助于对肝胆疾病、肾脏疾病、糖尿病、溶血性疾病等的诊断。

（4）计时尿：计时尿是指采集规定时间段内的尿液标本，用于特定检查。计时尿又分为 3 h 尿、12 h 尿、24 h 尿等。①3 h 尿：指上午 6～9 时的尿液，多用于检验尿液有形成分，如 1 h 尿细胞排泄率检验等。②12 h 尿：指晚上 8 时到次日上午 8 时时间段内的全部尿液，适用于尿液有形成分计数（如 Addis 计数）以及微量清蛋白、球蛋白排泄率测定。但夏天留取标本应注意防腐。③24 h 尿：指上午 8 时排空膀胱，此后每次排出的尿液，直至次日上午 8 时最后一次排出的全部尿液。因 24 h 内每次尿液中的成分含量不恒定，为准确测定某些成分，需采集 24 h 尿。常用于内生肌酐清除率、儿茶酚胺、17- 羟皮质类固醇、17- 酮类固醇、总蛋白、香草扁桃酸、电解质等化学物质的定量，以及尿结核分枝杆菌检验。

（5）特殊尿：主要有以下三种。①尿三杯试验：取 3 个尿杯，分别采集前段尿、中段尿、末段尿。常用于泌尿系统出血及尿路感染的初步定位。②培养用尿：留尿前先清洗外阴，再用碘伏或安尔碘消毒尿道口后，使用无菌容器留取中段尿。③导管尿和耻骨上膀胱穿刺尿：取该类标本，应事先征得患者或家属的同意，由医护人员进行严格的局部消毒，以无菌术采集导管尿或耻骨上膀胱穿刺尿。常用于尿潴留或排尿困难患者的尿液标本采集。

4. 尿液标本的运送

尿液标本采集后要尽快送到实验室检验，运送过程中应加盖防止溢洒。

二、尿液标本的接收与处理

1. 尿液标本的接收与拒收

为防止不合格标本的检验结果用于患者的诊疗过程，每个实验室须有明确的不合格标本规定。对于标识不清、信息不全等不合格标本应拒收，以免导致结果不准确。如缺少患者信息、无检验项目或不清楚、与检验单编号不符、没有相应的条码、非本实验室检验项目的标本；采集时间不清或尿标本采集时间超过 2 h；尿量不够、采集标本容器不符合要求；标本外部有明显的溢洒、渗漏；怀疑标本可能存在交叉污染；等等。

2. 尿液标本的保存

尿液中的化学物质和有形成分不稳定，长时间存放后尿液中的化学物质可挥发、分解，有形成分可被破坏，因此，尿液标本留取后应在 2 h 内检测完毕。不能及时检测的应妥善保存。

（1）低温保存：分冷藏和冷冻。① 4℃冷藏：可抑制微生物生长，维持尿液 pH 恒定，使尿液有形成分的形态基本不变。一般可保存 6 h。冷藏与防腐剂联用，效果更好。尿液标本冷藏时可析出无定形磷酸盐和尿酸盐结晶，影响尿沉渣检验，因此，在 2 h 内完成检测的尿液标本，不建议低温保存。②冰冻：可较好地保存尿中一些酶类、激素的活性，需先将新鲜尿液离心除去有形成分，留取上清液冰冻保存。

（2）化学防腐：尿液常规检查一般不需要使用防腐剂。采集后 2 h 内无法进行检验的标本、计时尿或被检标本含有不稳定成分时，可加入特定防腐剂，冷藏保存。常用的化学防腐剂有以下几种。①甲醛（400 g/L）：5 mL/L 尿液，用于管型、细胞等有形成分检查的防腐。甲醛具有还原性，不适用于尿糖检查的标本防腐。②甲苯：5 mL/L 尿液，甲苯能在尿液表面形成一薄层，阻止尿液与空气接触，起到防腐作用。常用于尿糖、尿蛋白等化学成分定量测定的防腐。③浓盐酸或冰乙酸：浓盐酸 10 mL/L 尿液，用于尿液中的钙、磷、17-酮类固醇、17-羟皮质类固醇、儿茶酚胺等成分测定的防腐；冰乙酸 25 mL/L 尿液，适用于 24 h 尿液标本的防腐，常用于保存尿中香草扁桃酸、17-酮类固醇、17-羟皮质类固醇、5-羟色胺等。④麝香草酚：1 g/L 尿液，既能抑制细菌生长，又能保存尿液中的有形成分。通常用于尿中化学成分、细胞等的防腐。但加入过量的麝香草酚可造成加热乙酸法尿蛋白定性试验假阳性，还可干扰尿胆色素的检验。⑤硼酸：10 g/L 尿，适用于尿蛋白、尿酸等检验的防腐，但干扰尿 pH 的检验。⑥碳酸钠：约 4 g/24 h 尿液，用于卟啉、尿胆原检验，不能用于常规筛检。

3. 尿液标本检验后的处理

任何尿液标本均可能存在病原体，应按潜在生物危害物处理。检验后的尿标本，除特殊标本须继续保存外，其余均要按照国家卫生行业标准《临床实验室废物处理原则》（WS/T 249—2005）等文件要求，严格消毒处理后方能弃去，以防止疾病传播。

（1）尿液标本：应按生物危害物，遵照各级医院规定的医疗废物处理办法进行处理。

（2）重复使用容器：对需要重复使用的实验用品，如载玻片应在 1000 mg/L 含氯消毒液中浸泡 30 分钟后弃去消毒液，再加水煮沸、流水冲洗后，用蒸馏水冲洗干净，烘干后备用。

（3）一次性尿杯：使用后的一次性尿杯置于医疗废物袋中，统一焚烧处理。

三、尿液标本采集与处理的质量保证

为了保证尿液检验结果的准确性，一定要充分考虑并排除标本采集时的影响因素。对待检者的状态、饮食、用药，尿液放置和保存的温度、时间等，均要按照标准化操作规程规范操作，以保证检验质量。

1. 尿液标本采集与处理的影响因素

（1）待检者的生理状态：待检者的准备及生理变化可直接影响检验结果，主要包括年龄、性别、妊娠、月经等因素。为了减少这些生理因素的影响，要求医护人员、待检者及检验人员共同配合，留取合格标本。

（2）待检者的生活习惯：饮食、饥饿、运动、饮酒等均可影响尿液检验结果。

（3）标本保存时间和温度：随着保存时间的延长，尿液有形成分会有不同程度的破坏，如细胞、管型逐渐减少，而结晶逐渐增多等。

2. 尿液标本采集与处理的质量控制

（1）标准操作程序的制订与发放：临床实验室要制订尿液标本采集的标准操作程序（standard operating procedure，SOP）文件，内容包括待检者准备、标本容器、尿液留取方式和要求、尿量、运送时间、地点与方式等。相关标准操作程序文件、标本采集文件应装订成册，并发放到各病区、门诊护士站等便于医护人员取阅。

（2）尿液标本采集前待检者的状态控制：为了使检验结果可靠，医护人员、检验人员应了解标本采集前患者的状态及影响结果的非疾病性因素，并将相关的要求和注意事项，包括控制饮食、用药、活动及情绪等影响，以口述、书面、视频等形式告知待检者，严格按要求采集标本。

（3）尿液标本采集器材的标准化：如尿杯、试管应严格按标准采购，离心管也应符合要求。

（4）尿液标本的运送要求：①缩短运送时间。尽量减少运送环节和缩短存放时间，标本运送要做到专人负责且有标本交接流程与记录。②防止气泡产生。采用轨道传送带或气压管道运送时应避免剧烈振动，以防止尿液产生过多的泡沫而使细胞溶解，影响尿沉渣的检验。③注意生物安全。运送过程中应防止标本溢洒，污染环境、器材和衣物等。

（5）健全尿液标本的验收制度：严格执行标本验收制度，对不合格的标本要拒收，并及时与相应科室联系，建议其核实并重新采集标本。对难以采集或采集确有困难的标本，可与临床协商后"让步"检验，但须在检验报告单上注明"检验结果仅供参考"及标本不合格的原因等。

（赵丹）

第二节 尿液理学检验

（一）患者要求

住院患者以采晨尿为宜，门诊、急诊筛查可采随机尿。

（二）检验标本

晨尿或随机尿。

（三）检验方法

目测法。

（四）临床应用

用于尿液的初步检查，有助于泌尿系统疾病及相关疾病的诊断和疗效观察等。

（五）正常参考值

1.尿量　成人：为 $1.0 \sim 2.0 \text{ L}/24\text{ h}$，即 $1 \text{ mL}/（\text{h·kg}）$；儿童：按体重（kg）计算尿量，较成人多 $3 \sim 4$ 倍。

2.尿液颜色　因含尿色素尿液，可呈淡黄色。

3.尿液透明度　清晰、透明。

（六）临床意义

1. 尿量　多尿是指成人 24 h 尿量超过 2.5 L，儿童 24 h 尿量超过 3.0 L。尿量小于 400 mL/24 h 称为少尿，小于 100 m L/24 h 称为无尿。

（1）尿量增多。①生理性：食用含水量较多的食物或水果，饮用水、浓茶、咖啡类，过多静脉输液量，精神紧张或癔症，服用脱水剂、噻嗪类利尿剂等有利尿作用的药物。②病理性：常见于糖尿病、尿崩症、甲状腺功能亢进、慢性肾炎和神经性多尿等。

（2）尿量减少。①生理性：饮水少和出汗多等。②病理性：常见于休克、过敏、失血过多、脱水、严重烧伤、感染、急性及慢性肾炎、心功能不全、肝硬化腹水、流行性出血热少尿期、尿毒症、急性及慢性肾衰竭等。

2. 尿液颜色　饮水少、出汗多，尿液浓缩，食用大量胡萝卜、木瓜等食物可使尿液呈深黄色。病理性尿液颜色：无色、深黄色、浓茶色、红色、紫红色、棕黑色、绿蓝色、淡绿色、乳白色等。①浓茶色尿可见于胆红素尿；②红色尿见于血尿、血红蛋白尿、肌红蛋白尿及卟啉尿；③紫红色尿见于卟啉尿；④棕黑色尿见于高铁血红蛋白尿、黑色素尿、酪氨酸血症、酚中毒；⑤绿蓝色尿见于胆绿素尿和尿蓝母尿；⑥淡绿色尿见于铜绿假单胞菌感染；⑦乳白色尿可能是乳糜尿、脓尿、结晶尿。

3. 尿液透明度

（1）加热：浑浊消失，为尿酸盐结晶。

（2）加入醋酸数滴：浑浊消失且产生气泡，为碳酸盐结晶；浑浊消失但无气泡，为磷酸盐结晶。

（3）加入 2% 盐酸数滴：浑浊消失，为草酸盐结晶。

（4）加入 10% 氢氧化钠数滴：浑浊消失，为尿酸结晶；呈胶状，为脓尿。

（5）在 1 份尿液中，加入 1 份乙醚和 2 份乙醇：振荡，浑浊消失，为脂肪尿。

（6）尿液经上述方法处理后仍浑浊，多为菌尿。

（赵丹）

第三节　尿液化学检验

一、尿 pH 测定

1. 患者要求　住院患者以采晨尿为宜，门诊、急诊筛查可采随机尿。

2. 检验标本　晨尿或随机尿。

3. 检验方法　试带法。

4. 正常参考值

（1）晨尿：多偏弱酸性，pH 为 5.5 ～ 6.5，平均为 6.0。

（2）随机尿：pH 为 4.5 ～ 8.0。

5. 临床应用　主要用于了解机体内酸碱及电解质平衡情况，是临床上诊断酸中毒、碱中毒的重要指标。

6. 临床意义

（1）尿 pH 降低：常见于发热、呼吸性酸中毒、低血钾碱中毒、糖尿病、慢性肾小球肾炎、痛风等。

（2）尿 pH 升高：见于呼吸性碱中毒、肾小管性酸中毒、尿路感染、服用重碳酸盐及频繁呕吐的患者。

7. 影响因素与注意事项

（1）正常尿液可呈弱酸性，但因饮食的种类不同，pH 可波动，范围为 4.5 ～ 8.0。食肉多者多为酸性，食用蔬菜水果可致碱性。

（2）标本必须新鲜，标本久置会造成尿液腐败。腐败尿或尿路感染的尿、脓血尿均可呈碱性。

（3）检测时应用质控物进行质量控制，确保试纸条未被污染、未变质。

（4）酸中毒及服用氯化铵等酸性药物时尿可呈酸性。

（5）磷酸盐、碳酸盐结晶见于碱性尿；尿酸盐、草酸盐、胱氨酸结晶多见于酸性尿。

二、尿比重测定

1. 患者要求　住院患者以采晨尿为宜，门诊、急诊筛查可采随机尿。

2. 检验标本　晨尿或随机尿。

3. 检验方法　试带法。

4. 正常参考值

（1）随机尿：正常成人尿比重为 1.003 ～ 1.030。

（2）晨尿：正常成人尿比重＞ 1.020。

（3）新生儿：尿比重为 1.002 ～ 1.004。

5. 临床应用　尿比重可粗略反映肾小管的浓缩稀释功能。

6. 临床意义　尿比重测定用于估计肾小管的浓缩稀释功能，它与尿内所含溶质的多少成正比，而与尿量成反比，并与尿液的颜色深浅平行。尿比重和尿量的动态变化用来监测肾结石患者尿液的物理变化，可用于指导患者的饮食，帮助患者预防结石的复发。尿比重的高低不仅直接反映肾小管的浓缩稀释功能，而且还能监测全自动尿沉渣分析仪对尿红细胞形态分析是否受尿比重的影响（尿比重偏低，可使尿红细胞形态由均一性向多形性转变）。

（1）高比重尿：尿比重升高见于急性肾炎、肝病、高热、心功能不全、脱水等。尿量增多的同时尿比重升高常见于糖尿病，还可见于尿液中含造影剂等。

（2）低比重尿：尿比重降低见于急性肾衰竭多尿期、慢性肾衰竭、肾功能不全、尿崩症等。

7. 影响因素与注意事项

（1）尿比重测定受尿 pH 影响较大，在高 pH 情况下测定结果偏低，反之测定结果偏高。

（2）尿液中含造影剂，可使尿比重升高；盐类结晶析出，可使尿比重下降。

（3）尿比重易受生理和病理多种因素影响，24 小时连续多次测定尿比重更有意义。

（4）试带法对过高或过低的尿比重不灵敏，应以折射计法进行检测。

（5）检测时应用标准色带进行校准，用质控物进行质量控制。

三、尿蛋白测定

1. 患者要求　嘱患者正常饮食，无其他特殊要求。

2. 检验标本　晨尿或随机尿。

3. 检验方法　试带法。

4. 正常参考值　阴性。

5. 临床应用　尿蛋白检测可用于初步判断肾功能，协助诊断或判断疗效以及病程的动态观察，尿蛋白量的多少可作为判断肾脏病情的参考。

6. 临床意义

（1）生理性蛋白尿：见于发热、寒冷、高温、精神紧张、剧烈运动或劳动后以及体位性蛋白尿，通常为一过性阳性。

（2）病理性蛋白尿：以下情况可导致病理性蛋白尿。①各种原发性或继发性疾病所致的蛋白尿，可因肾小球滤过膜负电荷消失和基底膜化学成分改变，滤过膜通透性升高，大量中分子量蛋白质漏出，超过肾小管重吸收能力导致，如肾小球疾病、肾血管病变、肾淤血、淀粉样肾病、糖尿病性肾病、肾缺血和缺氧等。②肾小管重吸收能力降低，如肾小管疾病、慢性失钾、急性肾衰竭、药物或重金属中毒造成的肾小管上皮细胞损伤、间质性肾炎、系统性红斑狼疮肾损害等。肾小球损害蛋白尿以清蛋白为主，肾小管损害则以小分子质量蛋白质（β_2- 微球蛋白）为主。③肾外疾病，如膀胱炎、前列腺炎、尿道炎、心力衰竭、糖尿病、肝病、败血症等疾病。

7. 影响因素与注意事项

（1）试带法对尿中清蛋白敏感，对其他蛋白质如球蛋白、肌红蛋白、血红蛋白、本周蛋白和黏蛋白不敏感，检测结果一般为阴性。

（2）尿中含有本周蛋白时，应再用其他方法（如加热乙酸法或磺基水杨酸法）复查，以免阳性结果漏诊。

（3）强碱性尿液可使结果假阳性。

（4）尿中含有生殖系统分泌物或较多细胞成分时，尿蛋白测定可呈假阳性。

（5）建议采用阳性和阴性2种浓度水平进行室内质量控制。

（6）试带法仅适用于正常人及肾病筛查，不适用于肾病患者的疗效观察、预后判断及病情评估。

（7）尿蛋白检测只能做肾功能的初步试验，要准确反映肾功能的状况。此外，还须做其他有关肾功能的试验，如尿素、肌酐、尿酸等，综合判断。

四、尿糖测定

1. 患者要求　住院患者以采晨尿为宜，门诊、急诊筛查可采随机尿。

2. 检验标本　晨尿或随机尿。

3. 检验方法　试带法。

4. 正常参考值　阴性。

5. 临床应用　主要用于内分泌疾病及相关疾病的辅助诊断、治疗监测等。

6. 临床意义

（1）正常人尿内仅含微量葡萄糖，尿糖定性为阴性。葡萄糖在尿中排出过多主要是血糖浓度过高或肾小管重吸收葡萄糖的能力降低所致。①血糖浓度过高：又称高血糖尿，可见于糖尿病、皮质醇增多症、肢端肥大症、甲状腺功能亢进、嗜铬细胞瘤、慢性肝炎、下丘脑病变等。②肾小管重吸收葡萄糖的能力降低：为肾性糖尿，可见于慢性肾炎、肾小管间质性疾病、肾病综合征、家族性肾性糖尿病及妊娠等，此部分患者血糖测定或葡萄糖耐量试验可正常。

（2）机体在应激状态下，如精神刺激、激烈运动、脑外伤、脑血管意外、急性心肌梗死等也可出现暂时性高血糖和尿糖阳性。

（3）尿糖试验阳性不一定就是糖尿病，只是糖尿病的一个特征。确诊糖尿病需要同时测定尿糖和血糖，或做进一步检查。

7. 影响因素与注意事项

（1）尿液标本必须新鲜，标本久置后葡萄糖会被细菌或细胞酶分解。

（2）服用大量维生素C或利尿剂后可呈假阴性。

（3）采集尿液标本的容器必须清洁，残留的漂白粉、次亚氯酸等强氧化剂或过氧化物污染可致假阳性。

（4）尿液中高浓度酮体可干扰测定。

五、尿酮体测定

1. 患者要求　住院患者以采晨尿为宜，门诊、急诊筛查可采随机尿。

2. 检验标本 晨尿或随机尿。

3. 检验方法 试带法。

4. 正常参考值 阴性。

5. 临床应用 尿酮体检测有助于糖尿病的监测及非糖尿病性酮尿疾病的辅助诊断。

6. 临床意义

（1）糖尿病酮症酸中毒时，尿酮体为强阳性。如持续出现酮尿症，提示有酮症酸中毒。

（2）非糖尿病性酮尿常见于妊娠、子痫、呕吐、消化吸收障碍、长期饥饿、剧烈运动、应急状态、急性风湿病、新生儿和婴儿急性发热以及糖皮质激素、胰岛素分泌过度等。

（3）酮体检测有助于对糖尿病的监测。如糖尿病已被控制，则尿酮体为阴性，如尿酮体仍为阳性，则提示疾病尚未被控制。

（4）尿酮体用于糖代谢障碍和脂肪不完全氧化疾病的辅助诊断。

7. 影响因素与注意事项

（1）尿液必须新鲜，久置后乙酰乙酸可转变为丙酮，因此，尿液采集后应尽快检测。

（2）酚类或磺基水杨酸盐类等药物可致假阳性。

（3）含游离巯基基团的物质可致假阳性。

（4）此法检测乙酰乙酸的灵敏度为 $50 \sim 100\ mg/L$，检测丙酮的灵敏度为 $500 \sim 700\ mg/L$，不能检出 β- 羟丁酸。

六、亚硝酸盐测定

1. 患者要求 住院患者以采晨尿为宜，门诊、急诊筛查可采随机尿。

2. 检验标本 晨尿或随机尿。

3. 检验方法 试带法。

4. 正常参考值 阴性。

5. 临床应用 用于尿路感染患者的快速筛查和监测。

6. 临床意义

（1）尿亚硝酸盐阳性：常见于尿路细菌感染，如大肠埃希菌、变形杆菌等引起的感染。

（2）亚硝酸盐＋干化学白细胞检查＋显微镜检查：敏感度和阴性预测值为 100％，此时的亚硝酸盐特异性和阳性预测值 100％。

（3）亚硝酸盐＋干化学白细胞检查＋尿培养：用于诊断产科患者的尿路感染，尿培养阳性证明亚硝酸盐和白细胞的敏感度分别为 43％和 77％，特异性分别为 99％和 96％，2 个试验组合的敏感性和特异性分别为 92％和 95％。

（4）亚硝酸盐＋干化学白细胞检查＋蛋白质试纸带检测：用于新生儿和婴儿尿路感染的检测，阳性预测值很低，阴性预测值为99.4％。由此认为，试纸带检测有助于婴儿尿路感染的诊断，可避免进行昂贵的尿培养。

7. 影响因素与注意事项

（1）宜采集晨尿标本，及时送检，尽快检测。

（2）高浓度维生素C可致假阴性结果。

（3）亚硝酸盐阳性结果与致病菌数量没有直接关系。

七、尿胆红素测定

1. 患者要求　住院患者以采晨尿为宜，门诊、急诊筛查可采随机尿。

2. 检验标本　晨尿或随机尿。

3. 检验方法　试带法。

4. 正常参考值　阴性。

5. 临床应用　用于黄疸的诊断和鉴别诊断。

6. 临床意义

（1）尿胆红素阳性：见于肝细胞性黄疸、阻塞性黄疸。

（2）尿胆红素阴性：见于溶血性黄疸。

7. 影响因素与注意事项

（1）胆红素在强光作用下易转化为胆绿素，1小时下降约30％，因此应使用避光的棕色容器和新鲜尿液标本送检。

（2）高浓度维生素C和亚硝酸盐，胆红素可呈假阴性。

（3）用大剂量氯丙嗪或用泌尿道镇痛药盐酸非那吡啶时，其代谢产物会出现在尿中，可致假阳性分别。

（4）试带应避光保存于室温干燥处，不能接触酸性物质、碱性物质和气体。

（5）目前试带法作为定性筛查试验，如反应颜色不典型或结果可疑，应采用氧化试验法验证。

八、尿胆原测定

1. 患者要求　以住院患者的餐后尿液为宜，门诊、急诊筛查可采随机尿。

2. 检验标本　餐后2～4小时尿或随机尿。

3. 检验方法　试带法。

4. 正常参考值　正常人为阴性或弱阳性（1：20稀释后为阴性）。

5. 临床应用　用于黄疸的诊断和鉴别诊断。

6. 临床意义

（1）尿胆原阴性：常见于完全阻塞性黄疸。

（2）尿胆原增加：常见于溶血性黄疸及肝细胞性黄疸。

（3）尿胆原降低：见于阻塞性黄疸。

7. 影响因素与注意事项

（1）尿液标本必须新鲜，久置后尿胆原氧化为尿胆素可呈假阴性。当尿胆原为阴性且怀疑为标本久置所致时，应做尿胆素定性试验进行验证。

（2）为提高尿胆原检测阳性率，可在检测前嘱患者口服少量碳酸氢钠以碱化尿液。但在检测前要先用乙酸调节尿 pH 至弱酸性。

（3）磺胺类药、氯丙嗪类药可使采用 Ehrlich 法的试带出现假阳性，采用偶氮反应的试带则不受影响。

九、尿隐血测定

1. 患者要求 住院患者以采晨尿为宜，门诊、急诊筛查可采随机尿。

2. 检验标本 晨尿或随机尿。

3. 检验方法 试带法。

4. 正常参考值 阴性。

5. 临床应用 用于尿液中游离血红蛋白测定以及血管内溶血性疾病的诊断。

6. 临床意义

（1）肾性血尿：尿液中红细胞、尿蛋白明显增多，可见于急性或慢性肾小球肾炎、肾炎、肾病综合征、红斑狼疮性肾炎等。

（2）非肾性血尿：尿液中红细胞增多，尿蛋白不增多或增多不明显，可见于尿路感染、肿瘤、阵发性血红蛋白尿、中毒、感染、败血症、疟疾、输血血型不合等。

7. 影响因素与注意事项

（1）尿标本必须新鲜，由于红细胞易于沉淀，所以测试前标本必须混匀。

（2）尿液中含有强氧化剂或某些产过氧化物酶的细菌时，可引起假阳性，可将尿液煮沸 2 分钟，再用试带法进行检测。

（3）大剂量维生素 C 可干扰实验结果，产生假阴性。

十、尿白细胞酯酶测定

1. 患者要求 住院患者以采晨尿为宜，门诊、急诊筛查可采随机尿。

2. 检验标本 晨尿或随机尿。

3. 检验方法 试带法。

4. 正常参考值　阴性。

5. 临床应用　主要用于尿路感染的辅助诊断。

6. 临床意义　阳性结果常见于肾盂肾炎、膀胱炎、尿道炎和前列腺炎等。

7. 影响因素与注意事项

（1）尿液标本应新鲜，若久置白细胞会遭到破坏，可导致试带法与显微镜检查结果差异较大。

（2）试带法只检测中性粒细胞、嗜酸性粒细胞等含嗜苯胺蓝颗粒的细胞，不与淋巴细胞反应。

（3）尿液被阴道分泌物、甲醛污染或含有高浓度胆红素或使用某些药物（如呋喃妥因）时，可产生假阳性结果。

（4）尿蛋白＞ 5 g/L 或尿液中含大剂量头孢氨苄、庆大霉素或维生素 C 等药物时，可使结果偏低或出现假阴性结果。

（5）尿液标本中加酸化剂使尿液 pH ≤ 4.4，草酸盐被还原为草酸，白细胞酯酶反应偏低或出现阴性。

十一、尿维生素 C 检测

1. 患者要求　住院患者以采晨尿为宜，门诊、急诊筛查可随机尿。

2. 检验标本　晨尿或随机尿。

3. 检验方法　试带法。

4. 正常参考值　阴性。

5. 临床应用　有助于提供患者尿液中维生素 C 的含量，以判断其对尿液试带法检测可能存在的干扰。

6. 临床意义　阳性结果反映患者近期饮食中摄入的维生素 C 较多。尿液中维生素 C 浓度升高，可使尿隐血、胆红素、葡萄糖、亚硝酸盐试带法检测结果呈假阴性，检测尿液中维生素 C 的含量可用于判断这些检测项目结果是否准确、可靠。

7. 影响因素与注意事项

（1）尿液必须新鲜，女性应避开生理期。

（2）尿液中含其他还原剂时可致假阳性。

（3）与左旋维生素 C 响应性较高。

（4）因维生素 C 在碱性尿液中易分解，因此碱性尿液可致假阴性结果。

十二、尿／血浆渗透压测定

1. 患者要求　空腹 8 ～ 12 小时，在安静状态下，收集尿液或采集静脉血。

2. 检验标本 尿液收集于清洁、干燥的容器中，不加防腐剂，留取标本 3 ～ 5 mL。若需同时测定血浆渗透压，肝素抗凝管采静脉血 2 mL。血标本应避免严重溶血、脂血或黄疸。

3. 检验方法 冰点法。

4. 正常参考值

（1）尿渗透压：600 ～ 1000 mmol/L。

（2）尿渗透压 24 h 内最大范围：40 ～ 1400 mmol/L。

（3）血浆渗透压：275 ～ 305 mmol/L。

（4）尿与血浆渗透压之比：（3.0 ～ 4.7）：1.0。

5. 临床应用 血浆渗透压主要用于评估水、电解质失衡，辅助诊断抗利尿激素分泌异常性疾病；尿渗透压用于评价水、电解质失衡（与血渗透压联合），准确反映肾小管的浓缩稀释功能，评估抗利尿激素的分泌。

6. 临床意义

（1）正常人禁水 12 小时，尿渗透压＞ 800 mmol/L，尿与血浆渗透压之比＞ 3；若尿与血浆渗透压之比＜ 3，表示肾小管的浓缩功能不全。等渗或低渗尿可见于慢性肾小球肾炎、慢性肾盂肾炎、多囊肾、阻塞性肾病等慢性间质性病变等。

（2）急性肾小管功能障碍时，尿渗透压常＜ 350 mmol/L，尿与血浆渗透压之比＜ 1.2，且尿钠浓度＞ 20 mmol/L。

（3）血浆渗透压升高与急性肾衰竭有密切关系。急性肾损伤患者血浆渗透压明显升高，控制血浆渗透压升高可能会减少急性肾损伤的发生。

（4）血浆渗透压升高及持续性高渗状态是糖尿病高渗性昏迷患者致死的危险因素。

（5）血浆渗透压测定应结合电解质、血糖和尿素氮等溶质考虑。如糖尿病、尿毒症时血浆渗透压升高，但尿钠浓度下降。

（6）昏迷或重症患者做血浆渗透压测定可用于疾病的辅助诊断。

7. 影响因素与注意事项

（1）尿液标本应使用清洁、干燥的容器，不用防腐剂，立即送检。离心除去不溶性颗粒，但尿液中的盐类沉淀应使之溶解，不能除去。

（2）如不能立即测定，应置冰箱保存，检测前将标本复温，使盐类沉淀完全溶解。

（3）尿酮体含量大于 1 g/dL 时对结果有干扰。

（4）血浆渗透压比血清渗透压高 10 ～ 20 mmol/L。

十三、尿本周蛋白测定

1. 患者要求 住院患者以采晨尿为宜，门诊、急诊筛查可采随机尿。

2. 检测方法 热沉淀反应法。

3. 正常参考值 阴性。

4. 临床应用 用于多发性骨髓瘤、原发性淀粉样变性、巨球蛋白血症及其他恶性淋巴增殖性疾病的诊断和鉴别诊断。

5. 临床意义 本周蛋白又称凝溶蛋白，是一种免疫球蛋白的轻链或其聚合物。尿液中出现本周蛋白多数情况下是由多发性骨髓瘤引起的。肾淀粉样变、慢性肾盂肾炎及恶性淋巴瘤等时亦可出现本周蛋白。

6. 影响因素与注意事项

（1）使用新鲜尿液标本，避免白蛋白、球蛋白分解变性而干扰试验。

（2）尿液浑浊时需离心取上清液。如遇蛋白尿，应先用加热乙酸法沉淀普通蛋白质，趁热过滤取上清液。应在保持高温的状态下迅速除去尿蛋白、球蛋白，但应避免同时滤去本周蛋白。

（3）检测中 pH 应严格控制在 4.5 ～ 5.5，最适宜 pH 为 4.9±0.1。

（4）本周蛋白过多时在 90℃ 以上不易完全溶解，需设置对照管进行比较（或将尿液稀释后再测）。

（5）摄入如氨基水杨酸、氯丙嗪、大剂量青霉素等药物可出现假阳性结果。碱性尿、严重尿道感染等也可出现假阴性结果。

（6）如尿本周蛋白含量少，应将尿液透析浓缩约 50 倍，用免疫固定电泳法确认。如需进一步确诊，可将尿液与抗轻链 κ 型血清进行免疫学测定以区分轻链类型。

十四、尿妊娠试验

1. 患者要求 以住院患者首次晨尿为宜，门诊、急诊筛查可采随机尿。

2. 检测方法 胶体金免疫层析法。

3. 正常参考值 阴性。

4. 临床应用 主要用于妊娠的诊断，与妊娠相关的疾病和肿瘤的诊断及鉴别诊断。

5. 临床意义 尿妊娠试验又称尿绒毛膜促性腺激素试验（urine chorionic-gonadotropin hormone test）。

（1）诊断早期妊娠，受孕 2 ～ 6 天可呈阳性。

（2）在女性妊娠或妊娠滋养细胞疾病时检测可呈阳性。

（3）过期流产或不完全流产，子宫内仍有活胎盘组织时，本试验也呈阳性。

（4）人工流产后如果仍然呈阳性，提示宫内尚有残存胚胎组织。

（5）宫外孕时，尿绒毛膜促性腺激素低于正常妊娠，仅有 60% 为阳性。

6. 影响因素与注意事项

（1）试剂从冰箱取出后，先充分复温再打开包装，开启后应尽快使用，以免试纸条受潮影响结果。

（2）测试时试纸条插入尿液的深度不能超过标识的"max 线"，5 分钟内读取结果，10 分钟以后读取结果无效。

（3）当尿绒毛膜促性腺激素浓度很高时，会产生后带现象，检测线颜色可能变浅。

（4）乙醇可能会干扰实验结果，所以饮酒后不宜做本试验。

（5）严重血尿、菌尿标本不宜测定尿绒毛膜促性腺激素。育龄妇女应避开排卵期黄体生成素（luteinizing hormone，LH）升高引起的干扰。

（6）妊娠初期尿液中的尿绒毛膜促性腺激素很低，测定结果可能为阴性，应在 48 ～ 72 小时后再次测定。

（7）子宫肌瘤、葡萄胎、绒毛膜癌、更年期尿液中尿绒毛膜促性腺激素含量较高，可能会出现阳性结果。

（8）怀疑异位妊娠时应结合其他方法进行诊断。

十五、尿乳糜试验

1. 患者要求　住院患者以采晨尿为宜，门诊、急诊筛查可采随机尿。

2. 检测方法　乙醚抽提苏丹III染色法。

3. 正常参考值　阴性。

4. 临床应用　用于丝虫病等疾病的辅助诊断。

5. 临床意义

（1）丝虫病：乳糜尿是丝虫病最常见的原因，也是丝虫病的症状之一。丝虫在淋巴系统反复引起淋巴管炎，大量纤维组织增生，使腹部广泛性淋巴管、胸导管阻塞。丝虫病患者乳糜尿的沉渣中常见红细胞，并可找到微丝蚴。

（2）腹腔结核：广泛的腹腔结核累及腹腔腹膜后淋巴管，淋巴液逆流至泌尿道淋巴管中引起乳糜尿。

（3）肿瘤：原发或转移至腹腔腹膜后纵隔等部位的恶性肿瘤，当压迫阻塞腹腔淋巴管或胸导管时可致淋巴液引流不畅而未能进入血液循环，逆流到泌尿道淋巴管中，导致淋巴管内压力升高、曲张破裂，乳糜液流入尿中形成乳糜尿。纵隔肿瘤和中心型肺癌也可引起乳糜尿，可并有乳糜性胸腔积液。

（4）胸腹部创伤或大手术：由于腹腔淋巴管或胸导管受损而引起。

（5）原发性淋巴管疾病：较为罕见，幼年发病是由于胸导管先天畸形或广泛淋巴管先天发育不全引起的。

（6）其他：如肾小球肾炎、肾盂肾炎、妊娠压迫、疟疾等。

6.影响因素与注意事项

（1）泌尿生殖系统感染出现脓尿时，尿液呈乳白色浑浊状，甚至伴脓块，表面上酷似乳糜尿，但脓尿患者常有泌尿生殖系统感染史，有明显尿路刺激症状，尿常规检查可见大量的脓细胞与白细胞，尿液静置后无上浮脂滴，尿乳糜试验阴性，同时，尿细菌培养菌落计数＜105 CFU/mL。

（2）尿液含较多结晶时较清亮，而静置后呈乳白色浑浊状，但此类患者常无泌尿系统症状，尿沉渣镜检可见较多的结晶，以草酸盐、尿酸盐、磷酸盐为主。尿液静置后无上浮脂滴，尿乳糜试验阴性。

（3）尿液中蛋白质含量较多时可呈浑浊状，有泡沫，但此类患者常有急性及慢性肾病史，且伴有水肿、高血压等症状。尿沉渣镜检可见许多红细胞、白细胞和管型，24小时尿蛋白定量为 $1.0 \sim 3.5$ g。

（4）慢性前列腺炎时小便起始或终末时有乳白色黏液自尿道口溢出，并可使尿液变浑浊，此类患者常伴有尿频，尿道刺痛，下腹部、会阴部、腰部及睾丸酸胀不适，性功能减退等症状。直肠指检示前列腺质韧，有轻度压痛，前列腺液常规检查可发现大量脓细胞和白细胞，卵磷脂小体减少或消失。

（5）若为丝虫病，夜间抽血可查到微丝蚴。急性期血白细胞计数增多，嗜酸性粒细胞亦显著增多。

（6）尿液标本受到液状石蜡等油样杂质污染时，可致假阳性。

（7）脂肪含量较低的尿液标本，若抽提不彻底，很容易导致假阴性。

（8）患者输液或大量饮水后尿液被稀释，使尿液中脂肪含量降低，从而影响检查结果。

（赵丹）

第四节　尿液显微镜检验

尿液显微镜检验是利用显微镜对尿液中细胞、管型、结晶及病原微生物等有形成分进行识别及计数，结合尿液理学或化学检验结果，用于泌尿系统疾病的诊断、鉴别诊断、疗效观察和预后判断。尿液显微镜检验可以发现尿液一般性状检验或化学试验中难以发现的异常变化，是尿液有形成分检验的"金标准"。

一、检验方法

1.尿液涂片显微镜检验

（1）未离心尿未染色法：取混匀尿液涂片，覆盖盖玻片，然后用低倍镜观察涂片全貌，观察有无管型、细胞及结晶等，初步估计有形成分的数量，计数管型至少要观察20个低倍镜视野；再用高倍镜鉴别管型种类，计数、鉴别细胞及结晶等，至少观察10个高倍镜视野。

（2）离心尿未染色法：取混匀尿液 10 mL 置刻度离心管，经 1 500 r/min 或离心力 400 g 离心 5 分钟后弃上清液留沉淀物 0.2 mL，混匀，取 20 μL 涂片，覆盖 18 mm×18 mm 盖玻片，先用低倍镜观察全片，再用高倍镜计数。

（3）离心尿染色法：取尿沉渣 0.2 mL，加 1 滴 Stemheimer-Malbin（S-M）染液或 Stemheimer（S）染液，混匀 3 分钟后用显微镜检验。S-M 染色法有形成分染色结果及 S 染色法结果详见表 7-1、表 7-2。

表 7-1　尿液有形成分 S-M 染色法

分　类	有形成分	染色结果
细胞	红细胞	淡紫色
	多形核白细胞	细胞核呈橙红色，细胞质内可见颗粒
	闪光细胞	细胞核呈淡蓝色或蓝色，细胞质内颗粒呈苍白色或淡蓝色
	上皮细胞	细胞核呈紫色，细胞质呈淡紫色至粉红色
管型	透明管型	粉红色或淡紫色
	颗粒管型	淡红色至蓝色
	细胞管型	深紫色
	脂肪管型	不着色

表 7-2　尿液有形成分 S 染色法结果

分　类	有形成分	染色结果
细胞	红细胞	红色或无色
	多核白细胞	深蓝色、淡蓝色或无色
	鳞状上皮细胞	淡粉红色或紫红色
	移行上皮细胞、肾小管上皮细胞	紫红色
管型	颗粒管型	淡粉红色或深紫色
	细胞管型	淡蓝色或深蓝色

2.尿液标准化定量计数板计数

将混匀后的尿沉渣充入尿沉渣定量计数板中，先用低倍镜计数 10 个大方格管型总数，再用高倍镜分别计数 10 个大方格红细胞、白细胞等总数。

尿液标准化沉渣定量计数板为特制的一次性使用硬质塑料计数板，每块板上有 10 个计数池，每个计数池刻有 10 个大方格，计数池的高度为 0.1 mm，每个大方格的面积为 1 mm^2，故每个大方格的容积为 0.1 μL。每个大方格分为 9 个小方格。

3.1 小时尿液有形成分排泄率检验

留取 3 小时内全部尿液（如早上 6 ～ 9 时的尿液），测尿量，混匀，取 10 mL 尿液置于刻度离心管中，以 1 500 r/min 离心 5 分钟，弃去 9 mL 上层尿液，留下 1 mL 管底沉渣物，混匀充入血细胞计数板两侧计数池，计数 10 个大方格内的细胞、20 个大方格内的管型，最后通过计算得出 1 小时尿液有形成分数量。该法能够较为准确地测定尿液中的有形成分，为泌尿系统疾病诊断、疗效观察提供较为准确的依据。

二、方法学评价

尿液有形成分染色法以 S-M 染色法、S 染色法最为常用。另外，还有其他特殊染色法。详见表 7-3。

表 7-3　尿液有形成分显微镜检验及染色的方法学评价

方法	评价
未离心尿未染色法	标本用量少，对细胞形态破坏少，适用于数目较多的标本。但阳性检出率低，易漏诊
离心尿未染色法	阳性检出率高，重复性好，适用于有形成分较少的标本，临床上应用较多。但操作烦琐、费时，离心速度过快可破坏有形成分形态
标准化定量计数板计数	操作烦琐、耗时，但能达到尿液有形成分检验规范化、标准化，符合美国临床实验室标准化委员会（NCCLS）和中国临床实验室标准化委员会（CCCLS）的要求，是目前推荐的尿液有形成分定量检验方法
1 小时尿液有形成分排泄率检验	由于时间短，不加防腐剂对有形成分影响小且不受饮食限制，影响因素较少，适用于门诊患者及住院患者的连续检验
S-M 染色法	染色后尿液中的有形成分形态清晰，易于识别，是常用的方法
S 染色法	弥补 S-M 染色法染料易出现沉淀的染色过深的缺陷，常用于常规尿液有形成分检验
瑞特 - 吉姆萨染色法	有利于鉴别中性粒细胞、嗜酸性粒细胞、淋巴细胞和单核细胞
巴氏染色法	能识别肾上皮细胞、异常上皮细胞等，对肿瘤细胞和肾移植排斥反应的诊断具有临床意义
苏丹III染色法	对脂肪管型、脂肪滴等染色效果好
过氧化物酶染色法	用于鉴别不典型的红细胞与白细胞，区别白细胞管型与肾上皮细胞管型

三、质量保证

1. 标本

（1）推荐用晨尿标本，因晨尿经过长时间浓缩且偏酸，可提高阳性率。尿液如为碱性，则血细胞和管型易被破坏。

（2）标本应新鲜，2 小时内完成检验。如不能立即送检，可冷藏或防腐保存。

（3）如酸性尿液因尿酸盐结晶析出而浑浊，可适当加温（37℃）使其溶解；尿液呈碱性可加适量稀乙酸溶解碳酸盐，但切勿加入过多，以免破坏红细胞及管型。

（4）脓尿、肉眼血尿和盐类结晶较多的浑浊尿液标本可直接涂片检查。涂片前应充分混匀标本。

2. 器材 所用器材应清洁、干燥、标准化，严格按操作程序操作。

3. 镜检 光线强弱要适宜，避免因光线太强而漏掉红细胞及透明管型；尽量观察较多视野。

4. 鉴别 认真鉴别尿液中相似的有形成分形态，如红细胞与真菌、草酸钙结晶等。

5. 对照 尿液有形成分检验必须结合尿干化学结果对照分析。

四、正常参考值

因每个实验室的方法各异，所用标本量、离心力大小、沉渣浓度、观察沉渣量、沉渣计数板规格等都不尽相同，正常参考值最好由各实验室自行制订。尿液有形成分定量检验正常参考值见表 7-4。

表 7-4　尿液有形成分检验的正常参考值

方法	红细胞	白细胞	透明管型	上皮细胞	结晶	细菌与真菌
未离心尿未染色法	0～偶见 /HP	0～3 个 /HP	0～偶见 /LP	少见	少见	—
离心尿未染色法	0～3 个 /HP	男：0～3 个 /HP 女：0～5 个 /HP	0～1/LP	少见	少见	—
标准化定量计数板法	男：0～5 个 /μL 女：0～24 个 /μL	男：0～12 个 /μL 女：0～26 个 /μL	0～1 个 /μL（不分性别）	少见	少见	极少见
1 h 尿液有形成分排泄率检验	男：< 30 000/h 女：< 40 000/h	男：< 70 000/h 女：< 140 000/h	< 3 400/h（不分性别）	—	—	—

注：HP 表示高倍镜视野；LP 表示低倍镜视野。

五、尿液中红细胞形态及临床意义

1. 形态特点

在未染色等渗尿中，新鲜红细胞为淡黄色，呈双凹圆盘形，有弱折光性。高渗尿中，红细胞由于脱水呈皱缩状。低渗尿中，红细胞因吸水胀大颜色较浅，甚至血红蛋白从红细胞中溢出成为大小不等的空环形，称影红细胞。碱性尿中，红细胞膜内侧有颗粒形成或脱失部分血红蛋白而呈环状面包圈形。酸性尿中，红细胞形态较为稳定。

新鲜尿中红细胞的形态对于鉴别肾小球性血尿和非肾小球性血尿有重要价值。镜检时，不仅要注意红细胞数量，还应注意其形态改变。近年来利用相差显微镜、扫描电镜和普通光学显微镜经细胞活体染色后观察尿中红细胞，可将血尿分为如下3种类型。①均一性血尿（非肾小球性血尿）：红细胞外形及大小正常，畸形红细胞类型不超过2种，见于非肾小球性损伤。②非均一性血尿（肾小球性血尿）：畸形红细胞的类型在2种以上，如呈靶形、面包圈形、棘形红细胞，以及瘤样红细胞、影红细胞、小红细胞等。③混合性血尿：为形态正常的红细胞与畸形红细胞混杂的血尿，如以畸形红细胞为主的混合性血尿，多为肾小球性血尿。

2. 临床意义

（1）尿中红细胞增多：①肾脏疾病，如急性及慢性肾小球肾炎、肾盂肾炎、狼疮性肾炎、与药物反应有关的间质性肾炎、肾肿瘤、肾结核、肾结石、肾静脉栓塞、肾盂积水、多囊肾等。②下尿道疾病，如膀胱炎、膀胱结石、膀胱癌、尿道狭窄、药物（如环磷酰胺）治疗后膀胱出血等。③其他，如白血病、凝血因子异常等。

（2）尿中红细胞还可用于某些疾病的鉴别诊断。如沉渣中红细胞少、尿蛋白多，提示肾脏疾病；尿沉渣中均一性血尿多、尿蛋白少，提示尿路感染；有红细胞伴有肾小管上皮细胞及管型或有红细胞伴有红细胞管型，提示肾脏疾病；有均一性红细胞、无肾上皮细胞和管型，一般提示肾外泌尿系统疾病。

（3）通过观察和分析尿中红细胞的形态特征，可以帮助鉴别血尿的来源。①肾小球性血尿：多形性的红细胞≥80%，瘤样红细胞（带1个或多个突起）≥5%。②非肾小球性血尿：多形性的红细胞<50%，瘤样红细胞<5%。

六、尿液中白细胞形态及临床意义

1. 形态特点　尿中白细胞主要是中性粒细胞，偶见单核细胞和淋巴细胞。新鲜尿中的白细胞与外周血中的白细胞形态结构相同，镜下呈圆球形，不染色时细胞核较模糊，仅见淡灰色带折光的颗粒状细胞质。在低渗及碱性尿中，白细胞常胀大，约半数在2 h内溶解。在低渗尿中可见"闪光细胞"。在高渗及酸性尿中白细胞常皱缩。炎症时，变性死亡的白细胞结构模糊，细胞质内充满粗大颗粒，细胞核不清楚，常粘连成团，称为脓细胞。

2. 临床意义

（1）中性粒细胞增多：常见于泌尿系统炎症，如肾盂肾炎，膀胱炎、前列腺炎、精囊炎、尿道炎、肾结核、肾肿瘤等。"闪光细胞"常见于肾盂肾炎、膀胱炎。

（2）淋巴细胞和单核细胞增多：见于肾移植后排斥反应；尿中淋巴细胞增多，还可见于乳糜尿、病毒感染等。

（3）嗜酸性粒细胞增多：见于间质性肾炎，超敏反应性炎症。

七、尿液中巨噬细胞形态及临床意义

1. 形态特点　巨噬细胞可分为小巨噬细胞和大巨噬细胞，前者来自中性粒细胞，多吞噬细菌等微小物体；后者来自单核细胞，体积为白细胞的 2～3 倍，圆形或椭圆形，边缘不整齐；细胞核呈肾形、类圆形，稍偏位，染色质细致；细胞质丰富，吞噬的物体有红细胞、白细胞碎片、脂肪滴、精子及颗粒状物质等。有时细胞质中有空泡及阿米巴样伪足，在新鲜尿中还可见到伪足活动。

2. 临床意义　巨噬细胞可在泌尿系统急性炎症时出现，同时可伴有较多的白细胞及细菌，如急性肾盂肾炎、膀胱炎及尿道炎等。

八、尿液中上皮细胞形态及临床意义

尿中脱落的上皮细胞来自肾小管、肾盂肾盏、输尿管、膀胱及尿道，包括鳞状上皮细胞、柱状上皮细胞、移行上皮细胞、肾小管上皮细胞。在尿液检验时应分类报告。

1. 鳞状上皮细胞　鳞状上皮细胞来自尿道前段。健康人尿中可见少量鳞状上皮细胞，如有明显增多或成堆出现并伴有白细胞增多，则提示该处有炎症。成年女性尿中混有阴道分泌物时，可见较多的鳞状上皮细胞。

2. 移行上皮细胞　移行上皮细胞被覆于肾盂、输尿管、膀胱及尿道近膀胱段等处。其形态随尿量的增减而变化，通常分为：①表层移行上皮细胞，又称为大圆上皮细胞。在器官充盈时，其脱落的细胞体积较大，多呈不规则圆形，细胞核较小、居中，细胞质丰富，折光较强；在器官收缩时，细胞体较小，呈圆形，为白细胞的 2～3 倍。正常尿中偶见，膀胱炎时可大量成片脱落。②中层移行上皮细胞，又称尾形上皮细胞。其体积大小不一，常呈梨形、纺锤形或带尾形；细胞核较大，呈圆形或椭圆形。③底层移行上皮细胞，圆形或不规则形，形态与肾小管上皮细胞相近，但细胞核与细胞质比略小。见于尿道深层炎症，尤其是慢性膀胱炎。

3. 肾小管上皮细胞　肾小管上皮细胞来自肾小管立方上皮。正常尿中很少见，出现或增多提示有肾小管病变，多见于急性肾小球肾炎；如成堆出现，常提示有肾小管坏死性病变。在某些慢性肾病中，肾小管上皮细胞可发生脂肪变性，细胞质内充满脂肪颗粒，甚至将细胞核覆盖，称为复粒细胞或脂肪颗粒细胞。在肾慢性出血、肾梗死或血红蛋白尿时，肾小管上皮细胞内可出现微褐色的含铁血黄素颗粒，经普鲁士蓝染色后颗粒呈蓝色。肾移植术 1 周后，患者尿中可见较多肾小管上皮细胞，随后逐渐减少至恢复正常，当发生排斥反应时，尿中可再度出现成片的肾小管上皮细胞。

白细胞、肾小管上皮细胞、底层移行上皮细胞的形态鉴别见表 7-5。

表 7-5 白细胞、肾小管上皮细胞、底层移行上皮细胞的形态鉴别

鉴别项目	白细胞	肾小管上皮细胞	基底层移行上皮细胞
细胞大小	直径 10～12 μm	比白细胞略大 1/3	比肾小管上皮细胞小
形态	圆形，脓细胞边缘不规则	不规则或多边形	圆形或卵圆形
细胞核	分叶状（加酸后明显），结构紧密成块	大而圆，结构细致	圆形，较肾小管上皮细胞核稍小，结构细致（染色后明显）
细胞质及颗粒	细胞质量多，脓细胞含许多颗粒，加酸后颗粒消失	细胞质量少，可含不规则颗粒、脂肪滴	细胞质量稍多，折光强，一般无颗粒
POX 染色	阳性	阴性	阴性

九、尿液中管型形态及临床意义

管型是蛋白质、细胞及其裂解产物在远端肾小管和集合管内酸化、浓缩、凝集而形成的圆柱形蛋白质聚集体。管型典型形态是两边平行、两端钝圆，长短、粗细取决于形成部位肾小管的直径和局部环境条件，管型类型主要取决于内容物的成分。管型对肾实质性疾病的诊断、鉴别诊断有重要价值。

1.透明管型 最常见，是各类管型的基本结构，主要由 T-H 糖蛋白及少量血浆蛋白质组成，偶可附有少量细小颗粒或细胞。透明管型呈无色透明或半透明，质地菲薄，大小、长短不一，表面较光滑，折光性较弱，适合较暗视野观察。为防止遗漏，可行 S-M 染色提高检出率。透明管型在碱性或低渗尿中易溶解消失，故应及时镜检。健康人清晨浓缩尿液中偶见透明管型。当肾有轻度或暂时性功能改变时，如剧烈运动、长期发热、心功能不全、麻醉或服用利尿剂后，可见少量透明管型。老年人尿中可见透明管型增多。透明管型

明显增多见于肾实质病变，如急性或慢性肾小球肾炎、肾病综合征、急性肾盂肾炎、肾淤血、充血性心力衰竭及恶性高血压等。

2. 颗粒管型　管型基质中的颗粒含量占管型体积（或面积）的 1/3 以上，由发生变性的细胞分解产物或血浆蛋白质及其他物质直接聚集形成。颗粒管型外形常较透明管型短而宽大，易折裂，可有不规则的断端，呈无色、淡黄褐色或棕色，其颗粒轮廓清晰。按颗粒的粗细，颗粒管型分为粗颗粒管型和细颗粒管型 2 种。前者充满粗大颗粒，常呈暗褐色；后者含许多微细颗粒，不透明，呈灰色或微黄色。颗粒管型的出现提示肾单位有淤滞现象，表示肾有实质性病变。多见于急性或慢性肾小球肾炎、肾盂肾炎、肾小管硬化症、肾病、病毒性疾病、慢性铅中毒及肾移植后的急性排斥反应等。

3. 细胞管型　管型基质内的细胞占管型体积的 1/3 以上。根据所含细胞的种类不同，细胞管型分为红细胞管型、白细胞管型、肾上皮细胞管型、混合细胞管型 4 种。①红细胞管型：管型内嵌入不同数量的红细胞，低倍镜下呈棕黄色或红色，管型内的红细胞多已破损。红细胞管型是肾小球或肾小管出血所致，是肾内出血的证据。常见于急性肾小球肾炎、慢性肾小球肾炎急性发作、肾出血及肾移植后的急性排斥反应，亦可见于狼疮性肾炎、肾梗死、肾静脉血栓形成、亚急性细菌性心内膜炎及恶性高血压等。若管型中红细胞裂解成红棕色颗粒，则称为血液管型；若已全部溶解，则成为棕红色均质性的血红蛋白管型。②白细胞管型：管型内含有较多数量的白细胞。白细胞呈球形，常重叠聚集成团，在形态上与上皮细胞管型不易区分，但白细胞管型细胞大小较一致，尿中伴有较多白细胞，且过氧化物酶染色法呈阳性。此种管型出现提示肾实质有化脓性炎症，常见于急性肾盂肾炎、间质性肾炎，亦可见于非感染性炎症（如狼疮性肾炎）、肾病综合征及肾小球肾炎等。③肾上皮细胞管型：又称为上皮细胞管型，管型内嵌有多量肾小管上皮细胞。其细胞比白细胞略大，常见叠瓦状排列，根据细胞核的形状可与白细胞相区别。细胞变性后，细胞核形态模糊，细胞体大小不定，识别困难。健康人尿中无上皮细胞管型。此管型出现提示肾小管上皮细胞变性脱落，常见于急性肾小管坏死、急性肾炎、肾淀粉样变性、间质性肾炎及重金属或药物中毒等，亦可见于阻塞性黄疸、肾移植后的排斥反应等。④混合细胞管型：管型内同时存在 2 种或以上细胞，主要见于活动性肾小球肾炎、缺血性肾小球坏死、肾梗死及肾病综合征等。

4. 脂肪管型　管型内脂肪滴含量占管型体积的 1/3 以上。由于肾小管损伤后，上皮细胞发生脂肪变性、崩解，大量脂肪滴进入管型内形成。脂肪管型呈灰色或灰黄色，脂肪滴大小不等，圆形，折光性强。健康人尿中无脂肪管型。若出现则提示肾小管损伤、肾小管上皮细胞发生脂肪变性，见于肾病综合征、亚急性肾小球肾炎、慢性肾小球肾炎、肾小管中毒及类脂性肾病等。

5.蜡样管型 均一，不含细胞及颗粒，呈浅灰色或淡黄色，折光性强，质地厚，外形宽大，易折断，边缘常见裂纹和皱褶。在低渗尿和不同的 pH 介质内均不溶解。健康人尿中无蜡样管型。若尿中出现此种管型，提示局部肾单位长期阻塞，有少尿或无尿现象存在，说明肾病变严重。见于慢性肾小球肾炎的晚期肾功能不全及肾淀粉样变。

6.宽幅管型 又称肾衰竭管型，多为颗粒管型和蜡样管型演变而成，其宽度可达 50 μm 以上，为一般管型的 2～6 倍，形状宽而长、不规则，易折断。常见于急性肾衰竭的多尿期。若在慢性肾炎的晚期出现，则提示预后不良。

7.其他管型 ①血红蛋白管型：是血管内溶血时，大量血红蛋白进入肾小管而形成的管型，见于急性血管内溶血。②血小板管型：见于 DIC。③肌红蛋白管型：肌肉挤压伤时，肌红蛋白进入肾小管而形成的管型。④胆红素管型：管型中充满金黄色的非晶型胆红素颗粒，见于重症黄疸。⑤窄幅管型：见于新生儿及小儿的尿中，直径在 15 μm 以下。⑥细菌管型：管型中充满细菌，表示肾实质有细菌感染，常见于肾化脓性感染。⑦真菌管型：管型中含有多量的真菌孢子及菌丝，如念珠菌等，表示肾有真菌感染。

8.类似管型和易误认为管型的物体 ①黏液丝：形似透明管型，多为长线条状，不规则，粗细不等，边缘不清晰，末端尖细卷曲、分支。可见于健康人尿中，尤其女性尿中多见。大量出现表示尿道受刺激或有炎症反应。②类圆柱体：形似透明管型，一端或两端尖细呈螺旋形卷曲，可能是集合管产生的黏液丝，也可能是尚未完全形成的透明管型，常和透明管型同时存在，多见于肾血液循环障碍或肾受刺激时。③假管型：黏液性纤维状物附着非晶型尿酸盐、磷酸盐等，形成圆柱体，外形似颗粒管型，但看不到基质，边缘不整齐，粗细不等，两端破碎，颗粒密集，色泽暗。区别方法：加温、加酸、加碱后，假管型消失，真管型不变。④混合细胞团：红细胞、白细胞、肾小管上皮细胞或细菌堆积在一起，有时亦类似管型，但一般排列较松散，边缘不整齐，两端不圆。⑤标本污染：丝、麻、毛、棉等各种纤维污染标本时，亦可误认为管型，根据两边不平行，两端不圆，无内容物等特征加以区别。

十、尿液中结晶形态及临床意义

尿液中的结晶析出，与形成该结晶物质的浓度、pH、温度和胶体物质等因素有关。一般分为生理性结晶和病理性结晶。

1.生理性结晶 多来自食物及机体的正常代谢，一般无临床意义。但有些结晶如草酸钙结晶，虽为健康人进食后尿液中出现的结晶，但当其大量持续出现于患者新鲜尿液中，并伴有较多的红细胞时，应怀疑有尿结石的可能。对各种结晶的识别非常重要，除在显微镜下进行形态观察外，还应利用加温、碱、酸、有机溶剂等化学方法进行鉴别。

（1）尿酸结晶：呈黄色、棕黄色或暗棕色，形状为棱形（四边或六边）、柿核形、斜方形、蝴蝶形或不规则形，有立体感，折光强。大量尿酸结晶见于高尿酸肾病及尿酸结石，亦可见于急性痛风、儿童急性发热、慢性间质性肾炎等。

（2）草酸钙结晶：为无色、方形、折光性强的八面体或信封样结晶，有 2 条对角线互相交叉，有时呈菱形、球形、椭圆形，偶见哑铃形。若新鲜尿液中有大量草酸钙结晶，并伴有新鲜红细胞增多，提示可能存在肾或膀胱结石。

（3）非晶形尿酸盐：主要是尿酸钠、尿酸钾、尿酸钙等的混合物，外观呈不定形、细小的黄褐色或砖红色颗粒。一般无临床意义。

（4）磷酸钙结晶：无色，呈非晶形、颗粒状、三棱形，排列成星状或束状，可溶于乙酸。若长期在尿液中见到大量磷酸钙结晶，则应排除甲状旁腺功能亢进、肾小管性酸中毒等疾病。

2. 病理性结晶　主要来自磺胺类、解热镇痛类和放射造影剂类药物，还有一些尚未被人们认识或某些新药也可能形成结晶。

（1）胆红素结晶：为成束、针状或小块状黄褐色结晶。多见于黄疸、急性肝坏死、肝硬化、急性磷中毒等。

（2）胱氨酸结晶：为无色、六边形、边缘清晰、折光性强的薄片状结晶。不溶于乙酸而溶于盐酸，能迅速溶解于氨水中，再加乙酸后结晶可重新出现。健康人尿液中少见，大量出现是肾或膀胱结石的先兆。

（3）亮氨酸结晶：为淡黄色或褐色，有折光性，呈同心圆球形或油滴状结晶。结晶内有密集辐射状条纹。不溶于盐酸而溶于乙酸。健康人尿液中少见。常与酪氨酸结晶同时出现，增多见于急性肝萎缩、急性磷中毒等。

（4）酪氨酸结晶：为略带黑色的细针状、成束状或羽毛状结晶。溶于氢氧化铵而不溶于乙酸。健康人尿液中少见，增多见于严重的肝病、组织大量坏死性疾病和代谢紊乱性疾病。

（5）胆固醇结晶：为缺角的长方形或方形、无色、透明、薄片状结晶。常浮于尿液的表面，可溶于氯仿、乙醚。健康人尿液中少见。增多可见于膀胱炎、肾盂肾炎、乳糜尿、严重的尿路感染和肾病综合征。

（6）磺胺类药物结晶：磺胺类药物较多，形成的结晶形态各异。目前临床上常见的磺胺甲基异噁唑结晶呈无色透明的长方形或正方形六面体，厚度大，有立体感，散在或集中呈十字排列；磺胺嘧啶结晶呈不对称麦秆束状或球状。磺胺类药物结晶可溶解于丙酮。用药过量后尿液中可出现该类结晶。

（7）放射造影结晶：使用放射造影剂泛影酸、碘番酸和泛影葡胺后，可在尿液中出现束状、球状、多形性结晶。放射造影结晶可溶于氢氧化钠溶液，但不溶于乙醚、氯仿等有机溶剂。

十一、尿液中其他成分形态及临床意义

1.脂肪滴（脂肪球、脂肪颗粒） 由于肾上皮细胞、白细胞发生脂肪变性，尿中可见折光性很强、大小不等的脂肪小滴（不足以形成乳糜尿），可被苏丹Ⅲ染成红色。多见于肾病综合征。

2.细菌 有革兰阴性杆菌和革兰阳性球菌，以大肠埃希菌、链球菌、葡萄球菌等多见。健康人尿液自形成到储存于膀胱，这一过程并无细菌生长，若检出少量细菌主要是收集标本时被污染所致，一般无临床意义。若检出大量细菌，并伴有大量脓细胞和上皮细胞，则提示有尿路感染。

3.真菌 多为白假丝酵母样菌，不染色时无色，呈卵圆形，似红细胞，折光性较强，可见到假菌丝，以及革兰氏染色呈阳性的孢子或菌丝，一般是被阴道分泌物污染所致。多见于糖尿病患者、女性尿液及碱性尿液中。

4.寄生虫

（1）埃及血吸虫引起的尿路感染可从尿液中检出血吸虫卵。

（2）阴道毛滴虫多来自女性白带，常见于女性尿液中，偶见于男性尿液，为感染所致。

（3）尿液被粪便污染时，可检出肠道寄生虫或虫卵，如溶组织内阿米巴、蛔虫卵、蓝氏贾第鞭毛虫等。

（4）乳糜尿中可检出微丝蚴。尿液中的寄生虫及虫卵多是标本被污染所致。

5.精子 多见于遗精后及患有前列腺炎的男性尿液中，也见于性交后的两性尿液中。但通常已无活动能力。

（赵丹）

第五节 尿液毒品检测

一、尿吗啡检测

1.患者要求 在患者服药 3 天之内送检。

2.检验标本 随机尿。

3.检验方法 胶体金法。

4.正常参考值 阴性。

5.临床应用 检查患者是否近期内服用过吗啡。

6. 临床意义　阳性说明患者可能在最近 3 天内采用口服、静脉注射、肌内注射或皮下注射等方式使用过吗啡，且吗啡在尿液中的浓度高于 300 ng/mL。本方法仅用于药物滥用的初筛检测，在需要确认时，建议使用定量检测。

7. 影响因素与注意事项

（1）检测结果应在 5 分钟时判读，10 分钟后判读无效。

（2）不洁净尿液，以及经漂白剂、明矾等处理的尿液可能导致错误结果。

（3）本方法为初筛试验，需确认时建议用定量检测。

（4）本方法为定性检测，不能确定吗啡在尿液中的含量。

（5）部分药物如海洛因在尿液中浓度高于 300 ng/mL 时会使检测结果为阳性，引起交叉反应。

（6）要求在服药后 3 天内送检，否则可能造成假阴性结果。

（7）患者尿液检出阳性的时间段、代谢速度和检出结果与服药个体、用药途径和每次的用药量有较大关系，一般注射用药代谢速度较快，很快尿液检查就呈阳性，其他用药方式相对较慢，且一次性用药量大的尿液阳性的时间持续较长。

（8）当怀疑药物滥用而结果又为阴性时，应选择另一时间再次检测，或针对其他不同种类药物进行检测。

二、尿氯胺酮（K 粉）检测

1. 患者要求　在患者服药后 4 小时之内送检。

2. 检验标本　随机尿。

3. 检验方法　胶体金法。

4. 正常参考值　阴性。

5. 临床应用　检查患者是否近期内服用过氯胺酮。

6. 临床意义　阳性说明患者可能采用口服、静脉注射或肌内注射等方式使用过氯胺酮。如在尿液中的浓度高于 1 000 ng/mL，说明患者尿液中也可能含有类似物，如美沙酮。本方法仅用于药物滥用的初筛检测，如需要进一步确认及评价样本，应采用灵敏度及特异性更高的方法。

7. 影响因素与注意事项

（1）检测结果应在 5 分钟时判读，10 分钟后判断无效。

（2）不洁净尿液，以及经漂白剂、明矾等处理的尿液可能导致错误结果。

（3）本方法为初筛试验，需确认时建议用定量检测。

（4）本方法为定性检测，不能确定氯胺酮在尿液中的含量。

（5）部分药物如美沙酮在尿液中达到一定浓度时，会使检测结果为阳性，引起交叉反应。

（6）患者尿液检出阳性的时间段、代谢速度和检出结果与服药个体、用药途径和每次的用药量有较大关系，一般注射用药代谢速度较快，很快尿液检查就呈阳性，其他用药方式相对较慢，且一次性用药量大的尿液阳性的时间持续较长。

（7）当怀疑药物滥用而结果又为阴性时，应选择另一时间再次检测以获得更准确的结果。

三、尿甲基苯丙胺（冰毒）检测

1. 患者要求 在患者服药 3 天之内送检。

2. 检验标本 随机尿。

3. 检验方法 胶体金法。

4. 正常参考值 阴性。

5. 临床应用 检查患者是否近期内服用过甲基苯丙胺。

6. 临床意义 阳性说明患者在 3 天内采用吸入或注射的方式使用过甲基苯丙胺，且在尿液中的浓度高于 1 000 ng/mL。本方法用于甲基苯丙胺滥用的初筛检测，如需要进一步确认及评价样本，应采用灵敏度及特异性更高的方法。

7. 影响因素与注意事项

（1）检测结果应在 5 分钟时判读，10 分钟后判读无效。

（2）不洁净尿液，以及经漂白剂、明矾等处理的尿液可能导致错误结果。

（3）本方法为初筛试验，需确认时建议用定量检测。

（4）本方法为定性检测，不能确定于甲基苯丙胺在尿液中的含量。

（5）患者尿液检出阳性的时间段、代谢速度和检出结果与服药个体、用药途径和每次的用药量有较大关系，一般注射用药代谢速度较快，很快尿液检查就呈阳性，其他用药方式相对较慢，且一次性用药量大的尿液阳性的时间持续较长。

（赵丹）

第八章　粪便检验

粪便检查是临床检验三大常规项目之一，通过此项检查可直接了解胃肠道病理现象，间接判断消化道、胰腺及肝胆系统功能的状态。粪便检查主要包括理学检查、化学检验、显微镜检验。

粪便是食物在体内被消化吸收营养成分后剩余的产物，主要由固体物和水分组成，固体物占粪便总重量的 1/4，主要成分如下：①食物残渣，包括未被消化的如淀粉颗粒、肉类和植物纤维、植物细胞等，以及已被消化但未被吸收的食糜。②消化道分泌物，如胆色素、酶、黏液和无机盐等；③分解产物，如靛基质、粪臭素、脂肪酸等。④肠道脱落的上皮细胞。⑤细菌，如大肠埃希菌、肠球菌等。

第一节　粪便标本的采集与处理

一、粪便标本的采集与运送

粪便标本在医护人员的指导下，由患者按照粪便标本采集的要求自行留取。为保证粪便检验结果的准确性，粪便标本采集应符合以下要求。

1. 常规标本　采集新鲜、无污染的粪便，异常粪便用干净竹签或标本勺取含有血、黏液、脓等部分，外观无异常的粪便须从表面、深部多部位取材。将采集的标本盛于洁净、干燥、无吸水性的有盖容器中。进行细菌学检验时，标本应收集于无菌容器内。不能采用灌肠后的粪便标本。

2. 采集标本的量　常规检验采集指头大小（重 3～5 g，稀汁样粪便 3～5 mL）的粪便。查日本血吸虫卵孵化毛蚴时至少留取 30 g 新鲜粪便。脂肪定量检验，先每天按 50～150 g 定量进食脂肪膳食，连续 6 天，从第 3 天起开始收集 72 小时内粪便，混合称重，从中取 60 g 粪便送检；如采用简易法，可在正常膳食情况下收集 24 小时标本，混合称重，从中取 60 g 粪便送检。粪胆原定量检测应连续收集 3 天粪便，混合称重，从中取约 20 g 粪便送检。

3. 寄生虫检验标本　查溶组织内阿米巴原虫滋养体时应在排便后立即采集标本，寒冷季节标本运送及检验时均须保温；查日本血吸虫卵时应取脓血、黏液部分，须尽快处理；查蛲虫卵须用透明薄膜拭子或棉拭子于晚上 12 时或清晨排便前自肛门周围皮肤皱襞处拭取并立即镜检。

4. 化学法隐血试验　应嘱患者于收集标本前 3 天起禁食动物血、肉、肝和含过氧化物酶的食物（如萝卜、西红柿、韭菜、黄瓜、苹果、香蕉等），并禁服铁剂及维生素 C 等。

5. 其他　无粪便排出而又必须检查时，可经直肠指诊或采便管采集标本。

6. 标本运送　标本采集后应立即送检。门诊患者自行将标本送检，住院患者由专职人员送检。

二、粪便标本的接收与处理

标本接收时严格执行核对制度，送检标本必须与检验目的相符。对不合格的标本，如时间超过 1 h、标本盛器不合格、标本污染或量不足等应拒收。

标本采集后一般应在 1 h 内检验完毕，否则因 pH 及消化酶等的影响，可导致有形成分的分解破坏及病原体的死亡。

检验完毕后的粪便标本应按生物危害物处理，要求连同使用后的纸类或塑料等容器置入医疗废物袋中，统一焚烧处理；搪瓷容器、载玻片等应浸泡于 1 000 mg/L 含氯消毒液中 30 min 后弃去消毒液，再加水煮沸、流水冲洗，晾干或烘干后备用。

（赵丹）

第二节　粪便理学检验

1. 患者要求　检测前告知患者停用影响检验结果的药物和食物。

2. 检验标本　应取新鲜标本并根据检验目的选择最有价值的标本，如含黏液、脓血或颜色异常的标本。

3. 检验方法　目测法。

4. 正常参考值　正常粪便为棕黄至黄褐色的软便，镜下无红细胞、白细胞，无寄生虫卵。

5. 临床应用　主要用于协助诊断消化道疾病；也可用于黄疸的鉴别诊断，根据粪便的外观、颜色、粪胆色素测定，判断黄疸的类型。

6. 临床意义

（1）颜色：可因饮食、药物或病理原因的影响而改变。①浅黄色，胆红素不氧化，脂肪不消化。②绿色，见于食用大量蔬菜，或婴儿肠炎等。③黑色或柏油样，见于上消化道出血，或服用大量铁剂等。④红色，见于下消化道出血或食用西红柿等。⑤白陶土色，多见于阻塞性黄疸。⑥果酱色，多见于阿米巴痢疾或肠套叠。

（2）性状：①球形硬便，见于便秘。②黏液脓便，多见于细菌性痢疾。③果酱黏液便，多见于阿米巴痢疾。④黏液稀便，多见于各种感染或非感染性腹泻。⑤米泔样便，见于霍乱、副霍乱等。⑥蛋花样便，多见于婴儿消化不良。⑦鲜血样便，多见于直肠或肛门出血。⑧扁平带状便，可能是直肠或肛门狭窄所致。

7. 影响因素与注意事项

（1）常规检查应取新鲜标本异常部分 3 ～ 5 g（量至少有手指头大）送检，1 小时内完成检验。否则可因 pH 及消化酶等的影响，使粪便中细胞成分破坏分解。

（2）收集粪便标本的容器应清洁、干燥、有盖，无吸水和渗漏。

（3）不能采集尿壶、便盒中粪便标本，因标本中可能有尿液或消毒剂，可破坏粪便中的有形成分；若粪便中混入植物、泥土、污水等，可能会因腐生性原虫、真菌孢子、植物种子、花粉等干扰检验结果。

（赵丹）

第三节 粪便化学检验

一、粪便隐血试验

1. 患者要求 检测前告知患者在试验前 3 天停用影响检验结果的药物和食物，如维生素 C、铁剂、阿司匹林等，并禁食动物血、肉、鱼、肝和大量含过氧化物酶的食物。

2. 检验标本 应取新鲜标本，避免尿液、消毒剂及污水的污染。

3. 检验方法 免疫学法、化学法。

4. 正常参考值 阴性。

5. 临床应用 主要用于消化道出血、消化道肿瘤的筛查和鉴别。

6. 临床意义 粪便隐血试验对消化道出血的诊断有重要价值。消化性溃疡、药物损伤（如服用吲哚美辛和糖皮质激素等）、肠结核、克罗恩病、溃疡性结肠炎、结肠息肉及胃癌、结肠癌等消化道恶性肿瘤时，粪便隐血试验常为阳性，须结合临床其他资料进行分析。消化性溃疡时，阳性率为 40％～ 70％，呈间断性阳性，治疗后当粪便外观正常时，阳性仍可持续 5 ～ 7 天，之后若出血完全停止，即可转阴。消化道恶性肿瘤阳性率早期为 20％，晚期可达 95％且呈持续性阳性，故粪便隐血试验常作为消化道恶性肿瘤诊断的一个筛选指标，尤其对中老年人早期发现消化道恶性肿瘤有重要价值。此外，流行性出血热粪便隐血试验也有 84％的阳性率，因此粪便隐血试验可作为该病的重要佐证。

7. 影响因素与注意事项

（1）试纸是一次性的，应在有效期内使用。

（2）粪便隐血胶体金检测试纸是一种定性检测粪便隐血的方法，不能确定样本中的出血量。

（3）粪便隐血胶体金检测试纸不能对胃肠道出血性病变做结论性的诊断，只能作为筛查或辅助诊断用。此试纸不能替代内镜、X 线和其他临床检查。对于阳性结果，应结合临床做进一步的检查。

（4）若消化道的出血在粪便形成过程中混合不均匀，而且很多消化道出血具有间断性，出血的间歇期检测结果可能为阴性。建议连续进行 3 次检测以获得更准确的结果。只要其中有 1 次结果为阳性，即可高度怀疑有隐性出血的存在，建议做进一步检查。

（5）注意采集粪便时不要结块，深挖或将采集的样本装满整个采便器或小试杯。

（6）柏油样便或血便，当血红蛋白浓度超出 2 000 μg/mL 时可能会出现假阴性结果，此时需要充分稀释（50 ～ 100 倍）粪便标本后再进行检测。

（7）血红蛋白在消化道内存留的时间较长时，会被胃肠道内的胃酸、酶或细菌降解，使其失去免疫原性，可能出现阳性减弱或假阴性的结果。此时，应增加粪便标本的采集量或减少缓冲液量，以提高混悬液中血红蛋白的浓度。

（8）试纸的灵敏度为 0.2 μg/mL。当产品的检测灵敏度过高（如 0.1 μg/mL）时，会将部分正常人的生理性出血判断为阳性，可能误判为病理性出血，给被检者增加心理和经济负担。实验结果证实，免疫学法粪便隐血检测试纸的灵敏度越高（以国家制定的产品标准 0.2 μg/mL 为基准），其有效的检测范围越窄。这样的产品不但会导致假阳性，还会使免疫学法试纸特有的前滞反应提前发生，增加假阴性出现的概率。以上 2 种情况都会影响检测结果的准确性。因此，使用灵敏度适当的免疫学法粪便隐血检测试纸是获得准确结果的最佳选择。

（9）粪便隐血检测结果为阳性，也可能是以下干扰情况导致的，如牙龈、口腔、鼻腔出血，痔疮出血，月经期出血或某些药物（如阿司匹林等）刺激胃肠道造成的出血。当出现以上情况时，应提醒临床医生予以注意。

（10）被检测的粪便标本中可能存在干扰检测结果的物质，或者实际操作可能存在失误，使得试验结果有可能出现错误。因此，对于可疑的检测结果应进行复检或者使用不同的粪便隐血检测方法联合检测，以明确试验结果。

（11）采用化学法进行粪便隐血试验时，试管、载玻片等用具应加热处理，以破坏污染的过氧化物酶。由于 3% 的过氧化氢液易变质失效，须采用阳性对照试验，过氧化氢滴在血片上应产生大量泡沫。

二、粪便快速 O1、O139 群霍乱弧菌检测

1.患者要求　检测前告知患者停用影响检验结果的药物和食物。

2.检验标本　应取新鲜标本，避免尿液、消毒剂及污水的污染。

3.检验方法　抗体金法。

4.正常参考值　阴性。

5.临床应用　采用单克隆抗体标记胶体金技术和层析膜技术，检测粪便标本中的 O1、O139 群霍乱弧菌的 O1、O139 抗原。

6.临床意义 霍乱是霍乱弧菌感染机体所致的一种急性传染病，常发生于生活在霍乱流行区、5 天内到过流行区、病前 5 天内有饮用生水或进食海（水）产品或其他不洁食物等饮食史，或与霍乱带菌者有密切接触史的人群。

7.影响因素与注意事项

（1）试剂应于 4 ～ 30℃避光保存，不得冻存，有效期 6 个月，打开包装后须立即使用。

（2）某些有害细菌感染肠道时可产生某一项阳性结果，在此情况下，须做进一步检查。

（3）保证试纸材料附着牢固，内容物齐全（包括干燥剂），包装材料无破损。

（4）本试纸是一次性的，请在有效期内使用。

（5）检测结果仅供临床参考，不得作为临床诊治的唯一依据。样本采集和处理不当、样本中浓度过低，均可导致假阴性。

（6）对有疑问的阴性结果，应做增菌培养鉴定。

（赵丹）

第四节 粪便显微镜检验

粪便显微镜检验是临床常规检验项目，一般以涂片镜检法最为常用，包括直接涂片镜检法和浓聚后涂片镜检法。

一、检验方法

采用直接涂片镜检法。其中低倍镜主要观察有无寄生虫虫卵、原虫及包囊等，高倍镜主要观察细胞等。

二、方法学评价

根据检验目的的不同，粪便显微镜检验除直接涂片镜检法，还有沉淀镜检法、饱和盐水浮聚法、硫酸锌离心浮聚法等，其方法学评价见表 8-1。

表 8-1 粪便显微镜检验的方法学评价

方　法	评　价
直接涂片镜检法	临床最常用，操作简便，但阳性率低、重复性差、易漏检
沉淀镜检法	操作较烦琐，比重大的原虫包囊和蠕虫卵检出率高，比重小的钩虫卵和某些原虫包囊检出率低
饱和盐水浮聚法	操作较烦琐，对钩虫卵检出效果最好
硫酸锌离心浮聚法	操作较烦琐，适合检查原虫包囊、球虫卵囊、线虫卵和微小膜壳绦虫卵
蔗糖离心浮聚法	操作较烦琐，适合检查隐孢子虫卵囊

三、质量保证

1.取材涂片　采集合格标本在规定时间内送检，检验人员挑取外观异常部分进行涂片，外观无异常的标本采用多点取材，涂片厚薄要适宜，以能透过印刷物字迹为度。

2.显微镜检验　按照临床检验操作规程，先用低倍镜观察全片，选择合适视野，再用高倍镜观察，至少观察 10 个以上视野。涂片中如发现疑似包囊，则在该涂片上于盖玻片边缘近处加 1 滴碘液或其他染液，在高倍镜下仔细鉴别，仍不能确定，可另取粪便做寄生虫检验。

3.器材　生理盐水要定期更换，以防真菌污染，载玻片要清洁、干燥。

四、正常参考值

正常粪便显微镜检无红细胞，无或偶见白细胞，无巨噬细胞和脓细胞，上皮细胞不易见到，无寄生虫虫体、虫卵和包囊。

五、粪便有形成分形态及临床意义

1.细胞

（1）白细胞：肠道炎症时增多，其数量多少与炎症轻重及部位有关。①小肠炎症：白细胞增多不明显，一般＜ 15 个 /HP，分散混合于粪便中，且细胞已被部分消化难以辨认。②细菌性痢疾、溃疡性结肠炎：白细胞大量出现或出现成堆的脓细胞，以及吞噬异物的小巨噬细胞。白细胞往往呈灰白色，细胞质中充满细小颗粒，细胞核不清楚，细胞体胀大，边缘不完整或破碎。此时滴加冰乙酸后其细胞质和细胞核可清晰。③过敏性肠炎、肠道寄生虫病（如阿米巴痢疾、钩虫病）：可见较多的嗜酸性粒细胞，并常伴有夏科 - 莱登结晶（Charcot-Leyden crystal）。

（2）红细胞：上消化道出血时，红细胞多因胃液及肠液的消化作用而被破坏，可通过粪便隐血试验予以证实。下消化道炎症（如细菌性痢疾、阿米巴痢疾、溃疡性结肠炎）、外伤、肿瘤及其他出血性疾病时可见多少不等的红细胞，其形态与外周血中的类似。细菌性痢疾时红细胞多分散存在且形态正常，数量少于白细胞；阿米巴痢疾时红细胞多粘连成堆并有残碎现象，数量多于白细胞。

（3）巨噬细胞：来自血液中的单核细胞，其细胞体较中性粒细胞大，细胞核形态多不规则，细胞质常有伪足状突起，常吞噬有颗粒或细胞碎屑等异物。粪便中出现巨噬细胞提示为急性细菌性痢疾，也可见于急性出血性肠炎，或偶见于溃疡性结肠炎。

（4）上皮细胞：粪便中的上皮细胞为肠黏膜上皮细胞，除直肠段外均为柱状上皮细胞。在生理情况下，少量脱落的上皮细胞大多被破坏，故正常粪便中不易见到。结肠炎症、假膜性肠炎时柱状上皮细胞增多，多夹杂于白细胞之间。

（5）肿瘤细胞：乙状结肠癌、直肠癌患者的血性粪便涂片染色，可见到成堆的大细胞，应做瑞特-吉姆萨染色以进一步辨认是否为癌细胞。

2. 寄生虫与虫卵　粪便检验是诊断肠道寄生虫感染最直接和最可靠的方法。对于寄生虫病患者，可直接用肉眼观察到其粪便中的寄生虫虫体，显微镜下可观察蠕虫虫卵和原虫形态。另外，也可采用免疫学方法查寄生虫抗原，以便对镜下形态不典型或高度怀疑寄生虫感染进行确诊。

（1）蠕虫：粪便涂片中可见到蛔虫卵、钩虫卵、鞭虫卵、蛲虫卵、血吸虫卵、姜片虫卵、肺吸虫卵、肝吸虫卵、绦虫卵等。由于虫卵有时易与某些植物细胞、花粉孢子形态混淆，所以观察时应注意虫卵大小、色泽、形状、卵壳的厚薄及内部结构等，认真予以鉴别。

（2）原虫

阿米巴：①溶组织内阿米巴：粪便中可见滋养体或包囊。滋养体大小在12～60 μm，可见单一舌状或指状伪足，做定向阿米巴运动。内外质界限分明，外质透明，内质富含颗粒。具一个球形泡状核，直径4～7 μm，核膜内缘有一层大小均匀、排列整齐的核周染色质颗粒。细胞质内常有被吞噬的红细胞。包囊呈球形，直径10～20 μm，细胞质呈细颗粒状，细胞核1～4个，成熟包囊有4个核。核为泡状，与滋养体相似但稍小。未成熟包囊中，可见拟染色体和糖原泡。②结肠内阿米巴：粪便中常见结肠内阿米巴包囊，呈球形，直径10～30 μm，有1～8个核，成熟包囊有8个核。结肠内阿米巴为共栖原虫，一般不致病。

蓝氏贾第鞭毛虫：主要见于儿童、旅游者及免疫缺陷者的粪便。包囊呈椭圆形，大小为8～15 μm，未成熟包囊有2个，成熟包囊有4个核，可见鞭毛和中体的早期结构。滋养体呈倒置半边梨形，大小为9～21 μm，有1对平行轴柱，将虫体分为均等的两半，有前、中、腹、后鞭毛各1对，但常不易看清。

人芽囊原虫（blastocystis hominis）：是寄生于人体肠道的机会致病性原虫。虫体形态多样，直径6～40 μm，光镜下有5种基本形态：空泡型、颗粒型、阿米巴型、复分裂型和包囊型。粪便中常见空泡型，圆形或卵圆形虫体中央有一透亮的大空泡。阿米巴型偶可见于水样便中，形似溶组织内阿米巴滋养体，但辨认困难。有时易与白细胞、原虫包囊混淆，可通过抗低渗试验来鉴别，即用蒸馏水代替生理盐水制备粪便涂片，人芽囊原虫迅速被破坏而消失，而白细胞及原虫包囊不易被破坏。

隐孢子虫：为人畜共患寄生虫，种类较多，形态相似。在人体寄生的主要是微小隐孢子虫，其是引起免疫缺陷综合征和儿童腹泻的主要病原微生物，现已列为获得性免疫缺陷综合征患者重要检测项目之一。粪便中检出卵囊即可确诊。卵囊呈圆形或椭圆形，直径4～6 μm，成熟卵囊内含4个裸露的月牙形子孢子和由颗粒物组成的残留体。若不染色，粪便中的卵囊难以辨认。在改良抗酸染色标本中，卵囊为玫瑰红色，背景为蓝绿色，对比性较强。

肠滴虫：在粪便中可见到人肠滴虫。其体积较人毛滴虫略小，运动活泼，有 2 根鞭毛，很少见到包囊。人肠滴虫可引起腹泻。

3. 细菌

粪便中的细菌约占粪便干重的 1/3，多属正常菌群。粪便中球菌（革兰阳性菌）和杆菌（革兰阴性菌）的比例大致为 1 ∶ 10。长期使用广谱抗生素、免疫抑制剂以及某些慢性消耗性疾病患者，粪便中革兰阴性杆菌严重减少甚至消失，而葡萄球菌或真菌等明显增多，球菌 / 杆菌的比值变大，常提示为肠道菌群失调。

（1）正常菌群：以大肠埃希菌、厌氧杆菌、肠球菌等为主，约占 80%；产气杆菌、变形杆菌、铜绿假单胞菌等为过路菌，不超过 10%。婴儿粪便中主要为双歧杆菌、拟杆菌、葡萄球菌和肠杆菌等。

（2）霍乱弧菌：是人类霍乱的病原体，检查霍乱弧菌的标本主要以患者的粪便为主，其次为呕吐物。可用悬滴法检查或涂片染色检查，还可选用霍乱弧菌胶体金快速检测卡、荧光 PCR 快速检测试剂盒检测。

（3）幽门螺杆菌：是慢性胃炎等疾病的主要病原体，除采用尿素呼气试验检查幽门螺杆菌和血清抗幽门螺杆菌抗体外，也采用胶体金法检查粪便幽门螺杆菌抗原，或 PCR 法检测粪便幽门螺杆菌基因。

（4）真菌：正常粪便中极少见假丝酵母菌，且多为外源性污染所致。在病理情况下，粪便中以白假丝酵母菌多见，常见于长期应用广谱抗生素、激素、免疫抑制剂，放疗、化疗，以及慢性消耗性疾病等引起的肠道菌群失调。

4. 病毒

轮状病毒和腺病毒是引起婴幼儿腹泻的主要病原体之一，可采取胶体金法快速检测。

5. 结晶

正常粪便中可见到多种结晶，如磷酸钙、草酸钙、碳酸钙、胆固醇等结晶，一般无临床意义。具有病理意义的结晶如下：

（1）夏科 - 莱登结晶：为无色、透明，折光性强，呈菱形，两端尖长、大小不等的指南针样结晶。该结晶常见于阿米巴痢疾及过敏性肠炎粪便中，并与嗜酸性粒细胞同时存在。

（2）血红素结晶：为棕黄色斜方形结晶，不溶于氢氧化钾溶液，遇硝酸呈青色。该结晶多见于胃肠道出血后的粪便中。

6. 食物残渣

（1）淀粉颗粒：为圆形、椭圆形或多角形颗粒。大小不等，在盐水涂片中一般可见同心形或不规则形的折光条纹。无色，滴加碘液后呈蓝黑色，若部分水解为糊精者则呈棕红色。正常粪便中少见，在慢性胰腺炎、胰腺功能不全、碳水化合物消化不良及腹泻患者的粪便中可大量出现。

（2）脂肪：粪便中的脂肪一般可分为中性脂肪、游离脂肪酸和结合脂肪酸 3 种形式。①中性脂肪：即脂肪小滴，呈大小不一、圆形、折光很强的球状，用苏丹Ⅲ染色后呈朱红色或橘红色。②游离脂肪酸：为片状、针束状结晶，加热后即溶化，用苏丹Ⅲ染色后片状者呈橘黄色，针状者不着色。③结合脂肪酸：是脂肪酸与钙、镁等结合形成的不溶性物质，黄色，为不规则块状或片状，加热不溶解，苏丹Ⅲ染色不着色。

健康人食物中的脂肪经胰脂肪酶消化分解后大多被吸收，粪便中很少见到。若镜检脂肪小滴＞6 个 /HP，视为脂肪排泄增多；若大量出现称为脂肪泻，多见于胰腺功能减退、胆汁分泌失调和腹泻患者。

（3）肌纤维：为淡黄色条状、片状、柱状，有纤细横纹的肌细胞。如加入伊红，可染成红色。健康人大量食肉后，粪便中可见少量肌纤维，肠蠕动亢进、腹泻或蛋白质消化不良时增多。当胰蛋白酶缺乏时，可出现有明显横纹的肌纤维。

（4）结缔组织：为无色或微黄色，成束，边缘不清的线条状物。正常粪便中很少见，多出现于胃蛋白酶缺乏的粪便中，且常与弹性纤维同时存在。于涂片上加入 5 mmol/L 乙酸 1 滴后，结缔组织膨胀，而弹力纤维更清晰。

（5）植物纤维及植物细胞：植物纤维导管为螺旋形，植物细胞形态繁多，有圆形、椭圆形、多角形，双层胞壁，蜂窝状，有时细胞内含有叶绿素小体或淀粉颗粒。植物毛为细长，一端呈尖形管状，有强折光的条状物。肠蠕动亢进、腹泻时此类成分增多，严重者肉眼可观察到粪便中有若干植物纤维成分。

（6）花粉颗粒：是种子植物的微小孢子堆，成熟的花粉颗粒实为其小配子体，能产生雄性配子。大小为数微米到百数微米（10 ～ 200 μm）。食用花粉或花粉制品后，人体并不能完全消化吸收，未消化分解的花粉孢子随食物残渣排出体外，其形态有时与虫卵容易混淆，应注意鉴别。

（赵丹）

第五节 粪便分析仪检验

粪便分析仪又称为粪便分析工作站（feces analysis work station）或多功能粪便分析仪（multi-function feces analyzer），是实验室对粪便标本进行常规检验的自动化分析仪器，可对粪便外观、有形成分、免疫学拓展项目等进行分析和报告。由于粪便分析仪自动化程度高，粪便检验更加标准化、规范化，极大地减轻了粪便检验技术人员的压力。

一、检验原理

将固态、半固态的粪便处理成有代表性的应用液，仪器通过拍照自动进行性状采图，与图库比对报告粪便颜色、性状等理学指标。使用内置显微镜观察计数板上应用液的微观形态，通过图像软件对显微摄像获取的图像进行处理，识别和计数其中的细胞、寄生虫卵、淀粉颗粒、脂肪滴、结晶、食物残渣等有形成分。将标本稀释液滴加到免疫学检测卡上，CCD 图像采集后经图像软件处理，判断免疫检验项目（隐血、幽门螺杆菌抗原、轮状病毒抗原、腺病毒抗原等）反应结果。最后由计算机数据处理系统进行文字、图像传输，报告检验结果。

二、基本组成与特征

1. 基本组成

粪便分析仪主要由样本自动稀释、搅拌、过滤系统、自动送样、吸样、清洗系统、自动显微镜检验系统、粪便免疫学检验系统、自动化成像系统、系统软件管理、图像处理与识别等组成。

近年来生产的商品化多功能粪便分析仪，一般均包含标本处理、形态学检验、免疫学检验和三废处置四大功能模块。标本处理即将固态、半固态的粪便处理成有代表性的应用液，满足形态学和免疫学检验需求；形态学检验使用显微镜观察应用液的微观形态，常见的有全自动显微镜系统（自动获取图片供操作人员审查）和准自动显微镜系统（人工实时观察、选择拍照）；免疫学检验一般使用胶体金法，定性分析应用液，对隐血、轮状病毒抗原、腺病毒抗原、幽门螺杆菌抗原进行检验等；三废处置是对废物、废气、废液进行封闭式控制处理，改善实验室环境。

2. 基本特征

标本的稀释、混匀、过滤、进样由仪器自动完成，洁净、无污染；仪器自动完成检测卡、计数板载入，样本检测及废弃物处理，便捷高效；动态滤网设计，可有效回收标本中的有形成分并防止堵塞，检验结果更准确；智能视域调节和多层次自动聚焦，进行分层拍照和采集目标参数，防止漏检有形成分；采用高精度一次性计数板，可有效避免流动池堵孔和清洗不干净造成的交叉污染，管路维护简单方便；仪器对红细胞、白细胞、寄生虫卵等常规有形成分可自动识别和分类计数，对特殊病理性有形成分可采集图像由人工辅助判断完成识别和分类计数；以数据、图像和文字描述相结合的方式发出综合报告，为临床诊断提供全面的参考信息。

（赵丹）

第四节 细胞分子生物学检验

细胞分子生物学检验常用技术有聚合酶链反应（PCR）、荧光原位杂交（fluorescence in situ hybridization，FISH）、基因表达谱分析、比较基因组杂交和光谱核型分析等。其中最常用的是 PCR 和 FISH。

（一）AmL 和 ALL 重排（或融合）基因检查

在 AmL 和 ALL 细分的特定类型中，需要通过基因检查确认特定的融合基因（包括基因重排后癌基因异位高表达）。如 AmL 的 RUNX1-RUNX1T1（FAB 分型系统分类的 M2 型，少数为 M4 型和 M1 型）、超二倍体（特定的染色体异常类型）、低二倍体（特定的染色体异常类型）、IL3-IGH（癌基因异位高表达）、TCF3-PBX1 等。评估中还需要考虑所谓分子标记与一些疾病的交叉现象。

（二）慢性白血病中重排（或融合）基因检查

慢性白血病中，最重要和最有价值的是 CmL 的 BCR-ABL1 检查。用于诊断（检查为阳性，对于形态学疑难病例有独特价值）、排除诊断（检查为阴性）和作为治疗监测的指标。

（三）突变基因检查

一些急性白血病，细胞遗传学检查核型正常，部分病例融合基因检查也正常，却可检出一些与细胞行为和患者预后有关的基因突变。如与 AmL 相关的突变基因有 RUNX1、NPmL、FLT3、KIT、NPmL、CEBPA 等。常见的如 FLT3 基因突变，见于 1/3 核型正常的 AmL 患者，可以预示预后不良；NPmL 基因突变见于 50% 核型正常的 AmL 患者（核型异常者中只有 10%～15%），FAB 分型系统分类的 M4 型（77%）、M5a 型（71%）、M5b 型（90%）都有高突变率。CEBPA 基因突变约见于 9% 的 AmL 患者，但其中 70% 为核型正常，预后良好。

（四）扩增（高表达）基因检查

在白血病中，基因产物扩增也是分子病理学的一个形式，对于预后和诊断也有参考意义。常见扩增基因有 MYC、BAALC、MN1、ERG、WT1、TAL、TTG、TAN、LYL 等。APL、ALL（L3 型）和 CmL 急变等，都可见 MYC 基因扩增，与细胞高周转相一致。ALL（T 系）的 TAL、TTG、TAN、LYL 等染色体易位基因并置时，原癌基因被激活而在异位的高表达是白血病 / 淋巴瘤的促发因素。

（五）抑癌基因失活检查

抑癌基因失活也是肿瘤普遍存在的一个特征，主要原因是抑癌基因的缺失、点突变、磷酸化及其产物被癌基因蛋白结合。急性白血病、CmL 急变期和 MDS 等可见 p53 基因、

p16 基因和 Rb 基因失活。最有意义的是用于 CmL 急变及其演变类型的预测，CmL 急性粒细胞变往往与 p53 基因、CmL 急性淋巴细胞变常与 p16 基因、CmL 急性巨粒细胞变与 Rb 基因的失活或缺失有关，而 N-RAS 基因突变则是不典型 CmL（atypical CmL，aCmL）急变的特点。

（六）凋亡基因受抑检查

凋亡基因主要有 bcl-2、p53、MYC、WT1、BAX、1CE、TRPM-2、FAS（APO-1）、REL 和某些融合基因（如 BCR-ABL1）。CLL 等 B 细胞肿瘤常见 bcl-2 基因高表达以及 CmL 的 BCR-ABL1，被认为是细胞蓄积性增加的一个因素；AmL 的 mL 型和 M2 型患者 bcl-2 表达高于 M3 型、M4 型和 M5 型，生存期短，化疗效果差。

（七）细胞表观遗传学异常检查

通过检查 DNA 甲基化，组蛋白共价修饰（包括乙酰化、甲基化和磷酸化），核（小）体重塑和 mRNA，可以提供诊断和预后的新信息。如 AmL、ALL 和 MDS 患者都有 P151NK4b 启动子区域 DNA（过度）甲基化（在 APL 中提示预后不良，在 MDS 中提示疾病进展）；参与造血的 TEL 经组蛋白脱乙酰化而抑制转录，融合基因 PmL-RAR 通过阻遏组蛋白脱乙酰化而抑制视黄酸（又称维生素 A 酸）的作用，AmL 1-ETO 通过 ETO 组蛋白脱乙酰化而瓦解 AmL 1 的功能等。因此，组蛋白脱乙酰化参与了白血病的发生或影响了药物治疗效果。

（赵丹）

第九章　其他体液检验

第一节 脑脊液检验

脑脊液是存在于脑室、蛛网膜下腔和脊髓中央管内的无色透明液体，主要由脑室脉络丛主动分泌和超滤作用形成，室管膜细胞也可分泌少量脑脊液。正常成人脑脊液的产生和重吸收保持着动态平衡，总量维持在 120～180 mL，约占体液总量的 1.5%。

脑脊液对维持中枢神经系统内环境的稳定具有重要作用，其主要的生理功能有以下五种：①保护脑和脊髓免受外力震荡损伤。②调节颅内压变化。③供给脑、脊髓营养物质，运走代谢产物。④调节神经系统碱储量，维持正常 pH。⑤转运生物胺类物质，参与神经内分泌调节。

中枢神经系统任何部位发生病变时，如感染、肿瘤、外伤、水肿和阻塞等，可引起脉络丛上皮细胞的通透性发生改变，使正常情况下不易通过血脑屏障的物质进入，从而导致脑脊液的性状和化学成分发生改变。通过检测脑脊液中各项指标的变化，可为中枢神经系统疾病的诊断、鉴别诊断、治疗和预后判断提供依据。

本节着重从脑脊液检验在临床诊断中的应用、检验技术要点和质量控制等方面进行阐释；分析脑脊液理学检验要点；介绍脑脊液细胞计数的手工法和仪器法检查技术、校正方法；列举脑脊液红细胞、淋巴细胞与新型隐球菌的鉴别要点；阐述脑脊液生化检查的临床意义；提出脑脊液检验前、检验中、检验后的质量控制策略和要点。

一、脑脊液标本的采集与处理

（一）脑脊液标本的采集与运送

脑脊液标本主要由临床医生负责采集，一般采用腰椎穿刺的方式，必要时可从小脑延髓池或侧脑室穿刺采集。穿刺时应尽量避免混入血液，将脑脊液标本分别收集于 3 个无菌试管中，每管 1～2 mL。第 1 管用于化学或免疫学检验，第 2 管用于病原微生物学检验，第 3 管用于一般性状和显微镜检验。脑脊液标本采集后应立即送检，由专人或专用的物流系统运送到实验室。为保证标本输送途中的安全性,应采用封闭的容器转运,避免过度震荡。

（二）脑脊液标本的接收与保存

检验人员应对送达实验室的标本进行核对和查验，若标本存在标识不清、外溢明显或量不足以及有其他影响检验结果准确性的因素时应拒收，记录并及时将标本不合格的情况反馈给送检科室。

标本接收后应尽快检验，一般不超过 1 小时。若不能及时检验，应将标本保存于 2～4℃ 的冰箱中，并保证在 4 小时内完成常规检验。标本久置可造成细胞变形或破坏、葡萄糖等化学物质分解、细菌溶解等，从而影响检验结果的准确性。

（三）检验后脑脊液标本的处理

脑脊液内可能含有各种病原微生物，应视为潜在感染源。标本的采集、运送、接收、检验及检验后处理等过程要符合实验室生物安全管理要求。实验过程中注意个人生物安全防护，检验后的标本及容器、检验过程中接触标本的材料皆应按《病原微生物实验室生物安全管理条例》《医疗卫生机构医疗废物管理办法》的相关规定处理。

二、脑脊液理学检验

（一）颜色

1. 患者要求　患者无颅内压升高；无休克或衰竭或濒危状态；穿刺部位皮肤无炎症，无颅后窝占位病变或脑干症状。

2. 检验标本　EDTA-K$_2$ 抗凝剂真空采血管采集脑脊液至 2 mL。

3. 检验方法　目测法。

4. 正常参考值　无色。

5. 临床意义

（1）红色：如标本为血性，应区别是蛛网膜下腔出血还是穿刺性出血，可通过离心沉淀（1 500 r/min）来鉴别。若上层液体呈黄色，隐血试验阳性，多为蛛网膜下腔出血，且是陈旧性出血；若上层液体澄清无色，红细胞均沉到管底，多为穿刺性出血或病变所致的新鲜出血。

（2）黄色：除陈旧性出血外，在脑脊髓肿瘤所致脑脊液滞留时，也可呈黄色；黄疸患者脑脊液也可呈黄色，但前者呈黄色透明的胶冻状。橘黄色可见于血液降解及进食大量胡萝卜素。

（3）米汤样：属于白细胞增多，可见于脑膜炎奈瑟菌、肺炎链球菌、乙型溶血性链球菌等引起的化脓性脑膜炎。

（4）绿色：见于铜绿假单胞菌、肺炎链球菌、甲型溶血性链球菌等引起的脑膜炎，以及高胆红素血症和脓性脑脊液。

（5）褐色或黑色：见于黑色素瘤。

（二）透明度

1. 患者要求　患者无颅内压升高；无休克或衰竭或濒危状态；穿刺部位皮肤无炎症，无颅后窝占位病变或脑干症状。

2. 检验标本 EDTA-K$_2$抗凝剂真空采血管采集脑脊液至 2 mL。

3. 检验方法 目测法。

4. 正常参考值 透明、清晰。

5. 临床意义

（1）穿刺出血：健康人脑脊液因穿刺出血，脑脊液中有红细胞，可引起脑脊液轻微浑浊。

（2）炎症：当中枢神经系统发生炎症时，由于细胞、细菌、真菌或蛋白质含量增加可引起脑脊液浑浊，浑浊程度因疾病种类及轻重程度不同而异。化脓性脑膜炎时，细胞数、蛋白质含量明显增加，脑脊液可呈脓性乳白浑浊；结核性脑膜炎时，脑脊液内细胞中度增加，脑脊液可呈毛玻璃样微浊；病毒性脑炎、神经梅毒时，脑脊液可呈透明外观。

（三）凝固性

1. 患者要求 患者无颅内压升高；无休克或衰竭或濒危状态；穿刺部位皮肤无炎症，无颅后窝占位病变或脑干症状。

2. 检验标本 EDTA-K$_2$抗凝剂真空采血管采集脑脊液至 2 mL。

3. 检验方法 目测法。

4. 正常参考值 静置 24 小时不形成薄膜、凝块或沉淀。

5. 临床意义

脑脊液中蛋白质（特别是纤维蛋白原）含量大于 10 g/L 时可出现薄膜、凝块或沉淀。如化脓性脑膜炎在 1 ～ 2 小时内即可出现肉眼可见的凝块；结核性脑膜炎在 12 ～ 24 h 内形成薄膜或纤细凝块；神经梅毒可出现小絮状凝块；蛛网膜下隙阻塞时呈黄色胶冻状。脑脊液同时存在胶样凝固、黄变症和蛋白质细胞分离（蛋白质明显升高，细胞数正常或轻度升高）、隐血试验阴性，称为弗洛因综合征（Froin syndrome），这是蛛网膜下隙梗阻的脑脊液特点。

（四）比重

1. 患者要求 患者无颅内压升高；无休克或衰竭或濒危状态；穿刺部位皮肤无炎症，无颅后窝占位病变或脑干症状。

2. 检验标本 EDTA-K$_2$抗凝剂真空采血管采集脑脊液至 2 mL。

3. 检验方法 折射仪法。

4. 正常参考值

（1）腰椎穿刺：脑脊液比重为 1.006 ～ 1.008。

（2）脑室穿刺：脑脊液比重为 1.002 ～ 1.004。

（3）小脑延髓池穿刺：脑脊液比重为 1.004 ～ 1.008。

5. 临床意义

（1）脑脊液比重升高：常见于各种颅内炎症、肿瘤、出血性脑病、尿毒症和糖尿病。

（2）脑脊液比重降低：见于脑脊液分泌增多。

三、脑脊液化学检验

（一）脑脊液蛋白定性检验

1. 患者要求　患者无颅内压升高；无休克或衰竭或濒危状态；穿刺部位皮肤无炎症，无颅后窝占位病变或脑干症状。

2. 检验标本　EDTA-K$_2$抗凝剂真空采血管采集脑脊液至 2 mL。

3. 检验方法　潘氏试验（苯酚沉淀法）。

4. 正常参考值　阴性。

5. 临床应用　脑脊液蛋白用于检查血脑屏障对血浆蛋白质通透性增加和由于炎症、出血、肿瘤等引起的脑炎、脑部肿瘤等。

6. 临床意义　潘氏试验正常时多为阴性或极弱阳性。潘氏试验阳性常见于脑脊髓膜炎、梅毒性中枢神经系统疾病、脊髓灰质炎、结核性脑膜炎、流行性脑炎等。脑出血时潘氏试验多为强阳性，如外伤性血液混入脑脊液中，亦可为阳性。

7. 影响因素与注意事项

（1）脑脊液蛋白定性检验所用的试管、滴管要十分清洁，否则会影响结果的观察。

（2）苯酚必须纯，否则可引起潘氏试验假阳性。苯酚试剂饱和度降低会出现假阴性结果，应定期更换试剂。

（3）脑脊液采集过程中若混入血液，则可出现假阳性。

（4）如含有大量细胞或脑脊液外观浑浊，应离心取上清液进行测定；如蛋白质浓度过高，就用生理盐水稀释后重新进行测定。

（二）脑脊液葡萄糖测定

1. 患者要求　患者无颅内压升高；无休克或衰竭或濒危状态；穿刺部位皮肤无炎症，无颅后窝占位病变或脑干症状。

2. 检验标本　穿刺后用不含抗凝剂的采血管留取脑脊液 1～3 mL，尽快送检。

3. 检验方法　己糖激酶法。

4. 正常参考值

（1）腰椎穿刺：脑脊液葡萄糖为 2.5～4.4 mmol/L。

（2）小脑延髓池穿刺：脑脊液葡萄糖为 2.8～4.2 mmol/L。

（3）脑室穿刺：脑脊液葡萄糖为 3.0～4.4 mmol/L。

5. 临床应用　脑脊液葡萄糖测定用于检查血脑屏障的通透性、携带运转系统的功能，以及用于脑膜炎和急性外伤等的辅助诊断。

6. 临床意义　健康人脑脊液葡萄糖含量仅为血糖的 50%～80%，早产儿及新生儿因血脑屏障通透性升高，葡萄糖含量比成人高，一般无病理意义。

（1）脑脊液葡萄糖升高：见于饱餐或静脉注射葡萄糖后；脑出血；影响到脑干的急性外伤或中毒，糖尿病。

（2）脑脊液葡萄糖降低：见于化脓性脑膜炎、结核性脑膜炎、真菌性脑膜炎，葡萄糖含量越低，其预后越差；脑肿瘤，尤其是恶性肿瘤；神经梅毒；低血糖。

7. 影响因素与注意事项

（1）病理情况下，脑脊液常含有细菌或细胞，故脑脊液葡萄糖测定应在采集标本后及时进行，如不能及时处理，应加适量防腐剂并低温保存，以抑制细菌和细胞代谢对葡萄糖的消耗，防止假性降低。

（2）氧化酶法中一些还原性物质可产生竞争性抑制作用，造成测定结果偏低，使反应的特异性降低。己糖激酶法基本不受溶血、高脂血、黄疸、尿酸、维生素 C 及药物的干扰，特异性和准确性均高于氧化酶法。

（三）脑脊液氯化物测定

1. 患者要求　穿刺前应排空大小便，做普鲁卡因胺过敏试验，无腰穿禁忌证。

2. 检验标本　穿刺后用不含抗凝剂的采血管留取脑脊液 1～2 mL，尽快送检。

3. 检验方法　离子选择电极法。

4. 正常参考值

（1）成人：脑脊液氯化物（cerebrospinal fluid chloride，CSF-Cl）为 120～130 mmol/L。

（2）儿童：脑脊液氯化物为 111～123 mmol/L。

5. 临床应用　脑脊液氯化物用于脑膜炎的鉴别诊断及预后观察。

6. 临床意义

（1）脑脊液氯化物降低：脑脊液作为细胞外液的一部分，低钠血症均伴有脑脊液低氯症，重症结核性脑膜炎时，氯化物含量显著降低，化脓性脑膜炎时偶见减少，脊髓灰质炎时基本正常。

（2）脑脊液氯化物升高：见于尿毒症、肾炎、心力衰竭、病毒性脑膜炎或脑炎。当血液中氯化物含量增多，如肾炎及尿毒症时，脑脊液氯化物含量亦增多。

7. 影响因素与注意事项

（1）血液中氯化物增多或减少，脑脊液中氯化物亦增多或减少。

（2）氯电极使用一段时间后，电极上会出现氯化银（AgCl）而影响测定结果，应及时擦去或更换电极。

四、显微镜检验

脑脊液显微镜细胞计数有直接计数法和稀释计数法，可根据脑脊液的外观选择合适的计数方法。脑脊液标本比较清亮或轻度浑浊，可选用直接计数法；脑脊液标本浑浊或呈血性，可选用稀释计数法。

（一）脑脊液细胞总数计数

1. 检验方法

（1）直接计数法：将混匀的脑脊液充入 2 个计数池，用低倍镜计数 2 个计数池内四角和中央大方格共 10 个大方格内的细胞数，通过计算得出每升脑脊液中的细胞总数。

（2）稀释计数法：根据标本浑浊程度，用生理盐水或红细胞稀释液把脑脊液稀释一定倍数后充入计数池计数，计算时乘以稀释倍数后再换算成每升脑脊液中的细胞总数。

2. 方法学评价

直接计数法操作简便、省时，适用于细胞数不多的脑脊液标本。稀释计数法适用于浑浊的脑脊液标本，但操作相对烦琐，存在稀释误差。

3. 质量保证

（1）为避免脑脊液标本凝固，应尽快送检。遇高纤维蛋白原标本时，可用 EDTA 盐抗凝。

（2）脑脊液细胞计数应在标本采集后 1 小时内完成。若放置过久，细胞会变形、破坏或脑脊液凝固，可导致计数不准确。

（3）穿刺损伤导致的血性脑脊液，计数红细胞可换算并除去外周血白细胞。

（4）计数时注意新型隐球菌与白细胞、红细胞的区别。新型隐球菌不溶于冰乙酸，加优质墨汁后可见不着色的荚膜。红细胞加酸后溶解，白细胞加酸后细胞核更加明显。

（5）脑脊液细胞计数时，如发现较多皱缩或肿胀的红细胞，应在报告中予以描述，以帮助临床鉴别陈旧性或新鲜出血。

4. 正常参考值　无红细胞，有少量白细胞（具体见白细胞计数）。

（二）脑脊液白细胞计数

1. 检验方法

（1）直接计数法。①方法一：在小试管内加入数滴冰乙酸，转动试管，使试管内壁黏附少量冰乙酸后弃去，滴加混匀的脑脊液标本数滴，混匀后待红细胞被破坏后计数。②方法二：用微量吸管吸取冰乙酸后再全部吹出，使微量吸管内壁黏附少量冰乙酸，用同一吸管吸取少量混匀的脑脊液标本，稍后充入血细胞计数池计数。

（2）稀释计数法。根据脑脊液标本的浑浊程度，先用白细胞稀释液将脑脊液稀释一定倍数后，充入计数池对白细胞进行计数，然后换算成每升脑脊液中的白细胞数和红细胞数。

2. 方法学评价

直接计数法操作简便、省时，但未考虑吸管或试管内壁黏附的冰乙酸体积。若黏附的冰乙酸量较多，可使结果偏低；若黏附的冰乙酸量太少，可能有一部分红细胞不能被破坏从而影响结果的准确性。直接计数法适用于白细胞数不多的脑脊液标本；稀释计数法红细胞数的结果相对准确，但操作相对烦琐。

3. 质量保证

（1）直接计数法吸管内的冰乙酸要尽量去除，否则结果会偏低。

（2）若穿刺损伤血管出现血性脑脊液，白细胞计数须经校正，应扣除因出血带入的白细胞数。

4. 正常参考值

（1）成人：脑脊液白细胞数为（0～8）×10^6/L。

（2）儿童：脑脊液白细胞数为（0～15）×10^6/L。

（3）新生儿：脑脊液白细胞数为（0～30）×10^6/L。

（三）脑脊液白细胞分类计数

1. 检验方法

（1）直接分类法：白细胞直接计数后，在高倍镜下根据细胞核形态分别计数分叶核细胞（粒细胞）数和单个核细胞（淋巴细胞、单核细胞和室管膜细胞）数，共计数 100 个有核细胞，并以百分数表示分叶核细胞和单个核细胞所占的比例。单个核细胞仅见一个圆形或卵圆形的核，多数为淋巴细胞，偶见室管膜细胞，淋巴细胞细胞体较小，细胞质少或几乎无细胞质；室管膜细胞细胞体较大，细胞质稍多。脑脊液中分叶核细胞多为中性粒细胞，核分 2 叶或更多叶，细胞质较多。寄生虫感染者还可见到颗粒粗大的嗜酸性粒细胞。

（2）染色分类法：脑脊液细胞学检验对中枢神经系统某些疾病（如中枢神经系统白血病、脑膜癌、脑膜淋巴瘤）的诊断具有重要意义。临床需要细胞分类结果时，可将脑脊液离心涂片，经瑞特染色或瑞特 - 吉姆萨染色后，进行白细胞分类计数，方法与外周血白细胞分类计数方法相同。如有室管膜细胞，则需要计入分类百分比中并报告。

2. 方法学评价

直接分类法简便、快速，但较难观察细胞内部结构，准确性较差。尤其是陈旧性标本，细胞形态改变大，未染色仅凭高倍镜进行分类较为困难，误差较大。染色分类法细胞识别率高，结果准确、可靠，可以发现异常细胞（如肿瘤细胞），为首选方法，但操作较复杂、费时。近年来应用体液细胞分析仪对脑脊液标本进行白细胞计数和分类计数。虽然该类仪器精密度高、快速、可自动化，但影响因素较多，当细胞数量较少（＜ $50×10^6$/L）时计数准确性较差，对异常细胞仍无法识别，只能作为筛查，如仪器出现报警信息，必须用显微镜进行复查。

3. 质量保证

（1）标本：白细胞直接分类法误差较大、方法粗糙，有条件的实验室尽量采用离心法涂片染色分类。

（2）操作：染色分类法标本离心时的速度不宜太快（应＜ 1 000 r/min），时间不宜过长，以减少细胞的变形和破坏。

（3）当蛋白质的量低时，细胞易破碎、溶解或染色冲洗时涂膜脱落，可加 5 μL 血清作保护剂。

（4）结果报告：染色分类法，若见到室管膜细胞，应计入分类百分比中；若见肿瘤细胞，则另行报告。若白细胞总数少于 $10×10^6$/L，可不做分类计数，但临床有细胞分析要求者例外。

4. 正常参考值

（1）染色分类法。①成人：淋巴细胞为 40％～ 80％，单核细胞为 15％～ 45％，中性粒细胞为 0 ～ 6％。②新生儿：淋巴细胞为 5％～ 35％，单核细胞为 50％～ 90％，中性粒细胞为 0 ～ 8％。

（2）直接分类法。白细胞多为淋巴细胞与单核细胞（7：3），偶见室管膜细胞。

5. 临床意义

中枢神经系统病变时脑脊液细胞数可增多，其增多的程度及细胞种类与病变的性质有关。

（1）中枢神经系统病毒感染、结核性或真菌性脑膜炎时，细胞数轻到中度增加，常以淋巴细胞为主。

（2）细菌感染所致化脓性脑膜炎时，细胞数显著增加，以中性粒细胞为主。

（3）脑寄生虫病时，可见嗜酸性粒细胞增多。

（4）脑室或蛛网膜下腔出血时，脑脊液内可见大量红细胞，有时可见大量红细胞碎片。

（5）肿瘤脑膜转移时，脑脊液可见肿瘤细胞。

（四）脑脊液病原微生物检验

1. 脑脊液墨汁染色

（1）患者要求：患者无颅内压升高；无休克或衰竭或濒危状态；穿刺部位皮肤无炎症；无颅后窝占位病变或伴有脑干症状。

（2）检验标本：EDTA-K$_2$抗凝剂真空采血管采集脑脊液 2 mL。

（3）检验方法：墨汁染色（负染色法）。

（4）正常参考值：阴性。

（5）临床应用：用于新生隐球菌性脑膜炎的诊断，以及与病毒性脑膜炎、结核性脑膜炎的鉴别诊断。

（6）临床意义：用于检测脑脊液中的真菌、新生隐球菌。

（7）影响因素与注意事项：①每次镜检应用空白墨汁作为对照，以防止墨汁污染。②新生隐球菌患者约有 50％的阳性率。荚膜狭窄者易与白细胞相混淆，可用 0.1％甲苯胺蓝染色法加以区别：新生隐球菌的菌体呈红圆球状，荚膜不着色，白细胞染色成深蓝色。

2. 细菌和寄生虫

（1）患者要求：患者无颅内压升高；无休克或衰竭或濒危状态；穿刺部位皮肤无炎症；无颅后窝占位病变或伴有脑干症状。

（2）检验标本：EDTA-K$_2$抗凝剂真空采血管采集脑脊液 2 mL。

（3）检验方法：革兰氏染色，显微镜检验。

（4）正常参考值：阴性。

（5）临床意义：脑脊液为无菌液体。在排除污染的前提下，若检出细菌，应视为有病原体感染。在脑脊液中若发现寄生虫，即可诊断为脑寄生虫病。病理情况下，脑脊液中还可能检出阿米巴、弓形虫等。

（6）影响因素与注意事项：①因流感嗜血杆菌、肺炎链球菌、脑膜炎奈瑟菌等属于苛养菌，故宜在床旁接种，同时做涂片检查，以及时获得初步诊断。②颅内脓肿需要在厌氧条件下转运标本和进行厌氧培养。

五、脑脊液检验的临床应用

（一）中枢神经系统感染性疾病的诊断与鉴别诊断

1. 化脓性脑膜炎　脑脊液细胞数明显增多，分类以中性粒细胞为主，蛋白质明显升高，葡萄糖和氯化物明显降低，涂片中可见细胞内外存在致病菌，细菌培养可呈阳性。

2. 病毒性脑膜炎　脑脊液细胞数轻度到中度增多，分类以淋巴细胞为主，蛋白质轻度升高，葡萄糖和氯化物一般正常。特异性 IgM 抗体检测可用于早期诊断。

3. 结核性脑膜炎　脑脊液细胞数轻度到中度增多，疾病早期以中性粒细胞为主，病情进展变化后以淋巴细胞为主，氯化物明显降低，蛋白质轻度到中度升高，涂片可查到抗酸杆菌，或结核分枝杆菌培养阳性。

4. 真菌性脑膜炎　真菌性脑膜炎脑脊液细胞学特点与结核性脑膜炎相似，两者难以区别。临床上最常见的是新型隐球菌感染，脑脊液墨汁染色阳性或隐球菌乳胶凝集试验阳性。

（二）中枢神经系统肿瘤的辅助诊断

脑脊液细胞学检验发现肿瘤细胞，有助于中枢神经系统肿瘤的诊断。脑转移癌和脑膜癌阳性率可达80%左右，但原发性肿瘤（髓母细胞瘤除外）阳性率较低。

常见的中枢神经系统疾病的脑脊液检验结果见表9-1。

表 9-1 常见的中枢神经系统疾病的脑脊液检验结果

疾病	外观	蛋白质	葡萄糖	氯化物	细胞数	细胞分类	病原体
化脓性脑膜炎	浑浊、脓性，可见凝块	显著升高	显著降低	降低	显著升高	中性粒细胞为主	可见致病菌
结核性脑膜炎	雾状，轻度浑浊，薄膜形成	升高	降低	显著降低	升高	早期：中性粒细胞为主；后期：淋巴细胞为主	抗酸染色阳性或结核分枝杆菌培养阳性
病毒性脑炎	清晰或轻度浑浊	升高	正常	正常	升高	淋巴细胞为主	无
乙脑	清晰或轻度浑浊	升高	正常	正常	升高	早期：中性粒细胞为主；后期：淋巴细胞为主	无
新型隐球菌脑膜炎	清晰或轻度浑浊	升高	降低	降低	升高	淋巴细胞为主	新型隐球菌
脑室及蛛网膜下腔出血	红色浑浊	升高	升高	正常	显著升高	红细胞为主，可见吞噬细胞	无
脑肿瘤	清晰	升高	正常	正常	升高	淋巴细胞为主，可见肿瘤细胞	无
脑脊髓梅毒	清晰	升高	正常	正常	升高	淋巴细胞为主	无

（刘奇）

第二节 痰液检验和支气管肺泡灌洗液有形成分检验

一、痰液检验

（一）痰液理学检验

1. 患者要求　嘱患者晨起用清水漱口，然后用力咳出 1～2 口痰液，盛于蜡纸盒或广口容器内，及时送检。勿混入唾液、鼻腔分泌物和漱口水。

2. 检验标本　痰液。

3. 检验方法　目测法。

4. 临床应用　用于呼吸系统炎症、结核、肿瘤、寄生虫病的诊断，对支气管哮喘、支气管扩张、慢性支气管炎等疾病的诊断、疗效观察和预后判断也有一定价值。

5. 临床意义

（1）量：健康人无痰液或仅有少量泡沫样或黏液样痰液。慢性支气管炎、支气管扩张、肺脓肿、肺结核、脓胸和支气管破裂等疾病痰液量增多。

（2）颜色：健康人仅有少量白色或灰白色黏液痰，病理情况下痰液可发生变化，但缺乏特异性。黄色或黄绿色见于呼吸道化脓性感染；铁锈色见于大叶性肺炎；咖啡色见于阿米巴脓肿；绿色见于铜绿假单胞菌感染、肺肿瘤；红色见于急性心力衰竭、肺梗死、出血、肺结核或肺肿瘤等。

（3）气味：健康人的新鲜痰液无特殊气味。痰液气味呈恶臭味时，提示肺部炎症伴有厌氧菌感染，常见于肺脓肿、支气管扩张及肺的恶性肿瘤晚期等；血腥味见于肺癌、肺结核等。

（4）性状：不同疾病产生的痰液可有不同的性状，甚至出现异物。黏液性见于气管炎、哮喘、大叶性肺炎等；浆液性见于肺水肿；脓性见于肺脓肿、脓胸、支气管扩张等；黏液脓性见于慢性支气管炎、支气管扩、肺结核等；浆液脓性见于肺脓肿、肺组织坏死等；血性见于肺结核、肺吸虫、支气管扩张等；支气管管型见于大叶性肺炎、慢性支气管炎、纤维性支气管炎；痰块见于慢性支气管炎、支气管扩张等。

6. 影响因素与注意事项

（1）痰液标本以清晨第一口痰液为宜。

（2）测定 24 小时痰液量或观察分层情况时，容器内可加少量苯酚防腐。

（3）幼儿痰液收集困难时，可用消毒棉拭子采集。

（4）检验完毕后，标本及容器应按生物危害物处理。

（二）痰液有形成分检验

1. 患者要求　一般要求收集新鲜痰液，以清晨第一口痰液为宜；勿混入唾液、鼻腔分泌物和漱口水；及时送检。

2. 检验标本　痰液。

3. 检验方法　直接涂片镜检法、涂片染色镜检法。

4. 正常参考值　无红细胞，可见少量中性粒细胞、上皮细胞和肺泡巨噬细胞。

5. 临床应用　为呼吸系统疾病诊断及疗效判断提供依据。

6. 临床意义　病理性痰液可见较多的红细胞、白细胞及其他成分。

（1）红细胞：在脓性、黏液性、血性痰液中可见，且多已被破坏，形态不完整。见于支气管扩张、肺癌、肺结核等。

（2）白细胞：中性粒细胞增多见于化脓性感染，且多已退化、变形；嗜酸性粒细胞增多见于支气管哮喘、过敏性支气管炎和肺吸虫病；淋巴细胞增多见于肺结核等。

（3）上皮细胞：鳞状上皮细胞见于急性喉炎；柱状上皮细胞见于支气管哮喘、急性支气管炎。

（4）肺泡：①吞噬细胞，肺泡吞噬细胞存在于肺泡间隔内，可通过肺泡壁进入肺泡，为大单核细胞或肺泡上皮细胞。②吞噬尘粒和其他异物后形成尘细胞或载碳细胞，见于过量吸烟、烟尘环境中生活。③吞噬红细胞后称为含铁血黄素细胞或心力衰竭细胞，见于肺部长期淤血、心力衰竭、肺炎、肺气肿、肺栓塞、肺出血。

（5）肿瘤细胞：见于原发性或转移性肺癌。

（6）弹力纤维：为均匀细长、弯曲、折光性强、轮廓清晰的条状物，末端分叉，无色或微黄色。见于肺脓肿和肺癌。

（7）夏科 - 莱登结晶：为菱形无色透明结晶，两端尖长，大小不等，折光性强，实质为破裂融合的嗜酸性粒细胞颗粒。见于肺吸虫病和支气管哮喘等。

（8）寄生虫和虫卵：可查到阿米巴滋养体、卡氏肺孢子虫、细粒棘球蚴和多房棘球蚴。卫氏并殖吸虫卵，尤其是有脓血性痰的肺吸虫患者多能查到虫卵。

（9）细菌检查：取痰液涂片，干燥后行革兰氏染色，查找细菌、螺旋体、梭形杆菌和真菌等；用抗酸染色找抗酸杆菌。真菌孢子常见于严重免疫功能低下、大剂量使用广谱抗生素及肾上腺皮质激素、严重糖尿病、白血病、白细胞减少继发感染。

7. 影响因素与注意事项

（1）标本采集后应及时送检。若不能及时送检，可暂时冷藏保存，但不宜超过 24 小时。

（2）浓缩法找抗酸杆菌应留 24 小时痰，细菌检验应避免被口腔、鼻咽分泌物污染。

（3）幼儿痰液收集困难时，可用消毒棉拭子采集。

（4）检验完毕后，标本及容器应按生物危害物处理。

二、支气管肺泡灌洗液有形成分检验

1. 患者要求 支气管肺泡灌洗液由临床医生行纤维支气管镜检查时采集。支气管哮喘伴气道阻塞、高碳酸血症、难以纠正的低氧血症，以及难以纠正的出血因素和凝血障碍等为支气管肺泡灌洗术的禁忌证。

2. 检验标本 行纤维支气管镜检查时经单层纱布过滤去除黏液，800 r/min 离心 10 min，沉淀物用于显微镜检查。

3. 检验方法 涂片显微镜法。

4. 临床应用 为呼吸系统疾病诊断、治疗及疗效判断提供依据。

5. 正常参考值 正常支气管肺泡灌洗液中的有核细胞为（5～10）×10^6/L，肺泡吞噬细胞为＞90%，淋巴细胞为1%～5%，中性粒细胞≤2%，嗜酸性粒细胞＜1%，无癌细胞。

6. 临床意义

（1）中性粒细胞增多见于细菌感染。

（2）淋巴细胞增多见于病毒感染等。

（3）嗜酸性粒细胞增多见于支气管哮喘、嗜酸性粒细胞升高性肺炎等。

（4）淋巴细胞增多时可行淋巴细胞亚群分析。

（5）若检查出肿瘤细胞。则有利于肺部肿瘤的诊断。

（刘奇）

第三节 浆膜腔积液检验

人体胸腔、腹腔和心包腔统称为浆膜腔（serous cavity）。正常情况下，浆膜腔内仅含有起润滑作用的少量液体；病理情况下，大量的液体在浆膜腔内潴留形成浆膜腔积液（serous effusion）。根据积液产生的部位不同，浆膜腔积液可分为胸腔积液（pleural effusion，又称"胸水"）、腹腔积液（peritoneal effusion，又称"腹水"）、心包积液（pericardial effusion）。根据积液产生的原因及积液性质不同，浆膜腔积液可分为漏出液（transudate）和渗出液（exudate）。漏出液多为双侧性，是通过毛细血管滤出，并在组织间隙或浆膜腔内积聚的非炎性积液。渗出液多为单侧性，是由各种炎症或其他原因如恶性肿瘤导致血管通透性增加而引起的积液。确定浆膜腔积液的性质，对疾病诊断有重要意义。

一、浆膜腔积液标本的采集与处理

（一）浆膜腔积液标本的采集

浆膜腔积液标本由临床医生行浆膜腔穿刺术采集，穿刺成功后，标本分 3 管留取，每管约 10 mL。第 1 管为无菌管，供细菌学检验，第 2 管供化学和免疫学检验，第 3 管供一般性状和细胞学检验。

（二）浆膜腔积液标本的转运

1. 标本运送　标本采集后应在 30 分钟内送检，以防止细胞变形、出现凝块或细菌溶解破坏，否则应将标本置于 4℃冰箱内保存。

2. 生物安全　浆膜腔积液内可能含有各种病原微生物，应按潜在生物危害物质处理，标本的采集、运送、检查及处理等过程要符合实验室生物安全管理规定，注意个人生物安全防护。

二、浆膜腔积液一般性状检验

1. 量　正常胸腔、腹腔和心包腔内均有少量的液体（胸腔液＜ 20 mL，腹腔液＜ 50 mL，心包腔液 15 ～ 30 mL）。病理情况下液体增多，其增多的程度与病变部位和病情严重程度有关，可达数百至数千毫升。

2. 颜色　正常胸腔液、腹腔液和心包腔液清亮、淡黄色，病理情况下可出现不同的颜色变化。漏出液颜色较浅，渗出液因病因不同而颜色各异。浆膜腔积液常见的颜色变化及临床意义见表 9-2。

表 9-2　浆膜腔积液常见的颜色变化及临床意义

颜色	临床意义
红色	见于穿刺损伤、恶性肿瘤、内脏损伤、出血性疾病等引起的出血
黄色	无特异性，各种原因引起的黄疸性积液颜色更深
乳白色 / 灰白色	见于化脓性感染、腹膜癌、丝虫病、淋巴结结核等引起的淋巴管损伤或脓性成分增多
绿色	见于铜绿假单胞菌感染、胆汁渗入
棕色	见于阿米巴脓肿破溃、陈旧性出血
黑色	见于曲霉菌感染

3. 透明度　浆膜腔积液的透明度与其所含的细胞、细菌数量和蛋白质浓度等有关。漏出液因其所含细胞、细菌及蛋白质量少而呈清晰透明或轻度浑浊，渗出液因含大量细胞、细菌及蛋白质而呈不同程度的浑浊。

4. 凝固性　漏出液一般不易凝固；渗出液由于含有较多的纤维蛋白原，细菌和细胞破坏后释放出的凝血活酶易形成凝块，但若其中含有纤溶酶，可不出现凝固。

5. 比重　浆膜腔积液比重的高低与其所含溶质数量及种类有关。漏出液因含有的细胞、蛋白质等成分少，浆膜腔积液比重常 < 1.015，而渗出液由于含有较多蛋白质、细胞等成分，浆膜腔积液比重常 > 1.018。浆膜腔积液比重测定常用的方法有折射仪法、比重计法等。

三、浆膜腔积液的化学与免疫学检验

（一）浆膜腔积液黏蛋白定性试验

1. 检验方法　浆膜腔积液黏蛋白定性试验又称李凡他试验（Rivalta test）。浆膜上皮细胞在炎症刺激下分泌黏蛋白增加，黏蛋白是一种酸性糖蛋白，等电点 pH 为 3.0 ～ 5.0，在稀乙酸溶液中可以产生白色云雾状沉淀，即 Rivalta 反应。

2. 方法学评价　浆膜腔积液黏蛋白定性试验是一种简单的黏蛋白过筛试验，简便、快速，不需特殊设备，临床上常用，能粗略地区分漏出液和渗出液。

3. 质量保证

（1）离心：浆膜腔积液的细胞数目较多时，应将浆膜腔积液离心后取上清液进行试验。

（2）混匀和结果观察：试验时，冰乙酸与蒸馏水应充分混匀，且应在黑色背景下观察结果。

（3）假阳性：球蛋白不溶于水且可呈云雾状浑浊。若积液中球蛋白含量升高，可引起假阳性。

4. 正常参考值　阴性。

5. 临床意义

（1）渗出液中含较多的黏蛋白，浆膜腔积液黏蛋白定性试验呈阳性。

（2）漏出液呈阴性，但漏出液经长期重吸收和蛋白质浓缩后，亦可呈阳性。

（二）其他检验项目

浆膜腔积液的化学检验需将积液离心后取上清液进行，其检验方法与血清化学检验方法相同，主要包括蛋白、糖、脂类及酶的测定等。

浆膜腔积液还有肿瘤标志物和免疫学指标检验。

四、显微镜检验

（一）浆膜腔积液细胞计数

1. 检验方法　与脑脊液计数方法相同，应计数全部有核细胞（包括间皮细胞），同时计数红细胞。

2. 方法学评价　与脑脊液细胞计数基本相同。

3. 质量保证　标本必须及时送检，以免浆膜腔积液凝固或细胞破坏使结果不准确。标本必须混匀，否则影响计数结果。若因穿刺损伤引起血性浆膜腔积液，细胞计数时应进行校正。

4. 正常参考值

（1）漏出液：$< 100 \times 10^6$/L。

（2）渗出液：$> 500 \times 10^6$/L。

5. 临床意义　正常浆膜腔积液红细胞少见，出现较多红细胞时，常为穿刺损伤出血所致；若浆膜腔积液中出现大量的红细胞，则提示为出血性渗出液，常见于恶性肿瘤、结核病、外伤等。

（二）浆膜腔积液有核细胞染色分类计数

1. 检验方法　将浆膜腔积液标本离心后浓缩制片，瑞特 - 吉姆萨染色，油镜下分类。此时若有异常细胞，应做描述性报告。

2. 方法学评价

（1）直接分类法：操作简单，但结果准确性较低。

（2）染色分类法：虽操作复杂，但结果准确性好，更易发现炎症细胞、间皮细胞、肿瘤细胞及微生物等变化。

3. 质量保证　浆膜腔积液离心时，速度不能过快，以免影响细胞形态。浆膜腔积液标本量较少时，用玻片离心沉淀或细胞室沉淀法收集细胞效果较好。

4. 正常参考值

（1）漏出液中细胞较少，以淋巴细胞和巨噬细胞为主。

（2）渗出液根据病因、病情不同而变化。

5. 临床意义　浆膜腔积液中有核细胞分类及临床意义见表 9-3。

表 9-3　浆膜腔积液中有核细胞分类及临床意义

有核细胞分类	临床意义
中性粒细胞增多	常见于化脓性渗出液、结核性积液早期、肺梗死、膈下脓肿等，细胞总数常 $> 1\ 000 \times 10^6/L$
淋巴细胞增多	主要见于结核、病毒感染、系统性红斑狼疮、梅毒、肿瘤等慢性病变
浆细胞增多	成熟浆细胞见于非特异性炎症，幼稚浆细胞见于骨髓瘤浆膜浸润
间皮细胞增多	提示浆膜上皮脱落旺盛，见于淤血、恶性肿瘤等。间皮细胞在渗出液中可发生退行性变性，应注意与肿瘤细胞鉴别
嗜酸性粒细胞增多	多是超敏反应和寄生虫病所致渗出液；也见于多次反复穿刺、人工气胸、术后积液、结核性渗出液吸收期、霍奇金淋巴瘤、间皮瘤等
其他细胞	含铁血黄素细胞可出现于陈旧性血性浆膜腔积液；狼疮细胞可偶见于系统性红斑狼疮性浆膜腔积液
癌细胞	见于恶性肿瘤

（三）浆膜腔积液细胞学检验

浆膜腔积液细胞学检验内容包括间皮细胞、炎症细胞、肿瘤细胞及其他有形成分分析。

（四）浆膜腔积液其他有形成分检验

1. 寄生虫

（1）对乳糜样浆膜腔积液可查有无微丝蚴。

（1）对疑似阿米巴浆膜腔积液可查有无阿米巴滋养体。

（3）对疑似包虫病浆膜腔积液可查有无棘球蚴头节。

2. 结晶　浆膜腔积液中常见一些外来结晶，如药物结晶、胆色素结晶等。胆固醇结晶常见于有脂肪变性的陈旧性胸水、胆固醇性胸膜炎胸水，含铁血黄素颗粒可见于血性浆膜腔积液。浆膜腔积液中嗜酸性粒细胞增多时，常伴有夏科 - 莱登结晶。

3. 细菌　漏出液一般不需做细菌检查。如怀疑为渗出液，应无菌操作离心沉淀后，取沉淀物涂片进行革兰氏和 / 或抗酸染色显微镜检验。感染性浆膜腔积液可由多种细菌感染引起，常见的细菌有脆弱类杆菌、大肠埃希菌、粪肠球菌、铜绿假单胞菌、结核分枝杆菌等。

4. 真菌　浆膜腔积液中常见各类真菌孢子，偶见菌丝。新型隐球菌的孢子体积较大，其不易着色的荚膜可作为主要鉴别点。其他真菌孢子大小如血小板，卵圆形或球形，有时可见芽生孢子或菌丝，瑞特 - 吉姆萨染色后呈淡蓝色，有少量紫红色核物质。当与外界相通器官破损或严重的混合感染时，寻找真菌孢子和菌丝具有重要意义。

5.脂肪滴 肠壁损伤或消化道穿孔时常伴有较多脂肪滴。涂片背景有大量的脓细胞、脓性碎片及细菌。急性结核性肠穿孔还会出现大量淋巴细胞。

五、浆膜腔积液检验的临床应用

浆膜腔积液检验对判断积液的性质和病因具有重要价值。常规理学、化学和细胞学检验，鉴别浆膜腔积液性质符合率较低；特异性化学、免疫学等检测指标的增加，提高了浆膜腔积液性质诊断的符合率。

（一）浆膜腔积液检验项目的分级

20 世纪 90 年代以来，通过多项指标优化组合对浆膜腔积液进行检验，除了提供鉴别漏出液与渗出液的依据外，还提供鉴别良性和恶性、结核性和化脓性浆膜腔积液的依据。目前，根据诊断需要，将浆膜腔积液检验项目分为 3 级，详见表 9-4。

表 9-4 浆膜腔积液检验项目的分级

分级	检验项目
一级检查	颜色、透明度、比重、黏蛋白定性试验、pH、总蛋白、细胞计数及分类、微生物学检验等
二级检查	CRP、FDP、LDH、ADA、AMY、ASP、GP 等
三级检查	CEA、AFP、肿瘤特异性抗原、hCG、蛋白质组分分析等

注：CPR 为 C 反应蛋白（C-reactive protein）；FDP 为纤维蛋白降解产物（fibrin degradation product）；LDH 为乳酸脱氢酶（lactate dehydrogenase）；ADA 为腺苷脱氨酶（adenosine deaminase）；AMY 为淀粉酶（amylase）；ASP 为酸溶性蛋白（acid soluble proteins）；GP 为糖蛋白（glycoprotein）；CEA 为癌胚抗原（carcinoembryonic antigen）；AFP 为甲胎蛋白（alpha-fetoprotein）；hCG 为人绒毛膜促性腺激素（human chorionic gonadotropin）。

（二）漏出液和渗出液的鉴别

不明原因的浆膜腔积液，经检验大致可鉴别是漏出液还是渗出液。但是，有些浆膜腔积液既有渗出液的特点，又有漏出液的性质，这些积液称为"中间型积液"。因此，判断浆膜腔积液的性质除了依据实验室检验结果外，还应结合临床进行综合分析。漏出液与渗出液的鉴别见表 9-5。

表 9-5　漏出液与渗出液的鉴别

鉴别点	漏出液	渗出液
病因	非炎症	炎症、肿瘤或理化刺激
外观	淡黄色、浆液性	不定，可为黄色、血性、脓样
透明度	透明，偶见轻度浑浊	多为浑浊
比重	＜ 1.015	＞ 1.018
凝固	不凝固	常易凝固
pH	＞ 7.4	＜ 6.8
黏蛋白定性试验	阴性	阳性
总蛋白定量	＜ 25 g/L	＞ 30 g/L
积液 / 血清总蛋白比值	＜ 0.5	≥ 0.5
葡萄糖	与血糖相近	可变化，常低于血糖（＜ 3.33 mmol/L）
LDH	＜ 200 U/L	＞ 200 U/L
积液 LDH/ 血清 LDH 比值	＜ 0.6	＞ 0.6
有核细胞计数	＜ 100×10^6	＞ 500×10^6
有核细胞分类	以淋巴细胞及间皮细胞为主	急性炎症以中性粒细胞为主，慢性炎症、结核、肿瘤或风湿以淋巴细胞为主
细菌	无细菌	可找到病原体
清蛋白梯度	胸水＞ 12 g/L，腹水＞ 11 g/L	胸水＜ 12 g/L，腹水＜ 11 g/L

（三）良性和恶性浆膜腔积液的鉴别

浆膜腔积液检验对良性或恶性浆膜腔积液鉴别有一定价值，尤其是浆膜腔积液中的脱落细胞检验和染色体检验。主要鉴别指标见表 9-6。

表 9-6 良性和恶性浆膜腔积液的鉴别

项目	良性积液	恶性积液
外观	血性少见	血性常见
总蛋白 /g·L⁻¹	多 > 40	20 ～ 40
铁蛋白 / μ g·L⁻¹	< 500	> 500
积液 LDH/ 血清 LDH 比值	< 0.6	> 0.6
积液 CEA/ 血清 CEA 比值	< 1.0	> 1.0
AFP/ μ g·L⁻¹	< 100	> 100
细胞学检验	多为炎性细胞	可找到肿瘤细胞
染色体检验	多数为二倍体细胞	多为非整倍体并有畸变

（四）不同病因渗出液的鉴别

1. 胸水主要病因为结核性胸膜炎和恶性肿瘤，且有向恶性肿瘤发展的趋势。

2. 腹水主要病因有肝硬化、肿瘤和结核性腹膜炎等，约占 90％以上。

3. 心包腔积液主要病因为结核性、非特异性和肿瘤性，结核性仍占首位，但呈逐年降低趋势，而肿瘤性呈逐年上升趋势。

（刘奇）

第四节 关节腔积液检验

一、关节腔积液理学检验

（一）患者要求

最好是禁食 6 小时，使血浆和关节腔积液之间的葡萄糖平衡后再进行检验。菌血症和伴有关节外软组织感染的假急性关节炎，不宜做穿刺术。

（二）检验标本

关节腔滑膜液收集应用消毒注射器，收集后立即送检。

（三）临床应用

主要应用于各类关节病变的诊断、疗效的观察及预后判断。

（四）检验方法

目测法。

（五）正常参考值

1. 量 正常关节腔内存在 0.1～2.0 mL 滑膜液，很难抽出。

2. 颜色 草黄色、淡黄色或无色黏稠液体。

3. 透明度 清晰、透明。

4. 凝固性 不凝固。

5. 黏稠度 正常关节腔滑膜液黏稠度高，拉丝长度可达 2.5～5.0 cm。

（六）临床意义

1. 量 在炎症、外伤和化脓性感染时，关节腔滑膜液量会增多。

2. 颜色

（1）淡黄色：可为关节腔穿刺损伤时红细胞渗出或轻微炎症所致。

（2）红色：见于各种原因引起的出血，如创伤、全身出血性疾病、恶性肿瘤等；也可见于穿刺后的新鲜出血。

（3）乳白色：见于结核性、慢性类风湿关节炎或痛风，系统性红斑狼疮等；也可见于丝虫病积液中。

（4）脓性黄色：见于各种原因引起的细菌感染性关节炎。

（5）金黄色：关节腔积液中胆固醇含量升高所致。

（6）黑色：呈胡椒样黑色颗粒，见于褐黄病。

（7）绿色：见于铜绿假单胞菌性关节炎。

3. 透明度 关节腔滑膜液的浑浊程度常与其细胞成分、细菌、蛋白质增多有关。多见于炎性积液。炎性病变越重，浑浊越明显，甚至为脓性。关节腔积液中若含有结晶、纤维蛋白、类淀粉样物等也能致其浑浊，但较少见。

4. 凝固性 正常关节腔滑膜液不含纤维蛋白原和其他凝血因子，不凝固。炎症时血浆凝血因子渗出可形成凝块，且凝块形成的速度、大小与炎症的程度成正比。

5. 黏稠度

（1）炎症导致透明质酸盐失去聚合作用，使黏稠度降低。

（2）重度水肿、外伤引起的急性关节炎黏稠度也降低。

（3）黏稠度高见于甲状腺功能减退、系统性红斑狼疮、腱鞘囊肿及骨关节炎引起的黏液囊肿等。

二、关节腔积液化学检验

（一）关节腔积液蛋白检验

1.患者要求　最好是禁食6小时,使血浆和关节腔积液之间的葡萄糖平衡后再进行检验。菌血症和伴有关节外软组织感染的假急性关节炎,不宜做穿刺术。

2.检验标本　加适量的肝素抗凝剂,收集后立即送检。

3.检验方法　黏蛋白定性试验、蛋白质定量试验。

4.正常参考值

（1）黏蛋白定性试验：阳性。

（2）蛋白质定量试验：正常关节腔总蛋白为 10 ~ 30 g/L,其中清蛋白与球蛋白之比为 4 ：1,无纤维蛋白原。

5.临床应用　主要应用于各类关节病变的诊断、治疗效果的观察及预后判断。

6.临床意义　感染性关节炎时,由于滑膜渗出液增多,关节腔滑膜液中总蛋白、清蛋白、球蛋白和纤维蛋白原均升高,且关节腔积液中蛋白质高低反映关节感染的程度。一般情况下,关节腔积液中蛋白质升高最明显的是化脓性关节炎,其次是类风湿关节炎和创伤性关节炎。

7.影响因素与注意事项

（1）标本要及时送检、及时检测。

（2）如有可能,患者宜空腹 4 ~ 6 小时,以达到血液内组分与滑膜内组分的平衡,且血标本与关节腔滑膜液标本应在同一时间内收集,收集后立即送检。

（二）关节腔积液葡萄糖测定

1.患者要求　最好是禁食6小时,使血浆和关节腔积液之间的葡萄糖平衡后再进行测定。菌血症和伴有关节外软组织感染的假急性关节炎,不宜做穿刺术。

2.检验标本　加适量的肝素抗凝剂,收集后立即送检。

3.检验方法　葡萄糖氧化酶法或己糖激酶法。

4.正常参考值　关节腔积液葡萄糖为 3.3 ~ 5.3 mmol/L。

5.临床应用　主要应用于各类关节病变的诊断、治疗效果的观察及预后判断。

6.临床意义　正常关节腔滑膜液葡萄糖较血糖略低,关节腔积液葡萄糖与之相差 < 0.5 mmol/L。化脓性关节炎时,由于白细胞增多将葡萄转化为乳酸,以及细菌对葡萄糖的消耗增多而使葡萄糖降低,血糖与关节腔积液葡萄糖的差值增大（> 2.2 mmol/L）。结核性关节炎、类风湿关节炎的积液葡萄糖也降低,其降低程度较化脓性关节炎更低。

7.影响因素与注意事项

（1）关节腔积液葡萄糖测定必须要与空腹血糖测定同时进行,特别是禁食或低血糖时。

（2）餐后血糖与关节腔积液葡萄糖的平衡较慢而且不易预测，因此，以空腹时关节腔积液葡萄糖为准。

（3）采用含氟化物的试管留取关节腔积液标本，并且采集后立即检测，以防止白细胞将葡萄糖转化为乳糖，影响结果的准确性。

三、关节腔积液有形成分检验

1.患者要求　最好是禁食6小时,使血浆和关节腔积液之间的葡萄糖平衡后再进行检验。菌血症和伴有关节外软组织感染的假急性关节炎，不宜做穿刺术。

2.检验标本　加适量的肝素抗凝剂，收集后立即送检。

3.检验方法　显微镜计数。

4.正常参考值

（1）红细胞计数：正常关节腔滑膜液中无红细胞。

（2）白细胞计数：正常关节腔滑膜液中白细胞低于（0.2～0.7）×10^9/L。

5.临床应用　白细胞计数是非特异性的，但可以初步区分炎症性和非炎症性关节腔积液。

6.临床意义　正常关节腔滑膜液中白细胞低于（0.2～0.7）×10^9/L，白细胞升高见于各种关节炎，但无特异性；其他关节炎如退行性、创伤性、类风湿关节炎，白细胞都有不同程度的升高，其中以化脓性关节炎最为明显。正常关节腔滑膜液约含60%的单核吞噬细胞（单核细胞和组织细胞）、15%～30%的淋巴细胞和10%～20%的中性粒细胞。细菌性关节炎、尿酸性关节炎和类风湿关节炎时，中性粒细胞＞80%。淋巴细胞升高见于类风湿关节炎。滑膜转移癌、急性风湿热、类风湿关节炎及关节寄生虫病时，嗜酸性粒细胞常升高。红细胞少见，小于2×10^9/L。关节腔积液中还可找到肿瘤细胞及其他特殊细胞，如类风湿细胞、Reiter细胞、狼疮细胞等。

7.影响因素与注意事项

（1）标本要及时送检、及时检测，操作者要熟练掌握关节腔滑膜液内细胞及结晶的形态。

（2）关节腔滑膜液结晶检查是很重要的检查项目。临床关节腔滑膜液常见的结晶有尿酸盐结晶、焦磷酸钙结晶、磷灰石结晶、脂类结晶、草酸钙结晶和胆固醇结晶，痛风多见。

（3）狼疮细胞可于体内形成，除系统性红斑狼疮外，少数类风湿关节炎的关节腔滑膜液也可找到狼疮细胞。

（4）细胞分类计数。取关节腔滑膜液直接涂片，瑞特染色，也可离心后取沉淀涂片染色检查。若遇高黏稠度标本，可先用透明质酸酶消化后再行检查。

（5）关节腔积液要充分混匀，采用生理盐水或白细胞稀释液合理稀释，注意不用草酸盐或乙酸稀释，以防止形成黏蛋白凝块。

（6）显微镜检验应用肝素抗凝标本，每毫升约用肝素 25 U（不可采用肝素锂、草酸盐或 EDTA 干粉，以免人为形成结晶，干扰显微镜检验）。

（王衍俊）

第五节　胃液与十二指肠引流液检验

一、胃液检验

胃液是由胃黏膜分泌细胞分泌的液体。胃液检验对于了解胃的分泌功能，胃和十二指肠相关疾病诊断和鉴别诊断有较好的实用价值。

（一）胃液标本的采集

1. 待检者准备　试验前 1 天停用影响胃酸分泌的药物，如抗胆碱脂类及碱性药物等。试验前晚 8 时后禁食、禁饮、禁烟。有胃排空迟缓者，则在试验前 1～2 天拟进流质饮食。

2. 空腹胃液标本　待检者空腹，取坐姿，行插管抽取胃液。弃去残余胃液，连续抽取 1 小时胃液作为空腹胃液标本，计量，以此测基础胃酸分泌量。

3. 刺激后胃液标本　肌内注射五肽胃泌素（pentagastrin）刺激剂，然后每 15 分钟留 1 份标本，共留取 4 次，分别计量送检。

（二）胃液一般性状检验

1. 量　正常基础胃液量为 10～100 mL（持续吸引 1 小时所得的胃液总量，代表标准状态下胃的分泌功能）。

（1）胃液量＞100 mL 为胃液增多，见于十二指肠溃疡、佐林格 - 埃利森综合征（Zollinger-Ellison syndrome）、胃排空障碍、十二指肠胃反流等。

（2）胃液量＜10 mL 为胃液减少，见于胃蠕动功能亢进、萎缩性胃炎等。

2. 颜色　正常空腹胃液为无色透明液体，无食物残渣。抽胃液伤及胃黏膜可混有鲜红血丝。胃炎、胃溃疡、胃癌等呈深浅不同的棕褐色。胃液为咖啡残渣样，提示胃内有大量陈旧性出血，见于胃癌、幽门闭锁不全、十二指肠狭窄等。胃液混有新鲜胆汁呈黄色，放置后则呈绿色。

3. 黏液　正常胃液中含有少量分布均匀的黏液，起润滑、保护黏膜的作用，可中和、缓冲胃酸和抵抗胃蛋白酶的消化。黏液增多提示胃可能有炎症。黏液呈弱碱性，大量存在时可影响胃液 pH 的准确测定。

4. 食物残渣　12 小时未进食的空腹胃液应无残渣及微粒，否则说明胃蠕动功能不足，见于胃下垂、幽门梗阻、胃扩张等。

5.pH 正常胃液 pH 为 0.9～1.8。pH3.5～7.0 为低酸，见于萎缩性胃炎、胃癌、继发性缺铁性贫血、胃扩张、甲状腺功能亢进等。pH > 7 为无酸，见于十二指肠球部溃疡、胃泌素瘤、幽门梗阻、慢性胆囊炎、十二指肠胃反流等。

（三）胃液显微镜检验

1.细胞

（1）红细胞：正常胃液中无红细胞，插胃管时损伤胃黏膜可出现红细胞。如出现大量红细胞，提示胃可能有糜烂、溃疡、恶性肿瘤等。

（2）白细胞：正常胃液可见少量白细胞，为 100～1 000 个/μL，以中性粒细胞为主。胃黏膜炎症时白细胞常 > 1 000 个/μL，且中性粒细胞常高于 50%。

（3）上皮细胞：胃黏膜炎症时可见柱状上皮。

（4）癌细胞：显微镜检验时若见大小不均、形态不规则，细胞核大、染色质粗糙、多核的成堆细胞，应高度怀疑癌细胞，需做进一步检查。

2.细菌 胃液内细菌种类很多，具体如下。

（1）八叠球菌、酵母样真菌、革兰阳性球菌，一般无致病力，高胃酸而又有食物潴留时可找到，见于消化性溃疡及幽门梗阻。

（2）博 - 奥杆菌：革兰阳性嗜乳酸杆菌，见于胃酸缺乏合并幽门梗阻，对胃癌诊断有价值。

（3）抗酸杆菌：肺结核患者将含有结核分枝杆菌的痰液吞咽入胃内所致。

（4）幽门螺杆菌：革兰阴性杆菌，呈 S 形、海鸥状弯曲，可呈球形体或短杆菌，见于胃炎。

（5）化脓球菌：大量出现提示胃黏膜有化脓性感染。

（四）胃液化学检验

胃液化学检验包括测定基础胃酸排量（basic acid output，BAO）、最大胃酸排量（maximal acid output，MAO）、高峰胃酸排量（peak acid output，PAO）等。

1.BAO 采集无食物和药物刺激 1 小时内分泌的全部胃液量。

2.MAO 注射五肽胃泌素刺激剂，每隔 15 分钟采集 1 次胃液，连续 1 小时内采集 4 次的总胃液量。

3.PAO 在测定 MAO 中取 2 次最高值之和乘以 2 即得。

（五）胃液检验的临床应用

1.胃分泌功能检查 胃液检验对胃泌素瘤、胃癌和十二指肠溃疡的诊断和鉴别诊断有重要意义。如果空腹胃液量 > 100 mL，BAO > 15 mmol/h，MAO > 30 mmol/h，且 BAO/MAO > 0.6，即可考虑胃泌素瘤。临床上通过胃液检验和测定血清胃泌素水平，可确诊 95% 的胃泌素瘤。

2. 贫血的鉴别诊断　由于内因子生成减少和体内抗内因子抗体的存在，使维生素 B_{12} 吸收减少，所致的恶性贫血是一种巨幼细胞贫血。胃液检验为真性胃酸缺乏，五肽胃泌素刺激后无胃酸分泌，给予维生素 B_{12} 治疗后贫血可纠正，若仍无胃酸分泌，依此可与营养性巨幼细胞贫血鉴别。

二、十二指肠引流液检验

（一）十二指肠引流液标本的采集

十二指肠引流液在空腹状态下用十二指肠管采集，根据采集先后顺序分 4 段留取，分别置于标记为 D、A、B、C 的 4 支试管中，即 D 液（十二指肠液）、A 液（胆总管液）、B 液（胆囊液）、C 液（胆管液）。

（二）十二指肠引流液一般性状检验

1. 正常参考值　健康人十二指肠引流液一般性状检验及正常参考值见表 9-7。

表 9-7　正常十二指肠引流液的一般性状检验及正常参考值

项目	D 液	A 液	B 液	C 液
量 /mL	10～20	10～20	30～60	随引流时间而定
颜色	无色或淡黄色	金黄色	黄棕或棕色	柠檬黄色
性状	透明或轻度浑浊，黏稠	透明，略黏稠	透明，较黏稠	透明，略黏稠
pH	7.6	7.0	6.8	7.4
比重	—	1.009～1.013	1.026～1.032	1.007～1.010

2. 临床意义　十二指肠引流液异常，如胆汁排出障碍，可见于结石、肿瘤致胆管梗阻。B 液增多且呈暗黑色改变，常为胆道扩张伴感染所致。引流出现颗粒状沉淀物或有胆砂提示有胆结石症。C 液出现胆砂常为肝内结石。血性胆汁见于特发性胆道出血、胆道系统癌症或出血性疾病。

（三）十二指肠引流液显微镜检验

1. 细胞　正常情况下，十二指肠引流液中不含红细胞，可有少量白细胞和上皮细胞。慢性或病毒性肝胆疾病，经染色可见淋巴细胞和浆细胞。胆道炎、急性肝炎，A 液、B 液、C 液中均可见白细胞增多。血性标本应涂片染色检查，对胆囊癌、肝外胆管癌及胰头癌诊断有帮助。

2. 结晶　胆结石症常见大量胆固醇结晶出现，以 B 液多见；胆固醇结晶与胆红素结晶同时出现，提示有混合性胆结石可能。

3. 寄生虫 寄生虫感染患者的十二指肠引流液中，大多数 B 液中可检出寄生虫或虫卵，如蓝氏贾第鞭毛虫滋养体、蛔虫卵、钩虫卵、华支睾吸虫卵等。华支睾吸虫感染者在胆汁中检出虫卵的概率高于粪便。胆汁离心后涂片镜检，可提高阳性率。

4. 黏液 胆汁中的少量黏液为溶解状，镜检不易看到。胆道炎症时镜检可见黏液丝。

（四）十二指肠引流液化学检验

十二指肠引流液化学检验主要通过促胰酶素 - 促胰液素试验（P-S test）来评价胰腺外分泌功能。正常胰液流出量 70 ~ 230 mL/h，最高碳酸氢盐浓度 70 ~ 125 mmol/L。此试验主要用于检查胰腺囊性纤维性变。

（五）十二指肠引流液检验的临床应用

1. 协助诊断某些寄生虫病 对寄生虫感染可疑需要确诊时，十二指肠引流液检验常可获得理想的结果。如肝吸虫病、阿米巴肝脓肿、胆管蛔虫病的诊断等。

2. 诊断胆结石 最常见的胆结石为胆固醇结石、胆红素结石和胆红素钙结石。对于胆囊造影不显影或 B 超检查不能确诊的结石，十二指肠引流液检验是唯一的选择，并且可进一步做胆结石化学成分分析，以确定胆结石的性质。

3. 诊断伤寒带菌者 若胆汁中培养出伤寒杆菌，即可诊断为伤寒带菌者。

4. 诊断胰腺疾病 采用促胰酶素 - 促胰液素试验，观察胰液量、碳酸氢盐浓度和淀粉酶水平的变化，对诊断慢性胰腺炎、胰腺癌有一定价值。

（王衍俊）

第六节 精液和前列腺液检验

一、精液理学检验

（一）患者要求

患者禁欲 2 ~ 5 天，采集精液前应排净尿液。精液采集以手淫法为宜，最好在实验室附近，室温控制在 20 ~ 40℃。将一次射出的全部精液收入干净的容器内，不能用乳胶避孕套做容器。精液收集后立即于 20 ~ 40℃下保温并在 1 小时内送检。

（二）检验标本

精液。

（三）临床应用

用于评价男性生育能力。

（四）检验方法

（1）外观、量、黏稠度、凝固及液化：检验方法为目测法。

（2）pH：检验方法为精密 pH 试纸法或 pH 计法。

（五）正常参考值

外观呈灰白或乳白色，不透明；一次排精量 2～6 mL，射精后立即凝固，液化时间＜60 分钟；拉丝长度＜2 cm，呈水样，形成不连续小滴；pH 为 7.2～8.0。

（六）临床意义

1. 外观

（1）将精液放置一段时间，自行液化后变为半透明、乳白色，久未射精者的精液可略显浅黄色。

（2）黄色脓性精液，见于精囊炎或前列腺炎，也见于黄疸和口服维生素或药物的患者。

（3）红色或酱油色伴大量红细胞的精液为血精，见于前列腺和或精囊腺炎症、结核、结石或肿瘤。

2. 量　一次排精量与排精间隔时间有关。

（1）少精子症：3～7 天未射精，精液量少于 1.5 mL，视为精液减少，称为少精子症（排除人为因素）。见于附属性腺感染、雄激素分泌不足等。

（2）无精子症：指 3 天不排精，精液量少于 0.5 mL。见于生殖系统的特异性感染，如结核、淋病及非特异性炎症等。

（3）精子增多症：指精液量超过 6.0 mL。精液增多，精子被稀释，不利于生育。常见于副性腺功能亢进。

3. 凝固及液化

（1）精囊腺炎时，由于蛋白质分泌减少可引起精液凝固障碍。精液凝固障碍也可见于输精管缺陷等。

（2）精液液化不完全见于前列腺炎，为前列腺分泌纤溶酶减少所致；精液液化缓慢，超过 1 小时或数小时不液化，称为精液迟缓液化症。

4. 黏稠度

（1）黏稠度降低：即新排出的精液呈米汤样，可见于先天性无精囊腺及精子浓度太低或无精子症。

（2）黏稠度升高：可干扰精子计数、精子活力和精子表面抗体测定。多与附属性腺功能异常有关，如附睾炎、前列腺炎，且常伴有不液化，影响精子活力，致使精子穿透障碍而影响男性生育能力。

5.pH　一般精液呈弱碱性，能中和阴道酸性分泌物，保护精子活力。

（1）pH < 7.0 并伴有精液量减少，可能是输精管道阻塞，射精管和精囊腺缺如或发育不良所致。

（2）pH > 8.0，常见于精囊炎或附睾炎、急性前列腺炎，可能是精囊腺分泌过多或前列腺分泌过少所致。

（七）影响因素与注意事项

1. 外观　应在光亮处观察精液颜色与透明度。颜色以灰白色、乳白色、淡黄色、黄色、棕色、红色等报告；透明度以透明、半透明或不透明报告。

2. 量　应待精液完全液化后，测量全部精液。应注意精液标本采集及处理的质量控制，尤其是精液的排出量与排精间隔时间有关。

3. 凝固及液化　精液采集后应立即送检。标本应全程置于 20 ～ 40℃ 下保温，最适温度 37℃。正常液化精液可含有不液化的胶冻状颗粒。

4. 黏稠度

（1）应在精液完全液化后进行检测。

（2）应注意黏稠精液与不完全液化精液的区别，前者呈均质黏性，并且其黏稠度不随时间而变化。

（3）高黏稠度会干扰对精子活力、浓度的判定，以及对覆盖在精子表面的抗体和生化标志物的检测。

5.pH

（1）应在精液液化 30 分钟后进行，不要超过 1 小时，以免影响检测结果（二氧化碳丢失）。

（2）正常情况下选用 pH 在 6.0 ～ 10.0 的试纸。

（3）细菌污染可使精液 pH 升高。

二、精液化学检验

（一）患者要求

患者禁欲 5 ～ 7 天，避免饮酒和过度劳累。

（二）检验标本

精液。

（三）临床应用

用于评价男性生育能力。

（四）检验方法

（1）精子顶体酶活性检验：比色法。

（2）精浆果糖检验：吲哚比色法等。

（3）精浆锌检验：底物酶法。

（五）正常参考值

（1）精子顶体酶活性检验：底物酶法，为 $48.2 \sim 218.7$ $\mu U/10^6$。

（2）精浆果糖检验：$\geqslant 13$ $\mu mol/$ 一次射精（WHO 推荐）。不同厂家、不同试剂盒、不同方法，其正常参考值不同。

（3）精浆锌检验：$\geqslant 2.4$ $\mu mol/$ 一次射精（WHO 推荐）。

（六）临床意义

1. 精子顶体酶活性检验　精子顶体酶对判断精子活力有重要意义，是辅助诊断男性不育的重要指标。

2. 精浆果糖检验　精浆果糖是精囊腺分泌的一种糖分，可为精子提供运动能量。精浆果糖较低，导致精子的运动能力下降甚至不育，可判断精囊腺功能，是辅助诊断男性不育的重要指标。

3. 精浆锌检验　精浆锌对维持精子质量、精子功能有重要意义，锌的含量同时反映前列腺的功能。精浆锌与男性不育有密切的相关性，是辅助男性不育的重要指标。

（七）影响因素与注意事项

1. 精子顶体酶活性检验

（1）禁欲 $5 \sim 7$ 天使精子顶体酶活性较稳定。随禁欲的时间延长，精子顶体酶活性可下降。

（2）在化学工作环境下，精子顶体酶活性可下降。

（3）生殖病毒的感染、炎症等可使精子顶体酶活性下降。

2. 精浆果糖检验

（1）留取完整精液标本，否则测得的精浆果糖偏低。

（2）长期禁欲时，精浆果糖偏低。

（3）糖尿病患者精浆果糖偏高。

3. 精浆锌检验

（1）在阻塞性无精子症患者中，精浆锌含量明显升高。

（2）留取完整精液标本，否则测得的精浆锌偏低。

（3）标本采集后及时送检。

三、精液有形成分检验

（一）患者要求

患者禁欲 2～5 天，采集精液前应排净尿液。精液采集以手淫法为宜，最好在实验室附近，室温控制在 20～40℃。将一次射出的全部精液收入干净的容器内，不能用乳胶避孕套做容器。精液收集后立即于 20～40℃下保温并在 1 小时内送检。

（二）检验标本

精液。

（三）临床应用

用于评价男性生育能力。

（四）检验方法

1. 精子活动率　直接涂片镜检法。

2. 精子存活率　伊红染色法。

3. 精子密度　显微镜计数法。

4. 精子形态　巴氏染色法。

5. 其他细胞　显微镜计数法。

（五）正常参考值

1. 精子活动率　排精后 60 分钟内，精子活动率为 80%～90%（至少＞60%）。

2. 精子活动力　WHO 将精子活动力分为 3 级，即前向运动（progressive motility，PR）、非前向运动（non-progressive motility，NP）和无运动（immotility，IM）。

（1）总活动力（PR ＋ NP）：40%～78%。

（2）PR：32%～72%。

3. 精子存活率　存活率≥58%。

4. 精子密度

（1）精子计数：≥20×10^9/L。

（2）精子总数：≥40×10^6/ 每次排精。

5. 精子形态　正常形态精子≥30%（异常精子应＜20%，若＞20%为不正常）。

6. 其他细胞　红细胞、白细胞和上皮细胞＜5 个 /HP。

（六）临床意义

1. 精子活动率　当精子活动率低于 70% 时，可使生育力下降，如低于 40% 则可致不育。引起精子活动率下降的因素有以下 5 种：①生殖系统感染，如淋病、梅毒等。②精索静脉曲张。③免疫因素，如存在抗精子抗体等。④化学因素，如某些药物、乙醇等。⑤物理因素，如高温环境（热水浴）、放射线因素等。

2. 精子活动力　精子活动力低下常见于：①静脉血回流不畅、精索静脉曲张、睾丸组织缺氧等。②生殖系统非特异性感染，以及使用抗代谢药、抗疟药、雌激素等。

3. 精子存活率　精子存活率降低是导致男性不育的重要原因之一。若死精子超过50%，即可诊断为死精子症，其可能与附属性腺炎症和附睾炎有关。

4. 精子密度　连续 3 次检查精子计数均 $< 20 \times 10^9 / L$ 或精子总数 $< 40 \times 10^6 /$ 每次排精时，为少精子症。连续 3 次精液离心后沉淀物中未见精子时为无精子症。常见于如下情况：

（1）男性结扎术成功：一般在结扎术后第 6 周开始检查，每周 1 ～ 2 次，连续检查 3 次，若检查不到精子则表明手术成功。

（2）睾丸病变：如精索静脉曲张、睾丸畸形、炎症、结核、淋病、肿瘤及隐睾等。

（3）输精管疾病：如输精管阻塞、输精管先天性缺如和免疫性不育。

（4）其他：逆行射精、有害金属或放射性损害、环境因素、年迈、应用抗肿瘤药等。

5. 精子形态　畸形精子增加见于外伤、感染、放射线、高温、药物、乙醇中毒、工业废物、激素失调、环境污染或遗传因素导致睾丸异常和精索静脉曲张。

6. 其他细胞　精液中红细胞、白细胞增多见于生殖道炎症、结核、恶性肿瘤等。正常精液白细胞小于 $1 \times 10^9 / L$。精液中白细胞数超过 $1 \times 10^9 / L$ 称为白细胞精子症，患者可伴有精子浓度、射精量及精子活力等改变和 / 或精子功能丧失。精液中检查到癌细胞，可为生殖系统恶性肿瘤的诊断提供重要依据。

（七）影响因素与注意事项

1. 精子活动率　涂片后尽快在保温镜台上检查，防止精液干涸。若不活动精子过多（＞75%），可能为死精症，应染色做进一步确证。

2. 精子活动力

（1）应在精液液化后 30 分钟内检测完毕，不得超过 1 小时。

（2）应尽可能使检测环境和器材温度维持在 37℃ 左右。

3. 精子存活率　应在精液液化后尽快检测，防止因脱水及温度变化而影响精子存活率。

4. 精子密度

（1）精液标本必须完全液化，吸取精液前必须充分混匀标本，吸取精液量必须准确。

（2）计数时以精子头部为基准，应计数结构完整的精子（有头和尾），有缺陷的精子（无头或无尾）不计数在内。若数量多时应分开计数并记录。

（3）同一份标本应重复 2 次稀释和计数，以减少计数误差。

（4）精子数量变异较大，最好在 2～3 个月内间隔 2～3 周分别取 3 份或以上的精液检查，方能得出较准确结果。

5. 精子形态

（1）当精子数＜ 10×10^9/L，应将精液 2 000 r/min 离心 15～20 分钟后，取沉淀物涂片检查；反之可直接涂片检查。

（2）只有头、颈和尾形态都正常的精子才正常，所有形态学处于临界状态的精子均归为异常。

（3）卷尾与精子的衰老有关，但高卷尾率与低渗透压有关，应注意。衰老精子体部也可膨大并有被膜，不宜列入形态异常精子。

6. 其他细胞　注意观察有无未成熟生精细胞，若发现，提示存在睾丸损伤。应计数 200 个生精细胞及精子数，计算其未成熟生精细胞百分率。精液中红细胞、白细胞增多见于生殖道和 / 或附属性腺炎症、结核、恶性肿瘤等。

四、前列腺液检验

（一）患者要求

采集前禁欲 3 天。

（二）检验标本

前列腺液。

（三）检验方法

显微镜检验。

（四）正常参考值

正常前列腺液颜色呈浅乳白色，卵磷脂小体均匀分布，满视野，偶见白细胞，可有少量红细胞，颗粒细胞偶尔可见，无滴虫，可偶见精子。

（五）临床应用

常用于前列腺炎症、结石、肿瘤及肥大等疾病的辅助诊断及疗效观察。

（六）临床意义

前列腺炎时，白细胞增多，可找到细菌，卵磷脂小体常减少。前列腺癌时，可有血性液体，镜检可见多量红细胞。前列腺合并滴虫感染亦可找到滴虫。

（七）影响因素与注意事项

（1）前列腺液由临床医生行前列腺按摩术后采集于清洁玻片上，采集时应弃去第一滴前列腺液，并立即送检。

（2）若第一次采集失败或检查结果为阴性但临床指征明显者，可在 3～5 天后复查。

（3）前列腺按摩一般用于慢性前列腺炎症。疑有前列腺急性炎症、脓肿、结核或肿瘤且压痛明显者，采集标本应慎重。按摩时用力要均匀适当，并按一定方向进行，避免因强力按压造成不必要的损伤。

（王衍俊）

第七节　阴道分泌物检验

一、阴道分泌物理学检验

（一）患者要求

取样前 24 小时禁止性交、盆浴、阴道灌洗、阴道检查及局部上药等，避免月经期采样。

（二）检验标本

阴道分泌物。

（三）临床应用

常用于雌激素水平的判断，女性生殖系统炎症、肿瘤的诊断，以及性传播疾病的检查。

（四）影响因素与注意事项

（1）常规方法采集女性阴道内或阴道后穹隆的分泌物，量宜多，不宜少。

（2）标本采集后应在 1 小时内送检，不能立即送检的，应于 4～8℃下保存，24 小时内送检。

（五）检验方法

1. 外观　目测法。

2. pH　精密 pH 试纸法或 pH 计法。

（六）正常参考值

1. 外观　正常的阴道分泌物为白色稀糊状，无气味。

2. pH　正常阴道分泌物呈酸性，pH 为 4.0～4.5。

（七）临床意义

1. 量　与生殖器官充血和雌激素水平有关。

（1）近排卵期时量增多，阴道分泌物清澈透明、稀薄。

（2）排卵期 2～3 天后量少，阴道分泌物浑浊、黏稠。

（3）月经前期量又增加。

（4）妊娠期量较多。

2. 外观

（1）呈脓性、黄色或黄绿色，味臭，多见于滴虫或化脓性阴道炎等。

（2）呈脓性泡沫状，多见于滴虫阴道炎。

（3）呈豆腐渣样，多见于真菌性阴道炎。

（4）呈黄色水样，多见于子宫黏膜下肌瘤、宫颈癌、输卵管癌等引起的组织变性坏死。

（5）呈血性伴特殊臭味，多见于恶性肿瘤、宫颈息肉、老年性阴道炎、慢性宫颈炎及使用宫内节育器副作用等。

（6）呈灰白色、奶油状和稀薄均匀状，多见于细菌性阴道病，如阴道加德纳菌感染。

（7）呈无色透明黏液性状，见于应用雌激素后和卵巢颗粒细胞瘤。

3.pH　pH 升高见于各种阴道炎，以及幼女和绝经后的妇女。

二、阴道分泌物化学检验

（一）患者要求

取样前 24 小时禁止性交、盆浴、阴道灌洗、阴道检查及局部上药等，避免月经期采样。

（二）检验标本

阴道分泌物。

（三）检验方法

1. 阴道分泌物唾液酸酶检测　干化学酶法。

2. 胎儿纤连蛋白检测　金标法。

3. 阴道炎联合检测　干化学酶法。

（四）正常参考值

1. 阴道分泌物唾液酸酶检测　阴性。

2. 胎儿纤连蛋白检测　阴性。

3. 阴道炎联合检测　过氧化氢、白细胞酯酶、唾液酸苷酶、β 葡糖醛酸糖苷酶、乙酰氨基葡萄糖苷酶均为阴性，pH 为 3.8～4.5。

（五）临床应用

1. 阴道分泌物唾液酸酶检测　用于细菌性阴道炎的辅助诊断。

2. 胎儿纤连蛋白检测　用于孕妇早产的筛查及风险评估。

3. 阴道炎联合检测　用于细菌性阴道炎、真菌性阴道炎、需氧性阴道炎及滴虫阴道炎的辅助诊断。

（六）临床意义

1. 阴道分泌物唾液酸酶检测　用于阴道分泌物的细菌感染快速筛查。

2. 胎儿纤连蛋白检测　胎儿纤连蛋白是子宫绒毛膜细胞外的基质成分，存在于绒毛膜和蜕膜之间及羊水中，主要由滋养层细胞产生。由于妊娠 14 周开始，绒毛膜与蜕膜的融合阻止了胎儿纤连蛋白的释放，而使正常的孕妇在妊娠 22 ～ 35 周时胎儿纤连蛋白含量极低，只有在绒毛膜与蜕膜分离，绒毛膜与蜕膜界面的细胞外基质遭到机械损伤或蛋白水解酶的降解时，胎儿纤连蛋白才可见于子宫颈阴道分泌物中。因此，在妊娠 22 ～ 35 周，子宫颈阴道分泌物中胎儿纤连蛋白的水平与是否发生早产有很大的相关性。

3. 阴道炎联合检测

（1）过氧化氢浓度：是阴道微生态乳酸杆菌的活力指标，异常反应时乳酸杆菌减少，生态平衡被破坏。

（2）白细胞酯酶活性：白细胞酯酶是白细胞处于"战斗状态"的直接反映，当白细胞吞噬入侵的病原体时才会释放出白细胞酯酶。检测白细胞酯酶可以帮助临床医生了解患者阴道壁有无实质性黏膜受损，客观反映病原体的情况。

（3）唾液酸苷酶活性：是病原体指标，指示引起细菌性阴道炎的病原体入侵和繁殖情况。

（4）β 葡糖醛酸糖苷酶：是病原体指标，指示引起需氧性阴道炎的病原体入侵和繁殖情况。

（5）乙酰氨基葡萄糖苷酶活性：是病原体指标，结合 pH 指示引起假丝酵母菌性阴道炎和滴虫阴道炎的病原体入侵和繁殖情况。

（6）pH：正常阴道分泌物 pH 为 3.8 ～ 4.5，细菌性阴道炎阴道分泌物 pH > 4.5，滴虫阴道炎时分泌物 pH ≥ 4.8，真菌性阴道炎时分泌物 pH ≤ 4.6。

（七）影响因素与注意事项

1. 阴道分泌物唾液酸酶检测

（1）标本应新鲜。

（2）采集时在阴道后穹隆处旋转几周，尽可能多地采集患者阴道分泌物，以清晰见到棉签上有分泌物附着为准。

（3）取样后的标本应及时检测，否则应保存在 2 ～ 8℃下，当天内完成检测。

2. 胎儿纤连蛋白检测　将无菌拭子置于阴道后穹隆处 10 秒，充分浸润后取出，立即放入含有稀释液的试管中，拭子头在内壁上滚动或震荡试管 10 ～ 15 秒，以保证标本尽可能多地溶于稀释液，随后将拭子取出，盖上试管盖送检。如无法在采样后 8 h 内送检，则需在 - 20℃以下保存。

3. 阴道炎联合检测

（1）标本采集后要防止污染。

（2）采集时在阴道后穹隆处旋转几周，尽可能多地采集患者阴道分泌物，以清晰见到棉签上有分泌物附着为准。

（3）取样后的标本应及时检测，否则应保存在 2 ～ 8℃下，当天内完成检测。

三、阴道分泌物有形成分检验

（一）患者要求

取样前 24 小时禁止性交、盆浴、阴道灌洗、阴道检查及局部上药等，避免月经期采样。

（二）检验标本

阴道分泌物。

（三）检验方法

直接涂片法或涂片染色法。

（四）正常参考值

阴道清洁度为Ⅰ～Ⅱ度，乳酸杆菌 6 ～ 30 个 /HP，无致病菌和特殊细胞，无寄生虫。

（五）临床应用

常用于雌激素水平的判断，以及女性生殖系统炎症、肿瘤的诊断及性传播疾病的检查。

（六）临床意义

1. 阴道清洁度　育龄期妇女阴道清洁度与女性激素的周期变化特点有关。排卵前期，雌激素逐渐升高，阴道上皮增生，糖原增多，阴道杆菌随之繁殖，pH 下降，杂菌消失，阴道趋于清洁。当卵巢功能不足或病原体侵袭时，可出现与排卵前期相反的情况，阴道易感染杂菌，导致阴道不清洁。正常阴道清洁度为Ⅰ～Ⅱ度，Ⅲ度提示炎症，如阴道炎、宫颈炎；Ⅳ度多见于严重阴道炎，如滴虫阴道炎、淋病奈瑟菌性阴道炎等。

2. 阴道毛滴虫　检查出阴道毛滴虫提示有滴虫阴道炎。阴道毛滴虫呈颈宽、尾尖倒置梨形，大小为白细胞的 2 ～ 3 倍，顶端有鞭毛 4 根，活动的最适宜 pH 为 5.5 ～ 6.0，在 25 ～ 42℃下运动活泼。标本要采取保温措施。

3.阴道加德纳菌　正常时阴道内不见或见少许阴道加德纳菌。计算乳酸杆菌和加德纳菌的数量变化，可作为细菌性阴道炎诊断的参考。正常时，乳酸杆菌 6～30 个 /HP；细菌性阴道炎时，加德纳菌和厌氧菌增加，而乳酸杆菌减少。非细菌性阴道炎时，乳酸杆菌 ＞ 5 个 /HP，仅见少量加德纳菌；细菌性阴道炎时，乳酸杆菌 ＜ 5 个 /HP 或无乳酸杆菌，但可见大量加德纳菌及其他细小的革兰阳性菌或阴性菌。

4.淋病奈瑟菌　检出淋病奈瑟菌提示淋球菌性阴道炎。

5.真菌　检出真菌（孢子或菌丝）提示有真菌感染。一般采用生理盐水涂片法在显微镜下观察，为提高阳性率，可在玻片上滴加 1 滴 10% 的氢氧化钾溶液混合后镜检。可见真菌孢子呈卵圆形，有芽生孢子及假菌丝，假菌丝与出芽细胞连接成链状或分枝状。

6.线索细胞　为鳞状上皮细胞黏附有大量加德纳菌和厌氧菌，使细胞边缘呈锯齿状，细胞核模糊不清，表面毛糙，有斑点和大量细小颗粒。涂片革兰氏染色显示，黏附于上皮细胞表面的细菌为革兰阴性菌或染色不定球杆菌。

（七）影响因素与注意事项

（1）采集容器和器材应清洁、干燥，不含任何化学药品或润滑剂。标本采集后要防止污染。

（2）注意及时检查，涂片应均匀平铺，不能聚集成滴状。

（3）冬季做滴虫检查时应注意保温。

（4）直接涂片法简单快速，但易受检查时间、温度、涂片厚度等影响；涂片染色法可观察虫体结构，提高检出率，但易受涂片厚度和染色的影响。

（王衍俊）

第八节　羊水检验

妇女妊娠期羊膜腔内的液体称为羊水。妊娠不同时期，羊水的来源、容量、组成成分均有明显的改变。母体、胎儿和羊水之间不断进行液体交换，保持羊水量的动态平衡。羊水检验主要用于胎儿的成熟度和疾病的产前诊断。

一、羊水标本的采集与处理

（一）羊水标本的采集

羊水由临床医生行羊膜腔穿刺术抽取获得，一般根据不同的检验目的选择适宜的穿刺时间。临床上羊膜腔穿刺术抽取羊水的最佳时间见表 9-8。

表 9-8　羊水采集的最佳时间

检查目的	羊水采集时间

诊断胎儿遗传病	妊娠 16 ～ 20 周
判断母婴血型是否符合	妊娠 26 ～ 36 周
判断胎儿成熟度	妊娠 35 ～ 42 周

羊水采集和送检须注意：①采集标本量一般为 20 ～ 30 mL，应立即送检，否则应置于 4℃冰箱内保存，保存时间不宜超过 24 小时，以免细胞溶解及化学成分分解。②用于细胞培养和染色体分析的标本在采集后须立即离心，取沉淀物做细胞培养后再做染色体核型分析。③避免使用玻璃容器采集标本，以防细胞黏附在玻璃壁上。④做胆红素测定的标本需用棕色容器收集，并避光保存。⑤离心后的标本，沉淀物可做脂肪细胞及其他细胞检验；上清液可做化学分析，并在冷冻条件下转运。

（二）羊水标本的处理

检验后的标本应按照国家卫生行业标准《临床实验室废物处理原则》（WS/T 249—2005）处理。

二、羊水一般性状检验

（一）量

随妊娠时间的进展，羊水量不断变化，可利用 B 超诊断法测量羊水量。此法还可同时观察胎儿是否畸形，简便易行，无创伤、无疼痛，准确性高，检测安全，已广泛使用。

1. 正常参考值

（1）妊娠 8 周：羊水量 5 ～ 10 mL。

（2）妊娠 10 周：羊水量约 30 mL。

（3）妊娠 20 周：羊水量约 400 mL。

（4）妊娠 36 ～ 38 周：羊水量达到高峰 1 000 ～ 1 500 mL，此后逐渐减少。

（5）妊娠足月：羊水量约 800 mL。

（6）过期妊娠：羊水量＜ 300 mL。

2. 临床意义

（1）羊水过多：妊娠时任何时期的羊水量＞ 2 000 mL 为羊水过多。羊水过多的原因十分复杂，常见的原因有胎儿畸形、多胎妊娠、妊娠糖尿病、母婴血型不合、胎盘因素等。

（2）羊水过少：妊娠足月时羊水量＜ 300 mL 为羊水过少。常见的原因有胎儿先天性泌尿系统异常、肺发育不全、染色体异常、胎膜早破、药物影响等。

（二）颜色和透明度

1. 正常参考值 妊娠早期：无色或淡黄，清晰、透明。妊娠晚期：乳白色，浑浊。

2. 临床意义

（1）深黄色：羊水中胆红素含量高，见于胎儿溶血性疾病、红细胞缺陷遗传病、胎盘功能减退等。

（2）绿色：羊水中混有胎粪，见于胎儿窘迫。

（3）红色：有出血，见于胎儿出血、胎盘早剥或穿刺出血。

（4）棕红或褐色：子宫内陈旧出血，多为胎儿已经死亡。

（5）脓性浑浊：细菌、白细胞增多，见于子宫内化脓性感染。

（6）金黄色：金黄色葡萄球菌导致的羊膜腔内炎症。

三、羊水显微镜检验

（一）羊水脂肪细胞计数

1. 检验方法　羊水脂肪细胞是胎儿皮脂腺及汗腺脱落的细胞。羊水脂肪细胞的出现率与胎龄有密切关系，随着妊娠的进展，胎儿皮脂腺逐渐成熟，羊水脂肪细胞逐渐增多。将羊水涂片用尼罗蓝（Nile blue）水溶液染色后，显微镜下观察并计数 $200 \sim 500$ 个细胞，计算脂肪细胞阳性率。

2. 正常参考值　妊娠 34 周前羊水脂肪细胞 $\leq 1\%$，妊娠 $34 \sim 38$ 周羊水脂肪细胞为 $1\% \sim 10\%$，妊娠 $38 \sim 40$ 周羊水脂肪细胞为 $10\% \sim 15\%$，妊娠 40 周以后羊水脂肪细胞 $> 50\%$。

3. 临床意义　羊水脂肪细胞计数反映胎儿皮肤成熟的程度。羊水脂肪细胞 $> 20\%$ 为胎儿皮肤成熟的指标，$10\% \sim 20\%$ 为临界值，$< 10\%$ 为皮肤不成熟，$> 50\%$ 为皮肤过度成熟。

（二）羊水快速贴壁细胞检验

1. 检验方法　快速贴壁细胞（rapidly adhering cell，RAC）为神经组织中的吞噬细胞，当胎儿神经管缺陷时，神经组织中的快速贴壁细胞暴露于羊水中。快速贴壁细胞具有贴壁生长快，活细胞贴壁率高的特点。正常羊水细胞需要经过 $4 \sim 5$ 天才能贴壁生长，快速贴壁细胞仅需 20 小时即可贴壁生长。通过计数活细胞贴壁率，可判读胎儿有无神经管缺陷及脐疝畸形等。

2. 正常参考值　快速贴壁细胞 $< 4\%$。

3. 临床意义　快速贴壁细胞主要用于胎儿畸形的诊断，脐疝畸形快速贴壁细胞为 $9\% \sim 12\%$，无脑儿快速贴壁细胞为 100%。

四、羊水其他检验

（一）胎儿成熟度检验

胎儿成熟度检验可作为高危妊娠选择分娩时机和采取措施的参考。判断胎儿成熟度的指标有胎儿肺成熟度、肾成熟度、肝成熟度、皮肤成熟度和唾液腺成熟度等。

1. 胎儿肺成熟度检验

（1）羊水泡沫试验：羊水中主要的肺泡表面活性物质饱和磷脂在抗泡剂乙醇中，经振荡后形成稳定的泡沫，室温下可保持数小时；而羊水中其他物质如蛋白质、胆盐、游离脂肪酸及未饱和磷脂形成的泡沫，能被乙醇在几秒内迅速破坏而消除。该试验通常采用双管法，第一支试管羊水和95％乙醇的比例为1：1，第二支试管羊水和95％乙醇的比例为1：2。用力振荡2个试管后，静置15分钟后观察结果。2个试管液面均有完整的泡沫环提示胎儿肺成熟，2个试管均无泡沫环提示胎儿肺未成熟。

（2）羊水磷脂酰胆碱／鞘磷脂（PC/S）测定：磷脂酰胆碱（PC）和鞘磷脂（S）是肺泡表面活性物质的主要成分，维持肺泡的稳定性。PC与S在妊娠34周前含量接近，妊娠35周后PC被迅速合成，至妊娠37周达高峰，羊水中的含量也明显上升，而S维持在无明显变化或有所下降。采用薄层层析色谱法可检测PC和S的含量比值变化，作为判断胎儿肺成熟度的参考指标。PC/S ≥ 2时，提示胎儿肺已成熟。PC/S比值对诊断新生儿特发性呼吸窘迫综合征（neo-natal idiopathic repiratory distress syndrome，NIRDS）具有重要价值，PC/S ≤ 1.49，提示胎儿肺发育不成熟，易发生NIRDS。

（3）羊水磷脂酰甘油（PG）测定：妊娠35周后羊水出现PG，并随着妊娠时间增加而增加，可用酶法或快速胶乳凝集试验测定，如为阳性，提示胎儿肺已成熟。

（4）羊水吸光度测定：羊水中磷脂类物质的含量与其浊度成正比，羊水中磷脂类物质越多，在波长650 nm处吸光度越大，胎儿的肺成熟度越好。

2. 胎儿肾成熟度检验

（1）羊水肌酐测定：羊水中的肌酐是胎儿代谢产物之一，随胎儿尿排入羊水中，其排泄量反映胎儿肾小球的成熟度。自妊娠中期，羊水中的肌酐含量开始逐渐升高，于妊娠34周迅速上升，妊娠37周后羊水肌酐含量 ≥ 176.8 μmol/L。因此，当羊水中肌酐含量 > 176.8 μmol/L时，提示胎儿肾成熟。

（2）羊水葡萄糖测定：羊水中的葡萄糖主要来自母体血浆，部分来自胎儿尿。随羊膜面积扩大，羊水量增加，羊水中葡萄糖浓度逐渐增加，至24周达到高峰，以后随着胎儿肾成熟，肾小管对葡萄糖重吸收作用增强，胎儿尿排葡萄糖量减少，加之胎盘通透性随胎龄增加而减少，由母体血浆进入羊水的葡萄糖也相应减少，羊水葡萄糖浓度逐渐降低。

因此，羊水中葡萄糖含量可以反映胎儿肾发育情况。葡萄糖＜ 0.56 mmol/L，提示胎儿肾发育成熟，葡萄糖＞ 0.80 mmol/L，提示胎儿肾不成熟。

3.胎儿肝成熟度检验　妊娠早期的胎儿肝不具有结合、转化胆红素的能力，故羊水中胆红素含量较高，为间接胆红素。随着胎儿肝成熟，处理间接胆红素能力增强，排入羊水中的胆红素逐渐减少。至妊娠 36 周，羊水中的胆红素基本消失，说明胎儿肝已经成熟，因此，羊水中胆红素的量可反映胎儿肝成熟程度。胆红素＜ 1.71 μmol/L 时，提示胎儿肝成熟。

4.胎儿皮肤成熟度检验　随着妊娠的进展，胎儿皮脂腺逐渐成熟，羊水中胎儿皮脂腺及汗腺脱落的脂肪细胞逐渐增多。羊水中脂肪细胞百分率是判断胎儿皮肤是否成熟的重要指标。

5.胎儿唾液腺成熟度检验　羊水中淀粉酶来源于胎儿唾液腺，随妊娠的进展而胎儿唾液腺活性增强。胎儿唾液腺不受母体影响，其活性可反映胎儿唾液腺成熟程度。羊水淀粉酶活性＞ 120 U/L，提示胎儿唾液腺成熟。

（二）羊水化学和免疫学检验

随着妊娠的进程，羊水成分在不断地改变。羊水化学和免疫学检验项目较多，临床常用检验项目及临床意义见表 9-9。

表 9-9　羊水化学和免疫学成分检验及临床意义

项　目	临床意义
甲胎蛋白（AFP）	升高：见于①开放性神经管缺陷的胎儿；②死胎；③先天性食管闭锁及染色体异常；④先天性肾病 降低：见于葡萄胎、唐氏综合征等
胆碱酯酶	羊水中真性胆碱酯酶（AChE）活性升高与胎儿开放性神经管畸形高度相关，同时测定羊水假性胆碱酯酶（PChE）活性，并计算 AChE/PChE 比值，对诊断更有价值
睾酮	结合染色体检测用于胎儿性别鉴别
雌三醇	降低：提示胎儿预后不良，如母婴血型不合、先兆流产、妊娠合并糖尿病等
反式三碘甲状腺原氨酸	降低：主要见于胎儿甲状腺功能减退
瘦素	反映胎儿生长发育情况等

五、羊水检验的临床应用

羊水检验对监测胎儿生长发育，筛查各种先天性疾病和遗传病，降低遗传病的发病率，实现优生优育具有重要意义。

（一）产前诊断

产前诊断是在遗传咨询的基础上，通过遗传学和影像学检查对高风险胎儿进行明确诊断，对胎儿进行选择性流产以达到选择胎儿的目的，从而降低婴儿出生缺陷率，提高人口素质。

1. 神经管缺陷性疾病　通过羊水 AFP 测定和羊水快速贴壁细胞检验可为本病的诊断提供依据。

2. 遗传性代谢病　多为单基因遗传病，绝大部分有酶的缺陷，羊水酶学检验、限制性片段长度多态性（restriction fragment length polymorphism，RFLP）连续分析具有一定的诊断价值。

3. 性连锁遗传病　通过羊水细胞的性染色体检查可以预测胎儿的性别，根据性连锁疾病的发病率来决定胎儿的取舍，可降低性连锁遗传病的发病率。

4. 染色体病　羊水检验可诊断因染色体数量和结构异常引起的染色体病。由于目前没有理想的治疗手段，只能通过产前诊断控制有染色体病胎儿的出生。

（二）TORCH 感染的诊断

TORCH 是指可导致先天性子宫内感染及围生期感染而引起围产儿畸形的病原体，它是一组病原微生物的英文名称缩写，其中 T（toxoplasma）代表弓形体，O（others）代表其他病原微生物（如梅毒螺旋体、带状疱疹病毒、人类细小病毒 B19、柯萨奇病毒等），R（rubella virus）代表风疹病毒，C（cytomegalovirus）代表巨细胞病毒，H（herpes simplex virus）代表单纯疱疹病毒。

这组病原微生物可造成母婴感染，引起早产、流产、死胎或畸胎等，还可能造成婴儿不同程度的智力障碍。特别在妊娠初期的 3 个月，胚胎处于器官形成期，此时受病毒感染，可破坏细胞或抑制细胞的分裂和增殖。通过检测羊水中弓形体、风疹病毒、巨细胞病毒及单纯疱疹病毒等抗体，可以了解其感染情况，对实现优生优育具有重要意义。

（王衍俊）

第三篇 临床生化、微生物与寄生虫感染检验

第十章 临床生化检验

第一节 肾功能检测

肾脏（kidney）是机体主要的排泄器官，通过泌尿作用来排泄代谢产物，维持体内水、电解质、蛋白质和酸碱等代谢平衡，同时也是重要的内分泌器官，参与促进红细胞生成及骨代谢等。肾脏疾病可造成机体的物质代谢紊乱，以及体液生物化学的改变。因此，肾功能检测是判断肾脏疾病严重程度和预测预后、确定疗效、调整某些药物剂量的重要依据。

一、血清尿素测定

1. 患者要求 空腹 8～12 小时安静状态下静脉采血，采血前避免剧烈运动，禁食高糖、咖啡、浓茶类饮料，控制蛋白质摄入量，禁止使用抗利尿药或利尿药。

2. 检验标本 用促凝管采集静脉血 2 mL，标本不能使用氟化物和肝素抗凝剂，且应避免溶血、黄疸和脂血。收集 24 小时尿液，不加防腐剂。标本量 10 mL，至少 1 mL。

3. 检测方法 脲酶 - 谷氨酸脱氢酶法。

4. 参考区间 ①血清尿素：男性，20～59 岁为 3.1～8.0 mmol/L，60～79 岁为 3.6～9.5 mmol/L 女性，20～59 岁为 2.6～7.5 mmol/L，60～79 岁为 3.1～8.8 mmol/L。②24 小时尿液尿素：0.43～0.71 mmol/L。

5. 临床应用 用于肾小球滤过功能的评估。

6. 临床意义

（1）生理性变化：高蛋白饮食可使血清中尿素（urea）的浓度与尿排出量升高，妊娠妇女尿素浓度由于血容量增加要比非妊娠妇女低。

（2）病理性变化：血清尿素浓度增高见于如下情况。①肾前性：由于肾血流量灌注减少或者尿素生成过多引起。后者见于高蛋白饮食、饥饿、发热、脓毒血症所致的蛋白质分解代谢增加以及胃肠道出血后血液蛋白吸收等。脱水、休克、心力衰竭引起的肾供血不足，亦可使血液尿素升高。肾前性氮质血症，肌酐浓度往往不伴随升高。②肾性：由于急性与慢性肾衰竭、肾小球肾炎、肾盂肾炎和中毒性肾炎等引起。肾结核、肾积水的血液尿素增高与肾组织破坏程度相关。③肾后性：经输尿管、膀胱、尿道的尿流受阻而引起的血液尿素升高，如膀胱结石、泌尿生殖肿瘤、前列腺肥大、阻塞造成的肾小管内压升高，使管内尿素扩散入血液。

（3）血清尿素浓度降低：见于严重的肝脏疾病，如肝炎合并广泛肝坏死等。

7. 影响因素与注意事项

（1）空气中氨气可污染试剂或玻璃器皿，使用铵盐抗凝剂，可引起结果偏高。

（2）血氨升高时，可引起血尿素测定假性升高。溶血标本对测定结果有影响。

（3）高浓度氟化物可抑制脲酶，引起结果假性偏低。

（4）只有当肾小球滤过功能下降到正常的 1/2 时，血浆尿素浓度才会升高。

（5）组织分解代谢加快、消化道出血、摄入过多蛋白质等肾外因素可引起血浆尿素浓度升高，因此，血浆尿素测定不是肾功能损伤的特异指标。

二、血清肌酐测定

1. 患者要求　空腹 8 ～ 12 小时静脉采血，采集血液标本前 3 天禁食肉类食物，避免剧烈活动及运动，停服一些可能影响检验结果的药物。

2. 检验标本　用促凝管采集静脉血 2 mL 标本应避免溶血、黄疸和脂血。收集 24 小时尿液标本，可加入浓盐酸作为防腐剂。

3. 检测方法　肌氨酸氧化酶法。

4. 参考区间　①血清肌酐（creatinine，Cr）：男性 20 ～ 59 岁为 57 ～ 97 μmol/L，60 ～ 79 岁为 57 ～ 111 μmol/L；女性 20 ～ 59 岁为 41 ～ 73 μmol/L，60 ～ 79 岁为 41 ～ 81 μmol/L。② 24 小时尿：成年男性为 124 ～ 230 μmol/（kg·d）；成年女性为 97 ～ 177 μmol/（kg·d）。

5. 临床应用　用于肾小球滤过功能的评估。

6. 临床意义

（1）血清肌酐升高常见于肾小球滤过功能减退。在肾脏疾病初期，血 Cr 通常不升高，直至肾脏有实质性损害，血 Cr 值才增高。血 Cr 在急性肾衰竭时会进行性升高，并可伴有少尿或无尿。

（2）用于评估慢性肾衰时病变程度及分期。血 Cr < 178 μmol/L 为肾衰代偿期，血 Cr > 455 μmol/L 为肾衰竭期，血 Cr > 707 μmol/L 为尿毒症期。

（3）用于鉴别肾前性和肾性少尿。肾前性少尿血 Cr 浓度上升一般不超过 200 μmol/L，如心力衰竭、脱水等；肾性少尿血 Cr 常超过 200 μmol/L。

（4）血 Cr 降低常见于低嘌呤饮食、儿童等。

7. 影响因素与注意事项

（1）羟苯磺酸钙、酚磺乙胺等药物可使检测结果假性减低。

（2）肌酐酶偶联肌氨酸氧化酶法以 Trinder 反应为指示系统，Trinder 反应受标本中高浓度胆红素、维生素 C 干扰。可在试剂 1 中加入亚铁氰化钾（或亚硝基铁氰化钾）和抗坏血酸氧化酶消除。

（3）肌酐酶联肌氨酸氧化酶法为了消除样品中肌酸干扰，采取双试剂法。在第一试剂中加入肌酸酶，两步反应可以消除内源性肌酸的干扰。肌酸酶法分析的特异性高，其参考区间略低于苦味酸速率法。

（3）肝素、枸橼酸、EDTA、氟化物等在常规用量下对本法测定无干扰。

三、血清尿酸测定

1. 患者要求　空腹 8 ～ 12 小时静脉采血，检测前应禁食含核酸过多的食物如瘦肉、动物内脏等，防止尿酸（uric acid，UA）结果假性升高；滴注果糖、山梨醇、木糖醇等可引起血清 UA 水平升高；高蛋白饮食可使 UA 升高。

2. 检验标本　用促凝管采集静脉血 2 mL，标本不能使用 EDTA、枸橼酸盐、草酸盐、氟化钠等抗凝剂，避免溶血。收集 24 小时尿液，不加防腐剂。标本量 10 mL，至少 1 mL。

3. 检测方法　尿酸氧化酶法。

4. 参考区间　男性：208 ～ 428 μmol/L，女性：155 ～ 357 μmol/L。

5. 临床应用　用于肾小球滤过功能和肾小管重吸收功能的评估。

6. 临床意义

（1）尿酸升高：常见于痛风（可增至 387 ～ 595 μmol/L）、高脂血症、肾功能不良、核酸代谢增强的白血病、多发性骨髓瘤、细胞和组织坏死（如抗恶性肿瘤治疗）、肾病、单核细胞增多症、甲状旁腺功能减退症、黏液性水肿、氯仿中毒、铅中毒、红细胞增多症、溶血性贫血以及恶性贫血治疗期等；进食富含嘌呤的食物如动物肝、肾、胰、贝类等，可因外源性嘌呤增加而致 UA 升高。

（2）UA 降低　常见于急性重型肝炎、低嘌呤饮食、黄嘌呤氧化酶活力降低、Wilson 病、代谢性氨基酸尿和霍奇金淋巴瘤、儿童等。

7. 影响因素与注意事项　胆红素和维生素 C 可干扰结果检测，在反应体系中加入胆红素氧化酶和抗坏血酸氧化酶可消除上述两种物质的干扰。

四、血清半胱氨酸蛋白酶抑制剂 C 测定

1. 患者要求　空腹 8 ～ 12 小时安静状态下静脉采血。

2. 检验标本　用促凝管采集静脉血 2 mL，避免溶血。

3. 检测方法　乳胶增强免疫比浊法。

4. 参考区间　0.59 ～ 1.03 mg/L。

5. 临床应用　用于肾小球滤过功能的评估。

6. 临床意义　血清半胱氨酸蛋白酶抑制剂 C（cystatin C，Cys C）是一种非糖化的蛋白质，是半胱氨酸蛋白酶抑制剂中的一种。它由大多数有核细胞以一种恒定的方式产生，分子量

小，生成率稳定。Cys C 的浓度不受炎症反应、性别及年龄的影响。血液循环时，Cys C 只经肾小球滤过率而被清除，是反映肾小球滤过率变化的内源性标志物，并且对肾小球滤过率（GFR）的敏感性和特异性都高于血清肌酐。因此，半胱氨酸蛋白酶抑制剂 C 对测定肾小球滤过率有极其重要的意义。血 Cys C 可用于糖尿病肾病肾脏滤过功能早期损伤的评价、肾移植患者肾功能的恢复情况评价、血液透析患者肾功能改变检测等。

7. 影响因素与注意事项

（1）血清标本在室温条件下保存，可稳定 6 天；4℃密封保存，可稳定 12 天；－80℃保存，可稳定 14 个月以上，避免反复冻融。

（2）高浓度的三酰甘油、胆红素、血红蛋白、类风湿因子、抗坏血酸可使测定结果假性增高。

五、内生肌酐清除率与肾小球滤过率测算

肾小球的主要功能是滤过，评估滤过功能最重要的参数是 GFR。为测定 GFR，临床上设计了各种物质的肾血浆清除率试验。常用的实验室检测方法主要有 CCr、血液中小分子代谢终产物（如血 Cr、血尿素等）和血液中小分子蛋白（如 β_2- 微球蛋白、血清 Cys-C）等检测。

（一）内生肌酐清除率

在单位时间内，肾脏把若干毫升血浆中的内生 Cr 全部清除出去，被完全清除了 Cr 的血浆毫升数称为 CCr。内生 Cr 是人体肌肉中磷酸肌酸的代谢产物，在严格控制饮食条件和肌肉活动相对稳定的情况下，血浆 Cr 的生成量和尿排出量较恒定，其含量的变化主要受内源性 Cr 的影响，且 Cr 大部分从肾小球滤过，不被肾小管重吸收，排泌量很少。通过测定血液和尿液中 Cr 的含量，可计算 24 小时或每分钟血液中 Cr 被肾脏清除的量。

1. 临床意义 CCr 能较早准确反映肾小球滤过功能损伤，并估计损伤程度。

CCr < 80 mL/（min·1.73m²）时，提示肾功能损伤；CCr 为 50 ～ 80 mL/（min·1.73m²）时，提示肾功能不全代偿期；CCr 为 25 ～ 50 mL/（min·1.73m²）时，提示肾功能不全失代偿期；CCr < 25 mL/（min·1.73m²）时，提示肾衰竭期；CCr < 10 mL/（min·1.73m²）时，提示尿毒症终末期。

2. 计算公式

内生肌酐清除率（mL/min）=[尿肌酐浓度（μmol/L）/ 血浆肌酐浓度（μmol/L）]× 每分钟尿量（mL/min）

标准化 CCr [mL/（min·1.73m²）]= CCr× 标准体表面积（1.73m²）/ 个体体表面积（A）

3. 参考值 健康成年人 CCr，男性为 85 ～ 125 mL/（min·1.73m²），女性为 75 ～ 115 mL/（min·1.73m²）。老年人随年龄增长，CCr 有自然下降趋势。

（二）估算肾小球滤过率

GFR 以血清 Cr 测定值为基础，结合患者性别、年龄、身高、体重、种族等一些生理参数，推导出拟合的数学公式来计算肾小球滤过率估算值（estimated glomerular filtration rate，eGFR），其评价肾脏损伤优于 Cr 和肌酐清除率。

1. 计算公式

MDRD 简化方程：eGFR[mL/（min·1.73m²）]=186× 血 Cr（μmol/L）-1.154× 年龄（岁）0.203×0.742（女性）×1.233（中国）。

Cockcroft-Gault 公式：CCr[mL/（min·1.73m²）]=（140 − 年龄）× 体重（kg）×72⁻¹× 血肌酐（μmol/L）⁻¹×0.85（女性）。

Connhan-Banatp 公式：eGFR[mL/（min·1.73m²）]=0.43× 身高（cm）× 血 Cr（μmol/L）⁻¹。

Schwonty 公式：CCr[mL/（min·1.73m²）]=0.55× 身高（cm）× 血肌酐（μmol/L）⁻¹。

上述计算公式中，MDRD 简化方程和 Cockcroft-Gault 公式用于估算成人 GFR；Connhan-Banatp 公式和 Sebwonty 公式用于估算儿童 GFR。利用这些公式可以评价肾脏功能，特别是慢性肾衰竭患者。

2. 临床意义 CCr 是临床评价 GFR 的常规试验，但存在收集尿液时间长（24 小时法）、患者依从性差等缺点。由于 eGFR 具有敏感性优于血 Cr 值，准确性与 CCr 相当，且不需收集尿样本、操作简便、费用低廉、可重复性好的特点，既宜于临床应用，也适用于大规模人群调查。

3. 影响因素和注意事项 应用 eGFR 和 CCr 的前提要求是机体处于稳态，如果 GFR 快速变化，则 eGFR 不可靠。eGFR 主要适用于肾功能相对稳定的慢性肾衰竭患者，评估慢性肾脏病分期。

慢性肾脏病的肾小球滤过率分期见表 10-1。

表 10-1 慢性肾脏病的肾小球滤过率分期

分期	eGFR/mL·（min·1.73m²）⁻¹	表　述
G1	≥ 90	正常或增高
G2	60 ～ 89	轻度下降
G3a	45 ～ 59	轻到中度下降
G3b	30 ～ 44	中到重度下降
G4	15 ～ 29	重度下降
G5	< 15	肾功能衰竭

注：在缺少肾损伤证据时，G1 和 G2 期均不能诊断为慢性肾脏病。G1 相对于年轻成人水平。

六、尿微量白蛋白测定

尿微量白蛋白（microalbumin，mAlb），是指 24 小时尿白蛋白排泄率为 30～300 mg。正常肾小球可滤过一些低分子量蛋白质，经近端肾小管重吸收，24 小时尿白蛋白排出量低于 30 mg，尿蛋白定性试验呈阴性反应。当尿白蛋白量超过 300 mg/24 h，尿蛋白定性阳性。微量白蛋白尿反映肾脏异常渗漏蛋白质，有助于肾小球病变的早期诊断。

正常情况下，由于肾小球滤过膜电荷选择性屏障的静电同性排斥作用，白蛋白大部分不能通过滤过膜，而各种炎症、代谢异常和免疫损伤均可导致滤过膜上负电荷减少，静电排斥力下降，造成白蛋白从尿中漏出增多。尿白蛋白是早期发现肾病最敏感、最可靠的诊断指标，判断肾小球受损程度的重要蛋白，是糖尿病肾病最早期的生化表现。

1. 检测方法　包括免疫浊度法、放射免疫测定法、荧光免疫测定法、酶联免疫测定法及时间分辨荧光测定法。其中免疫浊度法方便、快捷，操作简单，无放射性污染，尿标本留取不受时间的限制，尤其适合于门诊患者。

2. 检测原理　抗原、抗体结合后，形成免疫复合物，在一定时间内复合物聚合出现浊度。当光线通过溶液时，可被免疫复合物吸收。免疫复合物量越多，光线吸收越多。光线被吸收的量在一定范围内与免疫复合物的量成正比。利用比浊计测定光密度值，复合物的含量与光密度值成正比，同样当抗体量一定时，光密度值也与抗原含量成正比。

七、肾小管功能检测中其他反映肾损伤的标志物

（一）N- 乙酰 -β- 氨基葡萄糖苷酶

N- 乙酰 -β- 氨基葡萄糖苷酶（N-acetyl-β-glucosaminidase，NAG）是反映肾小管实质细胞损害的指标。尿中 NAG 主要来源于肾近曲小管上皮细胞，在尿中稳定性高，当肾小管上皮细胞受损时 NAG 活性会明显增强，且其改变比尿蛋白和肾功能异常的变化要早得多。目前认为尿 NAG 是肾移植排斥反应和抗生素肾毒性反应的良好指标，在糖尿病肾病早期，尿 NAG 升高，且 NAG 与尿 Cr 比值增高，先于尿微量白蛋白排泄量的变化。一般以酶法测定其活性。

（二）尿 β₂- 微球蛋白

尿 β_2- 微球蛋白（β_2-microglobulin，β_2-mG）增多可反映近端肾小管重吸收功能受损情况，是早期肾小管损伤的标志性指标。β_2-mG 分子量小并且不与血浆蛋白结合，可自由经肾小球滤过原尿，但原尿中 99.9% 的 β_2-mG 在近端小管被重吸收，并在肾小管上皮细胞中被分解破坏，仅有微量自尿中排出。由于肾小管重吸收 β_2-mG 阈值为 5 mg/L，因此在测定尿 β_2-mG 的同时应该测定血 β_2-mG，只有当血中 β_2-mG < 5 mg/L 时，尿 β_2-mG 升高才有意义。β_2-mG 在酸性尿液中不稳定，极

易分解，多数患者尿液呈弱酸性，尿液中的细菌也可使其降解，因此，尿液收集后应及时测定，目前主要采用免疫透射比浊法进行检测。

（三）尿 α_1- 微球蛋白

尿 α_1- 微球蛋白（α_1-microglobulin，α_1-mG）可反映各种原因包括肾移植后排斥反应所导致的早期近端肾小管功能受损。α_1-mG 为肝细胞和淋巴细胞产生的一种糖蛋白，分子量小。血浆中 α_1-mG 可以游离或与 IgG、白蛋白结合的形式存在，游离 α_1-mG 可自由透过肾小球，但原尿中 α_1-mG 约99%被近曲小管重吸收，仅微量从尿中排出。与 β_2-mG 相比，α_1-mG 测定的影响因素少，不受恶性肿瘤及尿液酸碱度的影响，酸性尿中不会分解而出现假阴性结果，是比较灵敏、特异的指标。尿中 α_1-mG 排出量大于 β_2-mG，可提高检测准确性，因此有 α_1-mG 逐渐替代 β_2-mG 的趋势。目前主要采用免疫透射比浊法进行检测。

（四）尿视黄醇结合蛋白

尿视黄醇结合蛋白（retinal-binding protein，RBP）是诊断早期肾功能损伤和疗效判断的灵敏指标。RBP 由肝细胞合成，广泛存在于人体血液、尿液及体液中。游离的 RBP 由肾小球滤过，大部分由近端小管上皮细胞重吸收，仅有少量从尿液排出。当肾小管重吸收功能障碍时，尿中 RBP 浓度升高，血清 RBP 浓度下降。其特异性和敏感性均高于 Cr，与 β_2-mG 相近，且 RBP 不易受 pH、温度的影响，具有很好的稳定性。目前采用免疫透射比浊法进行测定。

八、肾功能检测项目临床的选择与应用

临床选择肾功能检测指标时首先应明确肾功能检查的目的，即是用于疾病的早期诊断、预后评估、病情观察和确定治疗方案。按照所需检查的肾脏病变部位，选择与之相应的功能试验，同时结合患者的病情、文化特点、经济情况和接受程度等合理选择有效、经济的诊断项目。在评价检查结果时，必须结合患者的病情和其他临床资料，进行全面分析，最后做出判断。

1. 尿常规和尿沉渣检查 尿液常规检查，如尿量、尿比重、尿蛋白定性、尿沉渣镜检等，是临床上不可忽视的一项初步检查，不少肾脏病变早期就可以出现蛋白尿或尿沉渣中的有形成分。尿异常是肾脏或尿路疾病的第一个指征。但因其敏感性较低，不利于肾脏疾病，特别是肾小管早期损害的诊断。

2. 肾小球功能及损伤检查 肾小球滤过功能的检查一般以 GFR 作为常规首选指标，尿白蛋白检测作为协同指标，这两个指标的联合应用能对肾小球滤过功能的早期损伤进行评估。血尿素、血 Cr 测定的敏感性较低，仅对肾衰竭、晚期肾脏病有较大的临床意义。血 Cys-C 浓度与 GFR 呈良好的线性关系，其线性关系显著优于血 Cr。

3. 肾小管功能及损伤检查　肾小管间质性疾病的确诊依赖肾活检组织的病理学检查，但临床上往往采用非创伤性的肾小管损伤标志物的实验诊断作为肾小管间质疾病诊断和监测的手段。目前临床上常规使用的肾小管损伤标志物为尿低分子蛋白质 β_2-mG、α_1-mG、RBP 和尿酶 NAG。

（刘建生）

第二节　肝功能试验

肝脏是人体内最大的实质性腺体器官，由肝实质细胞、胆道系统及单核巨噬细胞系统组成。肝脏的最主要功能是物质代谢，它在体内蛋白质、氨基酸、糖、脂类、维生素、激素等物质代谢中起着重要作用；同时，肝脏还有分泌、排泄、生物转化及胆红素、胆汁酸代谢等方面的功能。当肝细胞发生变性及坏死等损伤后，可导致血清酶学指标及代谢功能的变化。对肝脏物质代谢功能、生物转化和解毒功能及分泌与排泄功能等的实验诊断，有助于帮助了解患者是否有肝脏病变、肝脏病变的严重程度及肝脏的功能状态。

一、丙氨酸转氨酶（ALT）与天冬氨酸氨基转移酶（AST）

在肝细胞中，ALT 主要存在于非线粒体中，而约 80% 的 AST 存在于线粒体内，二者均为非特异性细胞内功能酶，能敏感地反映肝细胞损伤与否及损伤程度。正常时血清的含量很低，但当肝细胞受损时，肝细胞膜通透性增加，胞质内的 ALT 与 AST 释放入血浆，致使血清 ALT 和 AST 的活性升高。在中等程度肝细胞损伤时，ALT 漏出率远大于 AST。此外，ALT 和 AST 的血浆半衰期分别为 47 小时和 17 小时，因此 ALT 测定反映肝细胞损伤的敏感性较 AST 高。在严重肝细胞损伤时，线粒体膜亦损伤，可导致线粒体内 AST 的释放，血清中 AST/ALT 比值升高。肝硬化时，肝脏病理以肝纤维化、肝细胞萎缩为主，很多患者 ALT 及 AST 值正常或轻度升高，可能与肝损害后肝脏产生减少有关。

AST/ALT 比值对于急、慢性肝炎的诊断、鉴别诊断及判断转归也有很高的价值。急性肝炎时，比值 < 1；肝硬化时比值 $\geq$ 2；肝癌时，比值 $\geq$ 3。严重肝炎时，转氨酶下降而胆红素升高，称为"酶胆分离"现象，是肝细胞严重坏死的表现，病死率高达 90%。

"酶胆分离"现象是肝炎在发展过程中，由于肝细胞大量坏死，对胆红素的处理能力进行性下降，出现血清胆红素上升，同时转氨酶由于已经维持相当长时间的高水平，从而进行性耗竭，出现 ALT 和 AST 的下降。黄疸加深明显而转氨酶下降。出现"酶胆分离"是肝细胞大量坏死的表现，多提示病情加重，有转为重症肝炎的可能，但在胆汁大量淤积时也有可能出现这种情况，注意区分。

急性肝炎在病程 4 周内转氨酶应降至正常。肝炎复发时转氨酶升高可先于症状。如病程超过 3 个月而转氨酶仍轻度异常，则很容易转为慢性肝炎。肝硬化患者转氨酶出现较大幅度的升高，提示病情可能发展为活动性，须引起警惕。

（一）ALT

1. 患者要求　空腹 8～12 小时安静状态下静脉采血，禁高糖、高脂饮食，避免剧烈运动，停服可能影响检验结果的药物。

2. 检验标本　促凝管静脉采血 2 mL，尽快分离血清，避免溶血。

3. 检验方法　连续监测法。

4. 正常参考值　血清丙氨酸氨基转移酶测定正常参考值见表 10-2。

表 10-2　血清丙氨酸氨基转移酶测定正常参考值

试剂中磷酸吡哆醛	正常参考值 /U·L⁻¹	
	男性	女性
有	9～60	7～45
无	9～50	7～40

5. 临床应用　ALT 活性能够反映肝细胞的损害程度，主要用于肝病观察的实验诊断、疗效观察预后判断。

6. 临床意义

（1）ALT 活性升高常见于：①肝胆疾病，如传染性肝炎、肝癌、中毒性肝炎、脂肪肝和胆管炎等。②心血管疾病，如心肌梗死、心肌炎、心力衰竭时肝瘀血和脑出血等。③药物和毒物，如氯丙嗪、异烟肼、水杨酸制剂及乙醇、铅、汞或有机磷等。

（2）ALT 活性降低常见于磷酸吡哆醛缺乏症。

（3）ALT 在较高水平上下波动或下降后又再次升高，预示转为慢性或复发，预后不佳。慢性肝病（肝癌、肝硬化等）或脂肪肝 ALT 轻度升高，当 AST＞ALT 时，提示慢性肝炎进入活动期。重症肝炎时，由于大量肝细胞坏死，ALT 可轻度升高，但胆红素进行性升高，出现"酶胆分离"现象。

（4）ALT 主要存在于细胞质，释放容易，故血清中 ALT 升高出现于组织损伤早期。

7. 影响因素与注意事项

（1）剧烈运动时可引起细胞膜通透性改变，使肌肉系统释放转氨酶增多，当血清转氨酶超过正常值时，应首先排除剧烈运动后。

（2）标本类型及稳定性。宜用血清标本测定 ALT，若用血浆标本，可用肝素或 EDTA 抗凝，草酸盐、肝素、枸橼酸盐虽不抑制酶活性，但可引起反应液轻度浑浊。最好在 45 分钟内分离血清或血浆，血清分离后应尽快进行分析。若需过夜储存，可存于 4℃。在常规 ALT 测定中，不推荐冰冻保存标本。若需更长时间储存，可存于 - 70 ℃，但应避免血清标本反复冻融。

（3）红细胞内 ALT 含量为血清浓度的 3 ～ 5 倍。当血清血红蛋白含量＞ 2.5 g/L 时，可引起 ALT 结果升高 10％。严重脂血、黄疸也可能引起测定管吸光度增加，此时可做自身标本对照管。

（4）国际临床化学联合会（IFCC）推荐方法的试剂中含有磷酸吡哆醛，但目前多数常规方法试剂中不含磷酸吡哆醛。一般而言，含磷酸吡哆醛试剂的测定结果偏高。健康人血清中的磷酸吡哆醛含量正常，试剂中磷酸吡哆醛升高 ALT 活性的作用不明显，但在如肾病等某些疾病血清中磷酸吡哆醛含量偏低，试剂中的磷酸吡哆醛可显著升高血清 ALT 活性。

（二）AST

1. 患者要求　空腹 8 ～ 12 小时安静状态下静脉采血，禁高糖、高脂饮食，避免剧烈运动，停服可能影响检验结果的药物。

2. 检验标本　促凝管静脉采血 2 mL，尽快分离血清，避免溶血。

3. 检验方法　连续监测法。

4. 正常参考值　血清天冬氨酸氨基转移酶测定正常参考值见表 10-3。

表 10-3　血清天冬氨酸氨基转移酶测定正常参考值

试剂中磷酸吡哆醛	正常参考值 /U·L-1	
	男性	女性
有	15 ～ 45	13 ～ 40
无	15 ～ 40	13 ～ 35

5. 临床应用

AST 主要用于肝病实验。AST 与 ALT 比值对于判断肝炎的转归有重要价值。

6. 临床意义

（1）血清中 AST 主要来源于肝细胞。各种肝病可引起血清 AST 的升高，有时候可以达到 1 200 U/L，中毒性肝炎还可以更高。正常人 AST/ALT 比值为 1.15。肝炎发病早期，由于肝 AST 含量高，往往血清 AST/ALT 比值＞ 1，但由于 ALT 清除较慢，所以一段时间后 AST/ALT 比值＜1，恢复期一般也是 ALT 恢复较慢，ALT 和 AST 持续升高，往往是慢性肝炎的指标。肝硬化时 AST/ALT 比值明显升高。

（2）AST 升高还见于肺栓塞、充血性心力衰竭、病毒感染、胆道阻塞、溶血性疾病、骨骼肌疾病如进行性肌营养不良、皮肌炎（神经性肌炎正常）、挤压性肌肉损伤、坏疽、急性胰腺炎等。

（3）急性心肌梗死发作后 6～12 小时 AST 显著升高，在 48 小时达到高峰，3～5 天后恢复正常。由于其本身的局限性以及其他更好的心肌标志物（如肌钙蛋白）的出现，AST 现在已较少用于心肌梗死诊断。

7. 影响因素与注意事项

（1）剧烈运动可引起细胞膜通透性改变，使肌肉系统释放转氨酶增多。当血清转氨酶超过正常值时，应首先排除剧烈运动后。

（2）标本类型及稳定性。宜用血清标本测定 AST，血清分离后在室温（25℃）中稳定保存 7 天，冷藏（4℃）或冻存（－20℃）稳定保存 14 天。可反复冻融 3 次。

（3）红细胞内 AST 含量为血清浓度的 40 倍以上，溶血标本不适于 AST 测定。

二、碱性磷酸酶（ALP）测定

ALP 主要分布在肝脏、骨骼、肾小肠及胎盘中，正常人血清中的 ALP 主要来自骨骼，由成骨细胞产生。ALP 经肝胆系统进行排泄，所以当出现肝胆系统疾病时，肝细胞合成 ALP 增加，经淋巴管和肝血窦进入血液，同时由于肝内胆道胆汁排泄障碍，反流入血从而引起血清 ALP 明显升高。血清 ALP 测定常用于肝胆疾病和骨骼疾病的临床诊断和鉴别诊断，尤其是黄疸的鉴别诊断。阻塞性黄疸时 ALP 明显升高，与胆红素升高水平相平行，而肝细胞性黄疸则升高不明显。

1. 患者要求　空腹 8～12 小时安静状态下静脉采血，禁高糖、高脂饮食，避免剧烈运动，停服可能影响检验结果的药物。

2. 检验标本　促凝管静脉采血 2 mL，尽快分离血清，避免溶血。

3. 检验方法　连续监测法。

4. 正常参考值

（1）儿童：＜500 U/L。

（2）成年男性：45～125 U/L。

（3）成年女性：20～49 岁为 35～100 U/L；50～79 岁为 50～135 U/L。

5. 临床应用　ALP 是肝胆系统疾病和骨骼代谢相关疾病的实验室诊断和鉴别诊断指标之一，尤其是黄疸的鉴别诊断。

6. 临床意义

（1）生理性升高：妊娠 3 个月时胎盘产生 ALP，9 个月达高峰，为同龄女性 3 ～ 4 倍，分娩后 1 个月左右恢复正常。高糖高脂饮食后 ALP 活性升高，高蛋白饮食后 ALP 活性下降，餐后 2 小时可升高 1.5 ～ 2 倍，持续 6 小时，检测 ALP 需空腹 12 小时。剧烈运动后，ALP 有所上升。

（2）胆道梗阻、肝细胞损害、肝细胞和胆管上皮细胞再生或癌变等情况下，由于 ALP 进入血液，或阻碍胆汁排泄的因素诱导肝细胞合成 ALP，或蓄积的胆汁酸溶解细胞膜释放 ALP，导致血清 ALP 升高。氯丙嗪、砷剂、睾酮及某些抗生素可引起胆汁淤积性肝炎，导致血清 ALP 升高。

（3）骨病患者主要是成骨细胞增殖致血清 ALP 升高，变形性骨炎时显著升高，升高的幅度相当于正常上限的十倍到几十倍。原发性及继发性甲状旁腺功能亢进累及骨骼者、胱氨酸贮积病、骨骼愈合者皆升高；骨软化病、佝偻病者也可升高，但经维生素 D 治疗后下降；成人骨癌血清 ALP 显著升高。正常妊娠、新生儿骨质生成和正在发育的儿童 ALP 升高属正常生理性升高。

（4）同时测定 ALP 与 ALT 有利于黄疸类型的鉴别诊断。当 ALP 显著升高，ALT 无明显升高，而总胆红素略高或正常时，提示肝内局限性胆道阻塞，常见于肝癌；当 ALT 显著升高，而 ALP 略高或正常，胆红素中度升高时，多由肝细胞性黄疸引起。胆汁淤积性黄疸时，ALP 和胆红素明显增加，ALT 仅轻度升高。肝病患者若血清胆红素逐渐升高，ALP 反而下降，是病情恶化之兆，反之表示肝细胞有再生现象。

（5）营养不良、重金属中毒、风湿热、严重贫血和结肠溃疡等时，ALP 会有不同程度的升高。

（6）ALP 活性降低主要见于心脏外科手术后、蛋白供给不足、低镁血症、甲状腺功能低下、恶性贫血及家族性磷酸酶过低、低锌血症、肝切除及移植后等。此外，克汀病、维生素 C 缺乏病，应用硫唑嘌呤、氯贝丁酯或摄入高钙等，血清 ALP 活性也会降低。

7. 影响因素与注意事项

（1）标本可为血清或肝素抗凝血浆。草酸盐、柠檬酸盐、EDTA 等抗凝剂因络合金属离子而对 ALP 活性有抑制作用，故不能使用此类抗凝剂的血浆测定 ALP。分离血清后应尽快进行分析，放置时间过久可能会造成 ALP 活性改变。

（2）试剂要求血清 ALP 测定反应在碱性条件下进行。试剂开封后吸收空气中的二氧化碳，导致 pH 降低，影响测定结果，因此应注意开封试剂的使用时间，规定合适的校准频次，尤其是缓冲物质（AMP）浓度较低的试剂。

（3）标本溶血或脂血时可导致结果假性降低。

（4）胆红素浓度 > 257 μmol/L 时，会影响检测结果。

三、γ－谷氨酰转移酶（GGT）测定

GGT主要存在于细胞膜和微粒体上，参与谷胱甘肽的代谢。肝、肾和胰腺含量丰富，但血清中GGT主要来自肝胆系统。GGT在肝脏中广泛分布于肝细胞的毛细胆管一侧和整个胆管系统，因此当肝内合成亢进或胆汁排出受阻时，血清中GGT增高。胆道阻塞疾病、肝癌及酒精性肝炎时，GGT明显增高。

1. 患者要求　空腹8～12小时安静状态下静脉采血，禁高糖、高脂饮食，避免剧烈运动，停服可能影响检验结果的药物。

2. 检验标本　促凝管静脉采血2 mL，尽快分离血清，避免溶血。

3. 检验方法　连续监测法。

4. 正常参考值　成年男性：10～60 U/L；成年女性：7～45 U/L。

5. 临床应用　主要用于肝胆疾病诊断及肝胆管道疾病的鉴别诊断和监测，也可用于进行性慢性酒精中毒（长期酗酒）的监测。

6. 临床意义

（1）GGT主要用于诊断肝胆疾病。急性胰腺炎、糖尿病升高，其GGT可能来源于胰腺。心肌梗死后4～8天可升高，可能是继发于心功能不全的肝脏损害。GGT活力可用于鉴别血清ALP升高者，骨骼疾病及妊娠时GGT正常。青春发育期，由于骨骼生长ALP升高，同时GGT升高，表明肝胆系统可能有病变。胆汁淤积可诱导GGT合成，胆汁可使GGT从膜结合部位溶解释出。含高浓度的胆汁反流入血，以及细胞破坏和通透性改变导致血清中GGT活性升高，这是各种肝胆系统疾病血清GGT升高的原因。

（2）GGT同工酶Ⅱ与AFP联合检测，可使原发性肝癌AFP检测的阳性率明显提高。

（3）乙醇及某些药物（如双青豆素乙酯、苯巴比妥及苯妥英钠）可诱导微粒体合成该酶，使GGT升高达正常上限的4倍。

（4）GGT升高是酒精中毒的敏感指标，酗酒者升高，但一般性饮酒不升高。肝癌、阻塞性黄疸、胆汁性肝硬化、胆管炎、胰腺癌均明显升高；特别在诊断恶性肿痛患者有无肝转移和肝癌术后有无复发时，阳性率可达90%。急慢性酒精性肝炎、传染性肝炎、肝硬化、胰腺炎、药物性肝炎时，均轻度或中度升高。

（5）血清GGT是肝病的灵敏指标，各种原因引起的肝病可见血清GGT升高。类似于血清ALP，肝内或肝外胆管阻塞时血清GGT升高明显，但血清GGT和机体成骨活动无关，故血清ALP升高而GGT不高时可排除ALP的肝来源。

（6）原发或继发性肝癌时也可见血清GGT明显升高。肝炎肝硬化、脂肪肝等肝实质病变时，血清GGT一般中度升高。

7. 影响因素与注意事项

（1）抗凝剂：GGT 测定时首选血清标本，采用重氮反应比色法时可用 EDTA 抗凝血浆。使用含枸橼酸盐、草酸盐或氟化物抗凝剂的采血管采集血液时，会抑制 GGT 活性 10%～15%。肝素抗凝血浆会引起反应液浑浊，因此不宜使用这些抗凝剂、抗凝血浆测定 GGT。

（2）溶血：红细胞内 GGT 含量很低，故轻度溶血对测定 GGT 影响不明显，但游离血红蛋白溶液 ≥ 2 g/L 或更高时，可导致 GGT 活性下降。

（3）性别：成人男性较女性增多，随着年龄增长，也有升高趋势。

（4）年龄：新生儿高于成人 5 ～ 8 倍，在诊断时应注意其正常生理性差异。

（5）饮酒：有经常饮酒习惯者的 GGT 较不饮酒者明显升高。

（6）药物：酶诱导剂如乙醇、苯妥英钠可诱发 GGT 合成的增加，服用某些药物可以导致 GGT 的升高。

（7）其他血清 GGT 相对稳定，4℃下至少可稳定 1 个月，－20℃下至少 1 年。可反复冻融 3 次。

四、单胺氧化酶（MAO）测定

MAO 为一种含铜的酶，分布在肝、肾、胰、心等器官。肝中 MAO 来源于线粒体。在有氧情况下，催化各种单胺的氧化脱氢反应，可通过检测底物的减少量、氧的消耗量和 NH_3 的生成量来确定 MAO 的活性。MAO 可加速胶原纤维的交联，血清 MAO 活性与体内结缔组织增生呈正相关，因此临床上常用 MAO 活性测定来观察肝脏纤维化程度。80% 以上的重症肝硬化患者及伴有肝硬化的肝癌患者 MAO 活性增高，但 MAO 对早期肝硬化反应不敏感。急性肝炎时 MAO 大多正常，但若伴有急性重型肝炎，MAO 从坏死的肝细胞溢出使血清中 MAO 增高。轻度慢性肝炎 MAO 多正常，中、重度慢性肝炎有 50% 患者血清 MAO 增高，表明有肝细胞坏死和纤维化形成。

可采用比色法进行检测 MAO，也可用荧光法和免疫抑制法等。

五、胆碱酯酶（ChE）测定

ChE 是一类催化酰基胆碱水解的酶。临床上测定的 ChE 主要由肝细胞合成，当肝脏受损或病变时，导致血清白蛋白和 ChE 合成减少，ChE 释放入血增加。临床上检测血清 ChE 活性是协助诊断有机磷中毒和评估肝实质细胞损害的重要手段。ChE 由于在肝脏合成后立即释放到血浆中，故是评价肝细胞合成功能的灵敏指标。各种慢性肝病，如肝炎、肝脓肿和肝硬化，约 50% 患者 ChE 活性降低。临床上检测的血清 ChE 半衰期约为 10 天，较白蛋白半衰期 21 天短，因此能够灵敏而特异地反映肝脏合成代谢功能。

目前主要采用连续监测法测定 ChE 活性。

六、血清总蛋白和白蛋白、球蛋白比值测定

90％以上血清总蛋白（serum total protein，STP）和全部的血清白蛋白（albumin）是反映肝脏合成功能的重要指标。STP 降低一般与白蛋白减少相平行，STP 升高的同时有球蛋白升高。由于肝脏具有很强的代偿能力，且白蛋白的半衰期较长，因此只有当肝脏病变达到一定程度和在一定病程后才能出现 STP 的改变。因此它常用于检测慢性肝损伤，并可反映肝实质细胞储备功能。若患者出现白蛋白减低、球蛋白增高、白蛋白 / 球蛋白（A/G）倒置，提示其严重肝功能损伤。

STP 常用检测方法有双缩脲法、染料结合法、凯氏定氮法等。白蛋白常用的检测方法是染料结合法，主要包括溴甲酚绿和溴甲酚紫法。

七、血清前白蛋白测定

前白蛋白（prealbumin，PAB）由肝细胞合成，比白蛋白小，醋酸纤维素膜电泳上向阳极的泳动速度较白蛋白快。PAB 半衰期较其他血浆蛋白短（约 2 天），因此它比白蛋白更能早期反映肝细胞损害，它的血清浓度明显受营养状况及肝功能改变的影响。

目前多采用免疫比浊法进行测定。

八、血清蛋白电泳

在碱性环境（pH 8.6）中，血清蛋白质均带负电，在电场中均会向阳极泳动。血清中各种蛋白质因颗粒大小、等电点及所带的负电荷多少不同，它们在电场中的泳动速度也不同。白蛋白分子质量小，所带负电荷相对较多，在电场中迅速向阳极泳动；γ 球蛋白因分子质量大，泳动速度最慢。临床上多采用醋酸纤维素膜法及琼脂糖凝胶法。血白蛋白经电泳后，先进行染色，再用光密度计扫描，即可对血白蛋白的电泳区带进行相对定量。电泳后从阳极开始依次为白蛋白、$α_1$ 球蛋白、$α_2$ 球蛋白、β 球蛋白和 γ 球蛋白五个区带。

急性及轻症肝炎时电泳结果多无异常。慢性肝炎、肝硬化、肝细胞癌时白蛋白降低，$α_1$、$α_2$、β 球蛋白和也有减少倾向，γ 球蛋白增加，典型者 β 和 γ 区带融合，出现 β - γ 桥，在慢性活动性肝炎和失代偿的肝硬化增加尤为显著。

九、血清总胆红素（TBIL）与直接胆红素（DBIL）测定

（一）TBIL

1. 患者要求　空腹 8 ～ 12 小时安静状态下静脉采血。

2. 检验标本　用促凝管采集静脉血 2 mL 避免溶血、脂血，尽可能在收集样品后 2 小时内完成检测。

3. 检测方法　化学氧化法。

4. 参考区间　①成人：3.4 ～ 17.1 μmol/L。②新生儿：0 ～ 1 天为 34 ～ 103 μmol/L，1 ～ 2 天为 103 ～ 171 μmol/L，3 ～ 5 天为 68 ～ 137 μmol/L。

5. 临床应用　用于黄疸程度、类型和原因的评估。

6. 临床意义

（1）血清 TBIL 生理性增高：见于出生 48 小时内的足月儿，TBIL 可增高 400%，满月时恢复至正常；妊娠时可增高 10%。

（2）血清 TBIL 病理性增高：见于原发生胆汁性肝硬化、急性黄疸型肝炎、慢性活动期肝炎、病毒性肝炎、肝硬化、溶血性黄疸和胆石症等。

（3）血清 TBIL 降低：见于急性黄疸型肝炎恢复期，癌症或慢性肾炎引起的贫血等。

（4）其他测定：血清 TBIL 和直接胆红素对鉴别黄疸类型有较大意义。溶血性黄疸 TBIL 增加，直接胆红素正常或稍有升高。肝细胞性黄疸 TBIL 和直接胆红素均增高。阻塞性黄疸 TBIL 和直接胆红素均升高，但以后者升高为主。病毒性肝炎前期血清 TBIL 往往不高，但直接胆红素已经升高。

7. 影响因素与注意事项

（1）血红蛋白浓度过高，可影响测定结果。

（2）血液标本和标准液应避免阳光直照，低温保存，防止胆红素的光氧化。

（3）胆红素可缓慢发生自发氧化，应于 4 小时内完成测定。若不能在 4 小时内完成测定，应将血清密封保存于 2 ～ 8℃ 冰箱，48 小时内完成测定。

（二）DBIL

1. 患者要求　空腹 8 ～ 12 小时安静状态下静脉采血。

2. 检验标本　用促凝管采集静脉血 2 mL 避免溶血，脂血尽可能在收集样品后 2 小时内完成检测。

3. 检测方法　化学氧化法。

4. 参考区间　0 ～ 3.4 μmol/L。

5. 临床应用　用于黄疸程度、类型和原因的评估。

6. 临床意义　血清 DBIL 增高，常见于阻塞性黄疸、肝细胞损害（特别是疾病后期）、肝癌、胰头癌、胆石症、杜宾 - 约翰逊综合征和 Rotor 综合征等。血清 DBIL 可判断肝细胞损伤的程度。当肝细胞有轻微损伤时，血清 TBIL 尚在正常范围时，DBIL 可已经出现升高，据此可作为肝功能已有损害的依据。血清 DBIL/TBIL 比值是黄疸鉴别诊断的重要指标。

7. 影响因素与注意事项

（1）血红蛋白浓度过高可影响测定结果。

（2）血液标本应避免阳光直照，防止胆红素的光氧化。

（3）胆红素可缓慢发生自发氧化，应 4 小时内完成测定。若不能在 4 小时内完成测定，应将血清密封保存于 2 ～ 8℃冰箱，48 小时内完成测定。

十、总胆汁酸（TBA）测定

1. 患者要求　早晨空腹 8 ～ 12 小时静脉采血。

2. 检验标本　用促凝管采集静脉血 2 mL，尽量避免溶血。

3. 检测方法　循环酶法。

4. 参考区间　0 ～ 6.71 μmol/L。

5. 临床应用　用于肝脏代谢功能的评估。

6. 临床意义

（1）急性肝炎时血清 TBA 显著增高，可达正常水平 10 ～ 100 倍，甚至更高。急性肝炎初愈患者血清 TBA 由最初的高值几乎与 AST 在同一时间降至正常水平，若持续不降或反而升高者，则有发展为慢性的可能。在慢性肝炎患者中，若 TBA 水平超过 20 μmol/L，可考虑慢性活动性肝炎。慢性活动性肝炎的 TBA 显著高于肝慢性纤维化。肝硬化患者的 TBA 水平一般高于慢性活动性肝炎，当肝病活动性降至最低时，胆红素、转氨酶及 ALP 等正常，而 TBA 仍维持在较高水平。

（2）当酒精性肝病发生严重肝损伤时，血清 TBA 明显增高，而轻、中度损伤增高不明显。血清 TBA 测定对中毒性肝病的诊断优于常规肝功能试验，对胆汁淤积的诊断有较高灵敏度和特异性。肝外胆管阻塞、肝内胆汁淤积、急性肝炎、初期胆管性肝硬化、新生儿胆汁淤积、妊娠性胆汁淤积等均可引起 TBA 增高。

（3）肝硬化、肝癌时，TBA 显著增高；尤其肝硬化时，TBA 阳性率明显高于其他指标。

（4）胆汁中胆汁酸、胆固醇和卵磷脂的比例失调是胆固醇结石形成的重要原因。

（5）进食后，TBA 可出现一过性升高。

7. 影响因素与注意事项

（1）由于血清中 TBA 的含量低，样品中 LDH 等物质过高时可对检测结果产生影响。测定前消除血清中 LDH 的方法有丙酮酸钠抑制法、血清 67℃加温 30 分钟、加草氨酸作为 LDH 封闭剂、碱或酸处理。以丙酮酸钠抑制法最好，不用前处理，直接加入反应体系，不影响体系 pH 且对反应无干扰。

（2）血清中的胆汁酸浓度在饭后会上升。在不进行负荷时，应严格早晨空腹采血。

（3）接收标本后 4 小时内完成测定，若不能在 4 小时内完成测定，应将血清保存于 2 ～ 8℃冰箱，48 小时内完成测定。

十一、血氨（AMM）测定

1. 患者要求　空腹 8 ～ 12 小时安静状态下静脉采血。

2. 检验标本　静脉采血 2 mL，用 EDTA 抗凝管采集。血氨标本抽取后，应注意盖紧盖子。30 分钟内检测完成，如不能完成，全血标本应在 2 ～ 4℃保存，2 小时内完成检测。标本应避免严重溶血、脂血或黄疸，炎热季节需要加冰降温以减慢血中的脱氨作用。

3. 检测方法　谷氨酸脱氢酶两点法。

4. 参考区间　18 ～ 72 μmol/L。

5. 临床应用　用于肝脏蛋白质代谢功能的评估，也可用于诊断或鉴别各种肝损、重度肝硬化及肝性脑病。

6. 临床意义

（1）正常情况下，在肝脏内 AMM 转变成尿素。严重肝脏疾病时，氨不能从循环中清除，引起 AMM 升高。AMM 具有神经毒性，可引起肝性脑病。成人血氨的测定，主要用于肝性脑病的监测和处理，还有经颈静脉肝内门体分流术并发症的检测。

（2）AMM 内源性增高常见于重症肝炎、肝硬化、原发性肝癌、肝性脑病。AMM 外源性增高常见于摄入大量高蛋白饮食、上消化道出血、应用强利尿药、严重腹泻、呕吐、脱水及门、腔静脉引流术后等。此外，某些先天性酶缺陷（如鸟氨酸氨基甲酰转移酶）也可导致 AMM 增高。

（3）AMM 减低见于低蛋白饮食和严重贫血等。

7. 影响因素与注意事项

（1）红细胞内氨浓度是血浆的 23 倍，因此溶血标本会造成 AMM 测定结果假性增高。

（2）血氨检测采集前 1 天的午夜后应禁止吸烟。样本中含氮物质的分解、患者或采血医务人员吸烟和实验室周围环境或实验室空气中的氨都是氨污染的原因，故应在特定实验室中采集样本和进行测定。

（3）血液采集后，血浆中的谷氨酰胺和多肽易分解释放出氨，造成 AMM 浓度升高，因此，血液采集后应立即置水浴，尽快分离血浆，尽快检测。

（4）血小板数量增高和高水平 GGT 可使 AMM 测定水平假性增高。血浆中 LDH、AST 等也能利用 NADPH，从而影响血浆氨测定结果的准确性。

（5）剧烈运动或采血时压迫肌肉，可使 AMM 水平增高。

（6）用氟化物抗凝剂将使测定值升高，应尽量避免使用含氨的抗凝剂或未去氨材质的试管。

（7）仪器加样针、比色杯、管路等未清洗干净时，可能对实验室结果产生影响。反应曲线异常时须进行确认，干扰物质超过限度时也须进行确认。样本浓度超过线性范围时，需要用无氨的生理盐水稀释后重新测定。

十二、肝功能检测项目临床的选择与应用

肝脏是人体重要器官之一，具有多种多样的物质代谢功能。由于肝脏功能复杂，再生和代偿能力很强，因此根据某一代谢功能所设计的检查方法，只能反映肝功能的一个侧面，而且往往需到肝脏损害到相当严重的程度时才能反映出来，因而肝功能检查正常也不能排除肝脏病变。目前尚无一种理想的肝功能检查方法能够完整和特异地反映肝脏功能全貌。在临床工作中，临床医师必须具有科学的临床思维，合理选择肝功能检查项目，并从检验结果中正确判断肝功能状况，必要时可选择肝脏影像学、血清肝炎病毒标志物及肝癌标志物等技术，并结合患者临床症状和体征，从而对肝功能做出正确、全面的评价。

急性肝炎的临床生化检验项目主要包括血清 ALT、AST、GGT 及 LDH 的检测。用于慢性肝炎的实验诊断可选用 ALT、GGT、A/G、乙型肝炎病毒表面抗原等指标。诊断肝纤维化时，可选用白蛋白、A/G、蛋白电泳、MAO、ChE 等指标。肝癌临床生化检验项目包括 AFP、GGT-II和异常凝血酶原、AFU、AAT 等。肝性脑病的临床生化检验项目有 AST、ALP、血氨、血浆氨基酸等。

（刘建生）

第三节　胰腺功能试验

胰腺是人体的消化器官之一，分为内分泌腺和外分泌腺两部分，内分泌腺主要是分泌胰岛素；外分泌腺主要是分泌胰液，由胰淀粉酶、脂肪酶和胰蛋白酶等组成。其中，血清淀粉酶和血清脂肪酶测定是诊断急性胰腺炎的重要标志物。胰岛素是由胰腺内的胰岛 β 细胞受内源性或外源性物质如葡萄糖、乳糖、核糖、精氨酸、胰高血糖素等的刺激而分泌的一种蛋白质激素，是机体内唯一降低血糖的激素。

一、淀粉酶测定

血清淀粉酶多见于急性胰腺炎，是急性胰腺炎的重要诊断指标之一，起病后 8～12 小时活性开始升高，24 小时达到峰值，48 小时开始下降，持续 3～5 天，之后逐渐恢复正常。淀粉酶活性升高的程度虽然并不一定与胰腺损伤程度相关，但其升高的程度越大，患急性胰腺炎的可能性也越大，目前仍然将淀粉酶作为急性胰腺炎诊断的首选指标，但特异性还不够理想，因为其还可来源于唾液腺。淀粉酶可通过肾小球滤出。

尿淀粉酶于急性胰腺炎起病后 12 ～ 24 小时开始增高，较血清淀粉酶增高较迟，可持续 3 ～ 10 天，应用价值不及血清淀粉酶。当怀疑急性胰腺炎时，应对患者血清和尿淀粉酶活性进行连续、动态观察，还可结合临床情况及其他试验，如脂肪酶等测定共同分析，从而做出诊断。

淀粉酶测定是临床上急腹症必测的检验项目，但是也有局限性：①当极重型胰腺炎、酒精性胰腺炎和急性胰腺炎伴高甘油三酯血症时，淀粉酶水平常可正常；②高淀粉酶血症也可见于非胰腺疾病如唾液腺、肺、胆囊等部位病变及急腹症者；③淀粉酶升高程度与急性胰腺炎病情并不呈正相关；④一般情况下，血清淀粉酶的升高不会超过 1 周，且其值的高低与疾病严重程度和预后关系不大。另外，在样本采集前应注意禁止剧烈运动、重体力劳动，停止服用利尿剂、两性霉素 B 等药物。

1. 患者要求　空腹 8 ～ 12 小时安静状态下静脉采血。

2. 检验标本　促凝管静脉采血 2 mL，尽快分离血清，避免溶血。不要用嘴对标本吹气。也可采集体液及尿液标本进行检测。

3. 检验方法

碘 - 淀粉比色法、对硝基苯麦芽庚糖苷法和亚乙基 -4-NP- 麦芽糖苷法（EPS 法）。碘 - 淀粉比色法由于操作简单、快速，价廉且灵敏，曾一度被广泛使用，但天然淀粉分子因葡萄糖组成不确定而难以标准化，且准确性、重复性差，线性范围窄，底物不稳定，容易受多种因素影响。对硝基苯麦芽庚糖苷法重复性好，但价格较高。

4. 正常参考值

（1）血清为 35 ～ 135 U/L。

（2）尿液为 0 ～ 450 U/L。

5. 危急值　血清 ≥ 309.8 U/L。

6. 临床应用　临床血清淀粉酶（o-amylase，AMY）和尿 AMY 测定是胰腺疾病最常用的实验室诊断指标。

7. 临床意义

（1）主要用于急性胰腺炎的诊断和鉴别诊断。急性胰腺炎发病后 2 小时，血清淀粉酶开始升高，12 ～ 24 小时达到高峰，2 ～ 5 天后逐步下降至正常。血液和尿液 AMY 显著升高，超过 500 U/L 即有诊断意义，但 AMY 正常不能完全排除急性胰腺炎的可能。尿 AMY 12 ～ 24 小时开始升高，但下降速度较血清慢，所以急性胰腺炎后期，尿淀粉酶测定意义更大。

（2）AMY 活力升高常见于急性胰腺炎、胰腺管道阻塞、胆结石症、腹内疾病、急性阑尾炎、溃疡性穿孔、肠梗阻、吗啡注射、流行性腮腺炎以及细菌性腮腺炎等。

（3）AMY 升高幅度一般与疾病严重程度无关，与预后关系不大。

（4）肾功能障碍时血清 AMY 升高，但尿 AMY 降低。

（5）在胰腺、腮腺切除的情况下，淀粉酶可能降低。

8. 影响因素与注意事项

（1）在某些非常罕见的 γ 球蛋白病中，尤其是 IgM 型（巨球蛋白血症）可能会影响结果的可靠性。

（2）血清是 AMY 的适宜样品，可用肝素血浆，不可用其他血浆，因 EDTA、枸橼酸盐、草酸盐等抗凝剂可络合 AMY 所必需的钙离子，对测定存在干扰。收集随机尿或 24 h 尿液，不加防腐剂，特别是酸。标本量 10 mL，不能少于 0.5 mL。标本在室温（25℃）、冷藏（4℃）或 - 20℃ 以下稳定 2 周。

（3）分离后的血清中 AMY 在室温（25℃）或冷藏（4℃）保存 14 天，冷冻（- 20℃）稳定保存数年。可反复冻融 3 次。

二、脂肪酶（LPS）测定

当胰腺细胞受到损伤（胰腺炎）或胰管梗阻（胆结石或罕见的胰脏肿瘤）时，渗入血液循环中的脂肪酶量增加。胰腺炎发病后 4 ~ 8 小时血清脂肪酶活性开始升高，24 小时达到峰值，持续时间 10 ~ 15 天。血清脂肪酶活性测定在急性胰腺炎诊断中同样具有重要意义，特别是当血清淀粉酶活性已经下降至正常，或其他原因引起血清淀粉酶活性增高时。与血清淀粉酶相同的是，血清脂肪酶活性与疾病严重程度不呈正相关。

血清脂肪酶的组织来源较淀粉酶少，所以急性胰腺炎时其特异性较淀粉酶高，同时测定脂肪酶和淀粉酶可提高诊断敏感性和特异性。

1. 患者要求　空腹 8 ~ 12 小时安静状态下静脉采血。

2. 检验标本　促凝管静脉采血 2 mL，尽快分离血清，避免溶血，也可采集体液标本进行检测。

3. 检验方法　脂肪酶常用检测方法为酶偶联法、比色法和比浊法。目前国内大多数实验室以比浊法和比色法为主，后者以酶偶联比色法和采用人工合成底物两类方法较常用。国外多采用基于底物 1，2- 二月桂基 -rac- 丙三氧基 -3- 戊二酸试灵酯设计连续监测法，该法具有简便、快速、灵敏、稳定、抗干扰能力强、易标准化等特点，但因试剂昂贵而在我国较少使用。酶偶联比色法因其特异性高，且通过双试剂可解决内源性甘油干扰等，在我国得到较广泛使用，但标本溶血、高胆红素患者结果偏低。

4. 正常参考值　0 ~ 60 U/L。

5. 临床应用　血清 LPS 活性测定主要用于胰腺疾病诊断，特别是急性胰腺炎的诊断。

6.临床意义

（1）主要用于急性胰腺炎的诊断及急腹症的鉴别诊断。在急性胰腺炎时，血液中 LPS 4～8 小时开始升高，24 小时出现峰值，可达 10 U/L，甚至 50～60 U/L，至 48～72 小时可恢复正常，但随后可持续升高 7～14 天。其灵敏度高达 80%～100%。由于血液 LPS 在急性胰腺炎时活性升高时间早，上升幅度大，持续时间长，特异性高，故诊断价值优于 AMY。

（2）在酗酒、骨折、软组织损伤、手术、慢性胰腺炎、胰腺癌以及肝胆疾病等患者血液中的 LPS 可有不同程度的升高。

7.影响因素与注意事项

（1）胆固醇、三酰甘油等的测定试剂中含 LPS，需要注意交叉污染。

（2）LPS 结构中含有巯基、半胱氨酸、硫代乙酸等含巯基的化合物时有激活作用。奎宁、重金属离子、脂肪酸等对脂肪酶有抑制作用。

（3）血清 LPS 相对稳定，2～8℃下酶活力可稳定 7 天，－20℃下可稳定 1 年。EDTA、草酸盐、氟化物、枸橼酸钠对酶有抑制作用。

（4）严重脂血的标本应高速离心后进行检测。血红蛋白对脂肪酶有抑制作用，故溶血标本不宜采用。

三、尿胰蛋白酶原 -2

胰蛋白酶原是胰蛋白酶的前体，主要由胰蛋白酶原 -1 和胰蛋白酶原 -2 组成，其激活是急性胰腺炎发病机制中的重要环节。正常情况下，仅有一小部分出现在外周血中，并且血胰蛋白酶原 -1 的浓度高于胰蛋白酶原 -2。但在急性胰腺炎发作时，血清胰蛋白酶原 -2 浓度明显升高，易从肾小球滤出，而肾小管对胰蛋白酶原 -2 的重吸收率较胰蛋白酶原 -1 低，因此尿液中胰蛋白酶原 -2 浓度升高。急性胰腺炎时，尿胰蛋白酶原 -2 在发病后 4 小时显著升高，6 小时即可出现阳性结果，其特异性和敏感性均超过尿淀粉酶，可用免疫层析法试纸定性试验检测尿胰蛋白酶原 -2 作为诊断急性胰腺炎的快速筛选试验。

免疫层析法具有简便、快捷、样本来源容易的特点，且尿胰蛋白酶原 -2 的敏感性、特异性和诊断效率都高于血、尿淀粉酶和血脂肪酶，与病情有较好的相关性，有望成为急性胰腺炎新的实验诊断标志物。但胰腺广泛坏死者可出现假阴性。

胰蛋白酶是一种只存在于胰腺的特异性的酶蛋白，在急性胰腺炎时，血清胰蛋白酶会急剧上升，其中的胰蛋白酶原 -2 的检测特异性达 95%，敏感性为 94%。因此，免疫层析法快速检测尿胰蛋白酶原 -2 可作为急性胰腺炎的快速筛选试验，能明显减少胰腺炎的漏诊率，但对检测阳性者须做进一步检查。

血清淀粉酶的水平对胰腺疾病相当敏感但并不特异，在急性胰腺炎时升高快、下降快、持续时间短，对就诊早的患者有重要诊断价值。而脂肪酶通常在胰腺疾病时升高，特异性比淀粉酶高，并且持续时间长，对就诊晚的患者有重要的诊断价值，其测定与淀粉酶有互补作用。

综上所述，尿胰蛋白酶原-2、血淀粉酶和脂肪酶联合检测可以互相补充，提高急性胰腺炎诊断的特异性和准确性。

四、胰岛素和C肽的测定

胰岛素是由胰脏内的胰岛β细胞受内源性或外源性物质的刺激而分泌的一种蛋白质激素。胰岛素是机体内唯一能降低血糖的激素，同时能促进糖原、脂肪、蛋白质合成。胰岛β细胞的胰岛素分泌功能对糖尿病的诊断、分型、治疗及预后评估都具有重要的参考价值。临床上通过测定患者空腹及餐后各个时间点胰岛素及C肽的分泌水平及曲线特点，了解患者胰岛功能的衰竭程度，协助判断糖尿病的临床分型。体内胰岛素的检测方法可概括为两类：免疫检测法和非免疫检测法。免疫检测法包括放射免疫法、酶联免疫法和化学发光免疫法等；非免疫检测法包括同位素稀释法、高效液相色谱法等。酶联免疫法试剂易保存，但酶标记易受显色反应限制，重复性和稳定性较差。化学发光免疫法采用发光剂标记，检测敏感性高，检测范围较宽，试剂稳定，自动化程度高。但免疫检测法容易受到血液样本质量、抗胰岛素抗体、胰岛素原、胰岛素原代谢片段、外源性胰岛素、溶血等因素影响，因其都能与试剂中的抗体发生交叉反应。高效液相色谱法能区分外源性和内源性胰岛素，测定结果接近真实值，但仪器较为昂贵，样本预处理较困难。

胰岛β细胞分泌的胰岛素原可被相应的酶水解生成胰岛素和C肽，通过观察在高血糖刺激下胰岛素和C肽的释放，可进一步了解胰岛β细胞的储备能力和功能状态。该试验能反映基础和葡萄糖介导的胰岛素释放功能，但C肽不受血清中的胰岛素抗体和外源性胰岛素影响，与测定胰岛素无交叉免疫反应；胰岛素可被肝和肾中的胰岛素酶灭活，半衰期短，而C肽被胰岛素靶器官利用很少，半衰期相对较长，故C肽评价胰岛β细胞的分泌能力比胰岛素更可靠。

胰岛素释放试验的影响因素：①溶血会引起胰岛素测定值降低；②生理因素会影响胰岛素分泌，应避免兴奋、焦虑和吸烟等；③糖皮质激素、口服避孕药、性激素、β受体阻滞剂等药物会影响胰岛素分泌，应至少停用3天后再做该检查。

C肽释放试验的影响因素：肾病时，由于C肽通过肾脏排泄受阻，血C肽会升高。

（刘建生）

第四节 糖代谢试验

目前与糖代谢紊乱相关的生化检验项目包括反映血糖水平的葡萄糖测定、反映机体对糖调节能力的餐后 2 小时血糖水平、口服葡萄糖耐量试验（OGTT）、反映血糖控制情况的糖基化蛋白质测定、与糖尿病诊断与筛查相关的自身抗体检测及反映机体代谢状态和并发症的酮体和尿微量白蛋白等。

一、血液葡萄糖测定

1. 患者要求　采血前禁食 8 小时，但不长于 12 小时，禁食咖啡、可乐等高糖类饮料，应停用葡萄糖（glucose，GLU）及影响血液葡萄糖代谢和测定的药物。

2. 检验标本　促凝管或含氟化钠 - 草酸钾抗凝管静脉采血 2 mL，及时离心测定。

3. 检验方法　己糖激酶法。

4. 正常参考值

（1）空腹血糖（fasting plasma glucose，FPG）：早产新生儿为 1.1 ～ 3.3 mmol/L；足月新生儿为 1.7 ～ 3.3 mmol/L；儿童为 3.5 ～ 5.6 mmol/L；成人为 3.9 ～ 6.1 mmol/L。

（2）餐后 2 h 血糖：0 ～ 50 岁＜ 7.8 mmol/L（如果＞ 7.8 mmol/L，且低于 11.1 mmol/L，需进行糖耐量实验；如果＞ 11.1 mmol/L，则支持糖尿病的诊断）；50 ～ 60 岁＜ 8.3 mmol/L；60 岁以上＜ 8.9 mmol/L。

（3）随机血糖：≤ 11.1 mmol/L。

5. 危急值

（1）低血糖：1 周以内的新生儿≤ 1.4 mmol/L；1 岁以内的婴儿≤ 2.1 mmol/L；1 岁以上的儿童或成人≤ 2.75 mmol/L。

（2）高血糖：成人≥ 27.5 mmol/L；其他≥ 16.5 mmol/L。

6. 临床应用　用于评估机体糖代谢状态，诊断糖代谢紊乱相关疾病，指导临床医生适时调整治疗方案。

7. 临床意义

（1）升高：即高血糖症，见于以下情况。①糖尿病（diabetes mellitus，DM）。②急性应激反应：严重应激（外伤、全身麻醉、中枢神经系统感染、大面积烧伤、心肌梗死等）导致儿茶酚胺释放，进而使胰高血糖素释放，引起血糖升高。③药物影响：激素、噻嗪类利尿剂、口服避孕药等。④肢端肥大症：生长激素促进胰高血糖素分泌，升高血糖。⑤嗜铬细胞瘤：儿茶酚胺刺激胰高血糖素分泌，升高血糖。⑥胰高血糖素瘤：胰高血糖素自主分泌，不受血糖浓度调节，引起高血糖症。⑦慢性肾衰竭：胰高血糖素由肾脏代谢，肾衰竭导致胰高血糖素升高，进而引起高血糖。⑧急性胰腺炎：炎症过程中胰岛细胞受损，胰高血糖素溢出进入血液，引起高血糖症。⑨严重的肝脏病变：肝功能障碍使葡萄糖向肝糖原转化能力下降，餐后血糖升高。

（2）降低：即低血糖症，见于以下情况。①胰岛素瘤：胰岛素自主释放，不受反馈机制调控。②甲状腺功能减退症：甲状腺激素减少导致血糖降低。③垂体功能减退：多种垂体激素（促肾上腺皮质激素、生长激素等）减少引起血糖水平的下降。④艾迪生病：皮质醇减少导致血糖水平下降。⑤肝病：肝细胞摄取和利用葡萄糖，在肝脏合成糖原并存储。⑥胰岛素使用过量：是低血糖症的常见原因。⑦饥饿：碳水化合物摄入减少，导致血糖水平下降。⑧消耗性疾病：如严重营养不良、恶病质等。⑨特发性低血糖。

8. 影响因素与注意事项

（1）检测空腹血糖时，患者应空腹 8 小时，可以喝水；但如果空腹超过 12 小时，可能使血糖水平假性升高。

（2）促凝管标本应在采集后 1 小时内分离血清，如未分离，血细胞中的糖酵解（大约每小时降解 5%）会导致结果降低。

（3）如采血后不能迅速分离出血清或血浆，或者是白细胞数量明显升高的患者，须使用含氟化钠 - 草酸钾的抗凝管，抑制血细胞对葡萄糖的酵解。氟化钠 - 草酸钾抗凝的血标本，室温放置 1 小时内仍会酵解葡萄糖，之后葡萄糖水平可在至少 3 天内保持相对稳定。

（4）静脉输液内通常含有右旋糖酐，能够迅速转化为葡萄糖，从而导致血糖水平假性升高。

（5）咖啡因可能引起血糖水平升高。

（6）胰高血糖素、氢化可的松、抗抑郁药（三环唑）、抗精神病药、β 肾上腺素受体阻滞剂、环孢素、右甲状腺素钠、氯甲苯噻嗪、利尿剂（如氨苯蝶啶）、肾上腺素、雌激素、异烟肼、烟酸、吩噻嗪类、苯妥英钠、水杨酸盐等可能提高血糖水平。

（7）对乙酰氨基酚、普萘洛尔、乙醇、α - 葡萄糖苷酶抑制药、双胍类、丙吡胺、肠促胰岛素类似物、单胺氧化酶抑制药、磺脲类等可能降低血糖水平。

（8）严重溶血（血浆血红蛋白＞ 5 g/L）时，因从红细胞释放出较多的有机磷酸酯和一些酶，可干扰样本中葡萄糖浓度和 NAD（P）H 之间的成正比计算关系，影响检测结果。轻度溶血、黄疸、脂血症、维生素 C、肝素及 EDTA 等对测定方法干扰较小或无干扰。

（9）在非常罕见的丙种球蛋白血症的病例，特别是 IgM 型巨球蛋白血症中，血液葡萄糖的测定结果可能不可靠。

二、口服葡萄糖耐量试验（OGTT）

1. 患者要求

检查前 3 天正常饮食，每日食物中含糖量不低于 150 g，且维持正常活动。停用影响试验的药物，空腹 10 ～ 16 小时。采血前避免剧烈运动，取坐位姿势，采血后在 5 分钟内一次服入 250 mL 含 75 g 无水葡萄糖的水溶液，妊娠妇女用量为 100 g，儿童按 1.75 g/kg 体重计算口服葡萄糖用量，总量不超过 75 g。服糖后，每隔 30 min 采血 1 次，测定血浆葡萄糖浓度共 4 次，历时 2 小时（必要时可延长血样本的收集时间，可长达服糖后 6 小时）。采血同时每隔 1 小时留取尿液做尿糖测定。其中，2 小时血浆葡萄糖浓度是临床诊断的关键。整个试验过程中不能吸烟，要禁食，不饮茶和咖啡，可饮水。

2. 检验标本 促凝管或含氟化钠 - 草酸钾抗凝管静脉采血 2 mL，尽量避免溶血。

3. 检验方法 己糖激酶法。

4. 正常参考值

（1）空腹血糖为 3.9 ～ 6.1 mmol/L。

（2）服糖后 30 ～ 60 分钟血糖达高峰，峰值 ＜ 11.1 mmol/L。

（3）120 分钟时血糖 ＜ 7.8 mmol/L。

（4）3 小时血糖恢复至空腹水平。

（5）各检测时间点的尿糖均为阴性。

5. 临床应用

口服葡萄糖耐量试验用于评价个体的血糖调节能力，判断有无糖代谢异常，是诊断糖尿病的指标之一，有助于早期发现空腹血糖轻度升高。对于未达到糖尿病诊断标准的糖耐量异常患者，OGTT 也可用于低血糖患者的评估。

6. 临床意义

（1）根据 WHO 推荐的判断标准，糖耐量大致可分为以下几种情况。

FPG ＜ 6.1 mmol/L，且 2 小时血浆葡萄糖（plasma glucose，PG）＜ 7.8 mmol/L 为糖耐量正常。

FPG 介于 6.1 ～ 7.0 mmol/L，2 h PG ＜ 7.8 mmol/L 为空腹血糖受损。

FPG ＜ 7.0 mmol/L，2 h PG 介于 7.8 ～ 11.1 mmol/L 为糖耐量受损。

FPG ≥ 7.0 mmol/L，和（或）2 h PG ≥ 11.1 mmol/L 为糖尿病性糖耐量。

（2）不同疾病与健康人耐糖曲线：①糖尿病性糖耐量降低：FPG ≥ 7.0 mmol/L；曲线峰时后延，常在 1 小时后出现，且峰值 ≥ 11.1 mmol/L；2 小时不能恢复至正常水平，尿糖阳性。其中服糖后 2 小时的血葡萄糖水平是最重要的判断标准，许多早期的糖尿病患者可能只表现为 2 小时的血糖升高。出现上述任一情况时可考虑为糖尿病，但前提是试验结果必须准确，一般应于另一天再次进行重复测定无误后方可诊断，尤其在症状不典型时更要如此。对无症状的早期或边缘糖尿病患者必须做 OGTT 确诊。糖尿病合并肥胖、甲状腺功能亢进时，可使糖耐量降低加重。②糖耐量受损（impaired glucose tolerance，IGT）：为耐糖能力下降。6.1 mmol/L ＜ FPG ＜ 7.0 mmol/L，7.8 mmol/L ＜ 2 h PG ＜ 11.1 mmol/L 时皆为 IGT。IGT 患者应长期随诊，最终约有 1/3 的人恢复正常，约 1/3 的人仍持续为 IGT，约 1/3 的人可转为糖尿病。

（3）其他糖耐量异常常见于以下情况。①平坦型耐糖曲线：糖负荷后血葡萄糖量不以正常形式升高，耐糖曲线呈平坦形。可见于胰岛 B 细胞瘤、肾上腺皮质功能减退、脑垂体功能减退、胃排空延迟和小肠吸收不良等情况。②功能性低血糖曲线：FPG 正常，糖负荷后峰时和峰值表现正常，但在 2 ～ 3 小时血糖降低，多见于餐后低血糖症。③储存延迟型糖耐曲线：其特征为空腹血糖正常，糖负荷后血糖水平急剧升高，峰值出现早，且大于11.1 mmol/L，2 小时血糖值又低于空腹水平。这可能是由于胃切除患者胃排空速度加快，加速了肠道对葡萄糖的吸收，或者是严重肝病患者不能迅速摄取和处理血液中的葡萄糖。这两种情况都可使血糖升高，继而引起胰岛素反应性分泌增多，进一步导致肝外组织利用葡萄糖加快，而使 2 小时血糖明显降低。④肢端肥大症（或巨人症）、库欣综合征和嗜铬细胞瘤可分别因生长激素、皮质醇、儿茶酚胺分泌增多而引起糖耐量降低。⑤药物也可引起糖耐量降低，噻嗪类利尿剂、糖皮质激素、口服避孕药、阿司匹林、三环类抗抑郁药等均可引起血糖升高、糖耐量降低。长期服用大量激素可引起类固醇糖尿病。

7. 影响因素与注意事项

（1）整个试验过程中不可吸烟、饮茶、饮咖啡或进食。

（2）对于糖尿病的诊断，OGTT 比空腹血糖测定更灵敏，但易受样本采集时间、身高、体重、年龄、妊娠和精神紧张等多因素影响，重复性较差。除第一次 OGTT 结果明显异常外，一般须多次测定。

（3）阿司匹林、降血压药、口服避孕药、抗精神病药、类固醇、噻嗪类利尿剂等可能引起葡萄糖不耐受。

（4）对不能承受大剂量口服葡萄糖、胃切除及其他可能口服葡萄糖吸收不良的患者，应进行静脉葡萄糖耐量试验。

（5）OGTT 检查不能用于监测血糖控制的效果。

三、糖化血红蛋白（HbA_1c）测定

1. 患者要求 不受饮食、运动和应激等各种因素的影响，可在任何时间采血。

2. 检验标本 用 EDTA 或肝素抗凝管静脉采血 2 mL。

3. 检验方法 离子交换液相色谱法。

4. 正常参考值 HbA_1c：3.6%～ 6.0%。

5. 临床应用　糖化血红蛋白用于糖尿病的诊断及血糖控制的长期评价；鉴别应激引起的暂时性血糖升高与长期高血糖。

6. 临床意义

HbA_1c 是血红蛋白与葡萄糖经非酶促反应结合的产物，其合成过程较缓慢、相对不可逆转，持续于红细胞的 120 天生命期，其浓度与红细胞寿命和该时期内血糖的平均浓度有关，不受运动和食物的影响，也不受每天血糖波动的影响。因此，HbA_1c 反映了测定前 6～8 周的平均血糖水平，可作为正常人群糖尿病普查和糖尿病患者较长时间的血糖控制水平的良好指标。糖尿病患者 $HbA_1c \geqslant 6.5\%$，$5.7\%～6.4\%$ 属于糖尿病前期。非糖尿病性高血糖患者血糖持续升高，HbA_1c 浓度升高。HbA_1c 浓度与微血管和大血管并发症的发生关系密切，HbA_1c 水平升高，糖尿病视网膜病变、肾脏病变、神经病变、心血管事件发生风险均相应增加。还可用于高血糖病因的鉴别，应激性高血糖的 HbA_1c 正常。

7. 影响因素与注意事项

（1）层析时环境温度对结果影响较大，规定的标准温度为 22℃，需要严格控制温度。

（2）标本应及时检测，置于室温超过 24 小时可使结果升高，4℃冰箱可稳定 5 天。肝素化标本必须在 2 天内完成检测。

（3）Hb 变种（HBF ＜ 15%、杂合 HBC、杂合子 HBS）不干扰检测，其他血红蛋白变异体存在时会影响检测结果，不能准确测量患者的真正血糖控制情况，根据 HbA_1c 结果可能会导致误解，果糖胺（fructosamine，FMN）可以作为血糖控制监测的推荐指标。

（4）任何可能缩短红细胞寿命的因素，减少红细胞暴露到葡萄糖中的时间，如溶血性贫血、脾大、风湿性关节炎及慢性肝病等，可使 HbA_1c 的测定结果假性降低；任何可引起红细胞平均寿命增加的因素，如脾切除、红细胞增多症、再生障碍性贫血、维生素 B_{12} 缺乏及肾损伤等，可使 HbA_1c 的测定结果假性升高。

（5）妊娠期妇女由于血容量增加，HbA_1c 值要比同龄非妊娠妇女有所降低。

（6）大量食用含有维生素 C 和维生素 E 的食物能够抑制体内 Hb 糖基化，导致 HbA_1c 结果假性降低。

（7）长期大剂量服用乙酰水杨酸盐、嗜酒会导致血红蛋白乙酰化，使 HbA_1c 测定结果假性升高；长期使用慢性麻醉药、羟基脲，可使 HbA_1c 测定结果假性升高。

（8）肾病患者可使血红蛋白甲酰化，使测定结果假性升高。

（9）进展迅速的 1 型糖尿病，HbA_1c 值不能真实反映急性血糖变化情况，测定结果假性降低。

（10）近期有大量失血，新生红细胞大量产生，会使结果偏低。

（11）席夫碱（Schiff base）会干扰个别样品，使测定结果假性升高，应仔细观察测定结果图谱。

四、糖化血清蛋白测定

（一）果糖胺测定

1. 患者要求 果糖胺不受饮食、运动和应激等各种因素的影响，可在任何时间采血。

2. 检验标本 促凝管静脉采血 2 mL，尽量避免溶血。

3. 检验方法 四氮唑蓝显色法。

4. 正常参考值 1.65～2.15 mmol/L。

5. 临床应用 果糖胺可评估中短期血糖控制水平，以鉴别糖尿病和应激性高血糖。

6. 临床意义

（1）有效地反映过去 2～3 周内平均血糖的水平，不受临时血糖波动的影响，是判断糖尿病患者在一定时间内血糖控制水平的一个较好的指标。

（2）同一患者前后连续检测结果的比较更有价值。

7. 影响因素与注意事项

（1）溶血（血红蛋白＞100 mg/dL）、黄疸（胆红素＞4 mg/dL）、抗坏血酸（维生素C）、乳糜和低分子物质会对测定产生干扰。

（2）标本应在采集后 2 小时内离心，pH、反应温度、反应时间对检测影响较大，必须严格予以控制。

（3）当血清蛋白＜30 g/L 或尿蛋白＞1 g/L 时，该法结果不可靠，不宜采用 FMN 作为血糖控制水平的监测指标。

（二）糖化白蛋白测定

1. 患者要求 糖化白蛋白（glycated albumin，GA）不受饮食、运动和应激等各种因素的影响，可在任何时间采血。

2. 检验标本 促凝管静脉采血 2 mL，尽量避免溶血。

3. 检验方法 酮胺氧化酶法。

4. 正常参考值 10.8%～17.1%。

5. 临床应用 糖化白蛋白可作为中短期血糖控制的评价指标，也可作为应激引起暂时性高血糖和糖尿病的鉴别诊断指标。

6. 临床意义

（1）GA 水平可以反映患者 2～3 周前血糖控制情况，不受临时血糖浓度波动的影响，可用于评价短中期的血糖控制情况，同一患者前后连续检测结果的比较更有临床价值。对于糖尿病患者治疗方案调整后的疗效评价，GA 可能比糖化血红蛋白更具有临床参考价值。

（2）急性应激反应如外伤、感染以及急性心脑血管事件等出现高血糖时，GA 可作为一个鉴别指标。在一些特殊情况下，如透析性贫血、肝病、糖尿病合并妊娠、降血糖药调整期等，结合 GA 能更准确地反映短期内的平均血糖变化。

（3）当红细胞寿命缩短或有血红蛋白变异体（如 HbS 或 HbC）存在时，糖化血红蛋白检测受到干扰，此时 GA 测定对于患者监测血糖控制水平更有价值。

7. 影响因素与注意事项

（1）伴有白蛋白异常的疾病如肾病综合征、肝硬化及甲状腺功能异常等的糖尿病患者，GA 结果不可靠。

（2）测定受白蛋白的更新速度、体重指数（body mass index，BMI）和甲状腺激素等影响。

（3）中度溶血和维生素 C 会干扰测定结果。

（4）胆红素会对 GA 产生正干扰，总胆红素高于 55.0 μmol/L 时，GA 明显升高。

五、尿液葡萄糖测定

1. 患者要求　住院患者晨尿为宜，门诊、急诊筛查可取随机尿。

2. 检验标本　尿液容器采集 2～5 mL。

3. 检验方法　己糖激酶法。

4. 正常参考值　≤ 0.83 mmol/L。

5. 临床应用　监测糖尿病治疗效果。

6. 临床意义

尿液葡萄糖（urine glucose，U-glu）升高见于以下情况。①糖尿病及其他原因引起的高血糖。②妊娠：孕妇常见尿糖阳性，尿糖持续显著升高可能提示妊娠糖尿病及其他产科疾病。③肾性糖尿：毒性物质（如一氧化碳、汞、铅等）损害肾脏或其他原因导致的肾小管损伤，降低肾糖阈，尽管血糖水平正常，仍出现糖尿。④范可尼综合征：由于近端小管转运障碍，葡萄糖重吸收受影响，导致尿糖。⑤颅内压升高（如肿瘤、脑出血等），机制不明。

7. 影响因素与注意事项

（1）半乳糖、果糖、乳糖、戊糖等可能引起假阳性结果，如哺乳期女性常见乳糖尿，可能引起尿葡萄糖测试假阳性。

（2）某些药物可能引起假阴性结果，如维生素 C、非那吡啶等。

（3）某些药物可能引起尿糖水平升高，包括对氨基水杨酸、头孢菌素、水合氯醛、氯霉素、左甲状腺素、二氮嗪、利尿剂、雌激素、异烟肼、左旋多巴、锂、萘夫西林、萘啶酸和烟酸（高剂量）等。

六、乙酰乙酸测定

1. 患者要求

建议空腹 8 ~ 12 小时安静状态下静脉采血，避免各种精神因素的刺激以及剧烈运动，停服可能影响检验结果的药物。患者应取坐位或卧位静脉采血，采集标本时要注意保持正确的体位。

2. 检验标本 静脉采血 2 mL，用促凝管采集，标本应避免脂血、溶血、黄疸。

3. 检验方法 氯化高铁法。

4. 正常参考值 5 ~ 30 mg/L。

5. 临床应用 用于糖尿病和酮症酸中毒的早期诊断、疗效观察、预后判断。

6. 临床意义

（1）乙酰乙酸是血酮体主要成分之一，占酮体总量的 28%，是脂肪酸氧化过程中的产物，也是能量代谢的中间物质，并参与三羧酸循环。乙酰乙酸也是比较强的有机酸，在糖尿病酮症酸中毒时，酮体生成加速，可以造成代谢性酸中毒。

（2）乙酰乙酸浓度测定在酒精性酸中毒，饥饿性酸中毒，门静脉高压肝硬化的术前、术后，以及肝功能评价中具有重要意义。

（3）妊娠剧烈呕吐、营养不良和剧烈运动后可呈阳性。

7. 影响因素与注意事项

严重酸中毒的早期阶段，β - 羟丁酸显著升高；治疗过程中，随病情改善，β - 羟丁酸被氧化成乙酰乙酸，使乙酰乙酸水平升高。只监测乙酰乙酸水平不能真实反映病情变化，应同时检测 β - 羟丁酸。

七、丙酮酸测定

1. 患者要求 建议空腹 8 ~ 12 小时安静状态下静脉采血，避免各种精神因素的刺激以及剧烈运动，停服可能影响检验结果的药物。患者应取坐位或卧位静脉采血，采集标本时要注意保持正确的体位。

2. 检验标本 用含氟化物的抗凝管采集静脉采血 2 mL，标本应避免脂血、溶血、黄疸。

3. 检验方法 乳酸脱氢酶法。

4. 正常参考值 0.03 ~ 0.10 mmol/L。

5. 临床应用 用于评价有先天代谢紊乱而使血清乳酸浓度升高的患者。

6. 临床意义

（1）维生素 B_1 缺乏症的患者，由于丙酮酸氧化障碍，导致丙酮酸含量增加。

（2）糖尿病、肝病、充血性心力衰竭、严重感染和严重腹泻等消化性障碍时，血中丙酮酸含量增加，并伴有高乳酸血症。

（3）与乳酸／丙酮酸比例增加有关的先天代谢紊乱包括丙酮酸羧化酶缺乏、氧化磷酸化酶缺陷。

（4）乳酸／丙酮酸比率＜ 25 时，提示糖异生缺陷；乳酸／丙酮酸比率≥ 35 时，提示细胞内缺氧。

7. 影响因素与注意事项

（1）进食或运动后可使丙酮酸升高。

（2）采血时用止血带一般不超过 2 分钟。丙酮酸不稳定，应在 4℃条件下尽快离心并迅速进行测定；如不能立即测定，建议制备成无蛋白滤液保存，沉淀剂最好用偏磷酸（终浓度为 40 g/L）。丙酮酸在无蛋白滤液中可室温稳定 6 天，冰冻保存可稳定 42 天。

八、β-羟丁酸测定

1. 患者要求　空腹采血，以早晨空腹为佳。采血前避免剧烈运动，禁食高糖、咖啡、浓茶类饮料。

2. 检验标本　促凝管静脉采血 2 mL，尽量避免溶血，及时离心测定。

3. 检验方法　酶比色法。

4. 正常参考值　0.03 ～ 0.30 mmol/L。

5. 临床应用　用于糖尿病酮症酸中毒的治疗监测。

6. 临床意义

在碳水化合物不足（饥饿、营养不良、消化紊乱、频繁呕吐），减少碳水化合物的利用（糖尿病），糖原贮积症和碱中毒时，酮体增多。羟丁酸（beta-hydroxybutyric acid，β-HB）是酮体的主要成分，主要用于糖尿病患者酮症酸中毒或应急状态监测。出现酮症时 β-HB 升高早于尿酮体，治疗后降低早于尿酮体。糖尿病患者酮症酸中毒时，葡萄糖的氧化作用受到损害，酮体生成加速，NADH 生成增加，进而使乙酰乙酸形成 β-HB。严重酸中毒患者，体内 β-HB 与乙酰乙酸的比值可从正常的 2：1 升高到 16：1，监测糖尿病酮症酸中毒患者血液或尿液的乙酰乙酸可能造成误诊。在酮症酸中毒早期 β-HB 与乙酰乙酸的比值可升高至最高点，如继续治疗，该比值则会随着 β-HB 被氧化成乙酰乙酸而降低，监测 β-HB 可以更真实地反映酮症酸中毒的状况。在儿童患者中，低酮或高酮症状态是先天性代谢缺陷病鉴别诊断的一个重要组成部分。

7. 影响因素与注意事项

（1）标本采集后 2 ～ 4 小时内分离，样品保存在 4℃不超过 1 周。

（2）草酸盐、氟化物、柠檬酸盐等抗凝剂对检验结果不产生干扰；血红蛋白、胆红素、乙酰乙酸对检测干扰小。

（3）饥饿时血 β-HB 升高，但禁食 12 小时血 β-HB 不应超过 0.4 mmol/L。

（4）严重酸中毒的早期阶段，β-HB 显著升高；治疗后，随着病情改善，β-HB 被氧化成乙酰乙酸，使乙酰乙酸水平升高。只监测乙酰乙酸水平不能反映病情变化，应同时检测 β-HB。

九、血浆乳酸测定

1. 患者要求　采集标本前需保持安静状态，避免运动后采血，采集标本前禁止饮酒。

2. 检验标本　用含 EDTA 的抗凝管采集静脉采血 2 mL，及时离心测定。

3. 检验方法　紫外酶动力学法。

4. 正常参考值　0.6 ～ 2.2 mmol/L。

5. 临床应用　用于乳酸性酸中毒的诊断与监护。

6. 临床意义

剧烈运动或脱水可引起血浆乳酸（lactate，LACT）生理性升高。病理性升高见于：①糖尿病患者胰岛素绝对和（或）相对不足，机体不能有效利用血糖，丙酮酸大量还原成 LACT，导致体内 LACT 堆积，出现乳酸酸中毒。②某些肝病时由于肝脏对 LACT 的清除率降低，可出现血 LACT 升高。③休克、心功能失代偿、急性一氧化碳中毒、新生儿窒息、血液病和肺功能不全时，出现组织严重缺氧，导致丙酮酸还原成 LACT 的酵解作用增加，促使 LACT 水平升高。④服用某些药物或毒物（如乙醇、甲醇、水杨酸等）亦可引起血 LACT 升高。

7. 影响因素与注意事项

（1）因草酸钾对乳酸脱氢酶有一定的抑制作用，故不能选择草酸钾 - 氟化钠作为抗凝剂。

（2）为避免分析前其他因素对 LACT 检测结果的影响，患者需要禁食，并完全静息至少 2 小时，以使血中 LACT 浓度达到稳定状态。

（3）抽血时不能使用压脉带，不可用力握拳；如使用压脉带，需在穿刺后解开压脉带，等待 2 分钟后再抽血。

（4）标本采集后应立即送检，运送中应避免过度震荡，尽快进行离心，若未及时分离，LACT 会因为糖酵解而快速增加。

十、血清半乳糖检测

1. 患者要求　建议空腹 8 ～ 12 小时安静状态下静脉采血，避免各种精神因素的刺激以及剧烈运动，停服可能影响检验结果的药物。患者应取坐位或卧位静脉采血，采集标本时要注意保持正确的体位。

2. 检验标本　静脉采血 2 mL，用促凝管采集，标本应避免脂血、溶血、黄疸。

3. 检验方法 酶催化法。

4. 正常参考值

（1）成人：0 mmol/L。

（2）儿童：1.1 mmol/L。

5. 临床应用 用于半乳糖血症的辅助诊断。

6. 临床意义

（1）半乳糖血症是一种遗传性缺陷疾病，是由于半乳糖激酶或半乳糖 -1- 磷酸尿苷酰转移酶缺陷，使半乳糖不能转化和利用，导致血液和尿液中半乳糖升高。

（2）正常成人血及尿中不含或仅有微量半乳糖，哺乳期妇女及新生儿血及尿中有时可有少量半乳糖。

（3）甲状腺功能亢进时指数升高，肝病患者半乳糖指数升高，疾病缓解后指数下降。

7. 影响因素与注意事项

血清半乳糖升高也可见于饭后、情绪紧张、使用激素治疗等。

十一、1，5- 脱水葡萄糖苷醇测定

1. 患者要求 建议空腹 8 ～ 12 小时安静状态下静脉采血，避免各种精神因素的刺激以及剧烈运动，停服可能影响检验结果的药物。患者应取坐位或卧位静脉采血，采集标本时要注意保持正确的体位。

2. 检验标本 静脉采血 2 mL，用促凝管采集，标本应避免脂血、溶血、黄疸。采血后应及时送检。

3. 检验方法 酶偶联法。

4. 正常参考值 19.68 ～ 37.20 μg/mL。

5. 临床应用 1，5- 脱水葡萄糖苷醇（1，5-anhydroglucitol，1，5-AG）用于辅助糖化血红蛋白反映近期 1 ～ 2 周血糖水平变化及餐后血糖波动，对于识别糖尿病及其慢性并发症也有一定价值。

6. 临床意义

（1）1，5-AG 已成为诊断和监控糖尿病高血糖的一项新的重要指标。

（2）1，5-AG 主要来源于食物，存在于人体血液、脑脊液中，可灵敏地反映短期内血糖的波动情况。

（3）1，5-AG 作为反映血糖波动的良好指标，其在血糖控制恶劣时显著下降。血清 1，5-AG 水平与糖尿病微小血管损伤存在密切联系，可作为糖尿病患者群微小血管损伤的良好标志。

（4）1，5-AG 水平为心血管疾病的独立危险因素，在心血管病高危人群中，监测血清 1，5-AG 水平有助于早期发现心血管疾病。

（5）还有一些因素会影响血清 1，5-AG 水平，如妊娠、胃大部切除、长期静脉输注营养物质、糖皮质激素治疗等。因此，在临床检测中，应密切关注并避免这些因素干扰。

7. 影响因素与注意事项

（1）相同年龄段、体质量指数区间的男性 1，5-AG 水平明显高于女性。

（2）正常人群的 1，5-AG 水平与年龄、体重指数和饮食等因素相关性可忽略。

（3）通过早期测量糖尿病患者的 1，5-AG 水平，不仅可以监测到近期的血糖波动，还可以监测低血糖的诱发因素，可为早期筛查及早期治疗糖尿病提供依据。

（4）1，5-AG 作为一项新的糖尿病血糖监测指标，其代谢稳定，可灵敏地反映近期的血糖波动情况和超过肾糖阈的高血糖状况，同时能辅助诊断和监测糖尿病患者的常见并发症，对糖尿病早期诊断早期治疗提供重要价值。

（刘建生）

第五节 脂代谢试验

血脂异常通常是指血清中胆固醇和 / 或 IG 水平升高，俗称高脂血症。实际上，血脂异常也泛指包括低密度脂蛋白胆固醇血症、高密度脂蛋白胆固醇血症在内的各种血脂异常。血脂代谢异常是心血管疾病和卒中、糖尿病等疾病的风险因素，临床上较为关注甘油三酯（trigly cerides，TG）、总胆固醇（total cholesterol，TC）、高密度脂蛋白胆固醇（high density lipoprotein cholesterol，HDL-C）、低密度脂蛋白胆固醇（low density lipoprotein cholesterol，LDL-C）水平与疾病的关系。随着现代生活水平提高，加上人们饮食结构不合理，健康人群在体检中发现脂代谢异常极为普遍。

一、血清总胆固醇测定

1. 检测方法　血清 TC 测定方法分为化学法和酶法两类。

（1）化学法：一般步骤如下。①抽提；②皂化；③洋地黄皂苷沉淀纯化；④显色比色。代表性的方法有 Sperry-Webb 法（包括步骤①～④）、Abell-Kendall 法（省去步骤③），后者为标准参考方法。

（2）酶法：酶法测定原理是胆固醇酯（cholesterol ester，CE）在胆固醇酯酶（cholesterol esterase，CHE）作用下水解成游离胆固醇（free cholesterol，FC）和游离脂肪酸（free fatty acid，FFA），FC 再经胆固醇氧化酶（cholesterol oxidase，COD）氧化成 Δ4- 胆甾烯酮和 H_2O_2，H_2O_2 在 4- 氨基安替比林和酚存在时，经过氧化物酶催化，反应生成苯醌亚胺非那腙的红色醌类化合物，其颜色深浅与标本中 TC 含量成正比。该法是目前常规应用的方法，快速、准确，标本用量少，便于自动生物化学分析仪批量测定。

2. 参考区间　我国《中国成人血脂异常防治建议（2016 年修订版）》提出的标准为：理想水平：＜ 5.2 mmol/L，合适水平：＜ 5.2 mmol/L，边缘升高：≥ 5.2 mmol/L 且＜ 6.2 mmol/L，升高：≥ 6.2 mmol/L。

3. 临床应用　总胆固醇测定用于早期发现和诊断高脂血症；对动脉粥样硬化和冠心病危险性进行早期预测和评估；观察降血脂药治疗后的效果。

4. 临床意义

（1）高胆固醇血症是冠心病的主要危险因素之一，而且与动脉粥样硬化的形成有明确关系，降低血清胆固醇可使冠心病的发病率降低并停止粥样斑块的发展。高胆固醇血症分为原发性和继发性两类：原发性高胆固醇血症包括家族性高胆固醇血症、家族性载脂蛋白 B（ApoB）缺陷症、混合性高脂蛋白血症和多源性高 TC 等；继发性高胆固醇血症见于肾病综合征、甲状腺功能减退症、糖尿病、妊娠、Ⅱ 型高脂蛋白血症、胰腺炎、类脂性肾病、砷中毒性肝炎、黏液性水肿、胆道梗阻、动脉硬化、心肌局部缺血、妊娠期、女性绝经期、饮酒等。

（2）低胆固醇血症分为原发性和继发性两类。原发性低胆固醇血症常见于家族性无 β 脂蛋白或低 β 脂蛋白血症；继发性的低胆固醇血症常见于营养不良、甲状腺功能亢进症、严重的肝功能不全（如肝硬化、慢性中毒性肝炎、病毒性肝炎）、贫血、吸收障碍、消耗性疾病、瓦尔登斯特伦病（股骨小骨头管的骨软骨病）、甲状腺炎、素食者、新生儿等。

5. 影响因素与注意事项

（1）新生儿 TC 水平极低，哺乳后快速上升，接近成人水平；之后常随年龄增加而上升，至 70 岁以后不再上升甚至下降。中青年时期女性低于男性，女性绝经后的 TC 水平较同年男性高。黑色人种 TC 水平高于白种人。

（2）长期进食高胆固醇、高饱和脂肪和高热量饮食，可使 TC 增高。

（3）与脂蛋白代谢相关的酶或受体基因发生突变，是引起 TC 增高的主要原因。

（4）缺少运动、脑力劳动、精神紧张等可能使 TC 升高。

（5）体位影响水分在血管内外分布，因此影响血脂水平。如站立 5 分钟血脂浓度可提高 5%，站立 15 分钟可使血脂浓度提高 16%，故在抽血前应至少静坐 5 分钟。止血带的使用时间不可超过 1 分钟，穿刺成功后应立即松开止血带，然后抽血。静脉阻滞 5 分钟可使 TC 增高 10% ～ 15%。

（6）血浆中 TC 含量比血清中约低 3%，EDTA 浓度越高，血浆 TC 水平下降程度越大，但肝素抗凝不影响血浆中 TC 水平。血红蛋白高于 2 g/L，引起正干扰，胆红素高于 0.1 g/L，有明显负干扰。

（7）TC 对动脉硬化性心血管疾病（ASCVD）的危险评估和预测价值不及 LDL-C 精准。利用公式计算非 HDL-C 和极低密度脂蛋白胆固醇（VLDL-C）时，必须检测 TC。

（8）药物因素，如糖皮质激素、肾上腺素、去甲肾上腺素可致 TC 增高；应用阿司匹林、维生素 A、维生素 D、色氨酸均可导致测定结果偏高。红霉素、氯霉素、林可霉素、秋水仙碱等肝损害性药物对 TC 有降低的作用。硝酸盐、氟化物、维生素 C、水杨酸对 Trinder 反应具有干扰作用，测定结果偏低，干扰试验。

二、血清甘油三酯测定

1. 检测方法　血清 TG 测定方法一般分为化学法及酶法两类。

（1）化学法：步骤如下。① TG 的抽提分离；②皂化；③甘油糖的氧化；④氧化生成甲撑显色定量。化学法操作较为繁杂，影响测定因素太多，准确性差，故一般很少使用。

（2）酶法：步骤如下。① TG 的抽提与皂化；②加水分解生成甘油糖定量。目前常规检测应用的方法有甘油激酶（glycerol kinase．GK）法和甘油氧化酶（glycerol oxidase，GOD）法。酶法操作简便，快速、准确，并能在自动化生物化学分析仪上进行批量测定。

2. 参考区间　①根据《中国成人血脂异常防治指南（2016 年修订版）》，血清 TG 的正常值参考标准为：空腹（禁食 12 小时以上）< 1.7 mmol/L。血清 TG 水平在 1.7 ～ 2.3 mmol/L 之间为轻微升高，2.3 ～ 5.6 mmol/L 为升高，≥ 5.6 mmol/L 为严重升高。②美国国家胆固醇教育计划（NCEP）成人治疗组第 3 次报告提出的医学决定水平：理想范围< 1.7 mmol/L；边缘增高为 1.7 ～ 2.25 mmol/L；增高为 2.26 ～ 5.64 mmol/L；很高为≥ 5.65 mmol/L。

3. 临床应用　胆固醇升高者的危险因素评估；高 TG 加上高血压是冠心病和动脉粥样硬化危险性增加的标志，是糖尿病的独立危险因子（TG 水平与胰岛素抵抗有关）。血清 TG 测定可用于高血压患者的降脂治疗监测等。

4. 临床意义

（1）高 TG 血症分为原发性与继发性两类，前者见于家族性高 TG 血症与家族性混合型高脂血症等；后者常见于肾病综合征、糖尿病、冠状动脉粥样硬化、甲状腺功能减退症、妊娠、口服避孕药、长期饮酒的人群等。高血压、脑血管病、冠心病、糖尿病、肥胖与高脂蛋白血症等往往有家族性聚集现象。冠心病患者较一般人群 TG 偏高，但也多见于 LDL-C 偏高和 HDL-C 偏低者。一般认为单独有高 TG 不是冠心病的独立危险因素，须同时伴有高 LDL-C、低 HDL-C 等。TG ≥ 5.63 mmol/L 时，常伴发急性胰腺炎。

（2）低 TG 血症分为原发性与继发性两种。前者如遗传性无 β 脂蛋白血症和低 β 脂蛋白血症；后者常见于甲状腺功能亢进症、肾上腺皮质功能减退和肝功能严重低下、营养不良、癌症晚期、恶病质及肝素等药物的应用。

5. 影响因素与注意事项

（1）TG 受生活条件和饮食方式、年龄、性别等影响。如高脂肪饮食后 TG 升高，一般餐后 2 ～ 4 小时达高峰，8 小时后基本恢复空腹水平；大量饮酒后可使 TG 假性升高；

运动不足、肥胖可以使 TG 升高；成年后随年龄增长 TG 水平上升（中青年男性高于女性，50 岁后女性高于男性）。人群中血清 TG 水平呈明显的正偏态分布。

（2）剧烈运动影响 TG 水平，抽血前 24 小时避免剧烈运动。

（3）体位影响水分在血管内外分布，因此影响血脂水平。如站立 5 分钟血脂浓度可提高 5%，站立 15 分钟可使血脂浓度提高 16%，故在抽血前应至少静坐 5 分钟。止血带的使用时间不可超过 1 分钟，穿刺成功后应立即松开止血带，然后抽血。静脉阻滞 5 分钟可使 TG 增高 10% ～ 15%。

（4）药物因素，如甲基多巴等降血压药能显著升高 TG；美托洛尔、普萘洛尔、纳多洛尔等肾上腺素能 β 受体阻滞剂、避孕药、利尿药、糖皮质激素可引起 TG 升高；小剂量肝素、烟酸、氯贝丁酯、右旋甲状腺素、高血糖素等可降低血清 TG 水平。

三、高密度脂蛋白胆固醇测定

1. 检测方法　直接法过氧化氢酶清除法。

2. 参考区间　根据《中国成人血脂异常防治指南（2016 年修订版）》，对于 HDL-C 的正常值参考标准，理想水平：≥ 1.0 mmol/L（40 mg/dl），合适水平：< 1.0 mmol/L，降低：< 1.0 mmol/L（40 mg/dl）。

3. 临床应用　协助诊断动脉粥样硬化；是心血管危险性评估指标，主要用于动脉粥样硬化性心血管病和缺血性脑卒中的防护、危险分析和预后指导；评价饮食和药物（如烟酸、维生素 E、肝素等）治疗效果。

4. 临床意义　① HDL-C 被视为人体具有抗动脉粥样硬化作用的脂蛋白，HDL-C 可能通过抗感染、抗氧化和保护血管内皮细胞而发挥其抗动脉粥样硬化作用，为动脉粥样硬化和心血管疾病的保护因子，血清 HDL-C 水平与冠心病发病率呈负相关。② HDL-C 降低多见于心脑血管疾病、肝炎、糖尿病、肾病综合征和肝硬化患者。高 TG 往往伴有 HDL-C 减低，肥胖和吸烟会使 HDL-C 降低。饮酒及长期体力活动会使 HDL-C 升高。

5. 影响因素与注意事项

（1）生理因素。①年龄和性别：儿童时期男女 HDL-C 水平相同；青春期男性开始下降，18 ～ 19 岁达最低点，以后男性低于女性，女性绝经后与男性接近。②饮食：高糖及素食时 HDL-C 常降低。③肥胖：肥胖者常有 TG 升高，同时伴有 HDL-C 降低。④饮酒与吸烟：饮酒可使 HDL-C 升高，而吸烟可使 HDL-C 减低。⑤运动：长期足量的运动可使 HDL-C 升高。⑥种族：黑人比白人 HDL-C 高，美国人群高于中国人群，中国人群与日本和欧洲人群接近。

（2）药物因素：睾酮等雄性激素、降血脂药中的普罗布考、β 受体阻滞药（普萘洛尔）和噻嗪类利尿药等使 HDL-C 降低；雌激素类药物、苯氧乙酸类降脂药、洛伐他汀和苯妥英钠等，可使 HDL-C 升高；服用对乙酰氨基酚、N- 乙酰半胱氨酸和安乃近等药物可导致 HDL-C 假性降低。

四、低密度脂蛋白胆固醇测定

1. 检测方法 直接法（表面活性剂清除法）。

2. 参考区间 根据《中国成人血脂异常防治指南（2016 年修订版）》，LDL-C 的理想水平：LDL-C < 2.6 mmol/L（约 100 mg/dL），合适水平：LDL-C < 3.4 mmol/L（约 130 mg/dL），升高：LDL-C ≥ 3.4 mmol/L（约 130 mg/dL）。

3. 临床应用 协助诊断动脉粥样硬化；是心血管危险性评估指标，主要用于动脉粥样硬化性心血管病和缺血性脑卒中的防护、危险分析和指导预后，以及家族性低 β - 脂蛋白血症与脂蛋白血症的诊断；评价饮食和药物治疗效果。

4. 临床意义

（1）LDL-C 增高：见于高脂蛋白血症、急性心肌梗死、冠心病、肾病综合征、慢性肾衰竭、家族性高胆固醇血症、Ⅱ a 型高脂蛋白血症、家族性 ApoB 缺陷症、混合性高脂血症、梗阻性黄疸、多发性肌瘤、甲状腺功能减退、糖尿病、某些药物的使用等，也可见于神经性厌食及孕妇。此外，LDL-C 水平增加与缺血性心脏病发生相对危险及绝对危险上升趋势及程度成正比，是血脂防治的重要靶标。

（2）LDL-C 减低：见于家族性无或低 β - 脂蛋白血症、甲状腺功能亢进症、消化吸收不良、肝硬化、慢性消耗性疾病、营养不良、慢性贫血、骨髓瘤、创伤和严重肝病等。

5. 影响因素与注意事项

（1）与 HDL 测定相同，高脂血症对 LDL-C 检测可产生干扰。影响 LDL-C 测定的因素有很多，包括年龄、性别、种族、遗传、饮食、疾病，精神紧张等。故 LDL-C 水平的高低要结合流行病学和临床综合评估。

（2）采集标本前 24 小时不能饮酒，服用对乙酰氨基酚、N- 乙酰半胱氨酸和安乃近等药物可引起假性降低。

（3）方法学应明确测定值是否包含 IDL-C 和脂蛋白（α）胆固醇，但目前还未得到权威性评价。

五、载脂蛋白 A Ⅰ 测定

1. 检测方法 免疫透射比浊法。

2. 参考区间 1.2 ～ 1.6 g/L。

3. 临床应用 靶向非 HDL-C（或 LD L-C）患者的残余危险性评估；冠心病家族史或其他危险因素的心脏危险因素的确定性研究；动脉粥样硬化性疾病的危险评估。

4. 临床意义

（1）载脂蛋白 A I（ApoA I）降低：主要见于 I 和 II a 型高脂血症、脑血管疾病、冠心病、感染、血液透析、慢性肾炎、吸烟、糖尿病、药物治疗、胆汁淤积阻塞、慢性肝炎、肝硬化等。ApoA I 缺乏症（如丹吉尔病）、家族性低 α - 脂蛋白血症、鱼眼病等血清中，ApoA I、HDL-C 极低。

（2）ApoA I 升高 主要见于妊娠、雌激素疗法、锻炼、饮酒等。

5. 影响因素与注意事项

（1）干扰物：若标本中含有的干扰物浓度满足以下要求时对结果无明显干扰，结合胆红素 ≤ 288 mmol/dL，血红蛋白 ≤ 50 g/L，维生素 C ≤ 30 mg/dL，乳糜微粒 ≤ 3 000 浊度。

（2）药物：卡马西平、氯贝丁酯、烟酸、口服避孕药、苯妥英钠、普伐他丁、辛伐他丁等可使 ApoA I 结果升高；雄激素、利尿药、普罗布考、孕酮、甲状腺素等可使 AopA I 结果降低。

（3）抗原位点的暴露 血清中 HDL 颗粒中 AopA I 的抗原位点不全位于脂蛋白颗粒的表面，因此必须经过预处理，在反应体系中加入表面活性剂，让脂蛋白中抗原位点更好地暴露，充分与特异性抗体反应。

六、载脂蛋白 B 测定

1. 检测方法 免疫透射比浊法。

2. 参考区间 0.8 ～ 1.1 g/L。

3. 临床应用 主要用于心血管疾病危险的预测和应用。靶向非 HDL-C（或 LDL-C）患者的残余危险性评估；冠心病家族史或其他心脏危险因素的确定性研究；疑似脂蛋白血症或低 B- 脂蛋白血症的确认。

4. 临床意义

（1）ApoB 是低密度脂蛋白（LDL）的主要结构蛋白，血清 ApoB 水平反映血液中 LDL 的数量。在少数情况下，可出现高 ApoB 血症而 LDL-C 浓度正常，提示血液中存在较多的小而密低密度脂蛋白（small dense LDL，SD-LDL）。血清 ApoB 浓度升高与冠心病发生危险性呈明显正相关，也是各项血脂指标中较好的动脉硬化的标志物。ApoB 升高见于 II 和 II b 型高脂血症、糖尿病、脑血管病、妊娠、胆汁梗阻、脂肪肝、血液透析、慢性肾炎、肾病综合征等。

（2）ApoB 降低主要见于 I 型高脂血症雌激素疗法、肝病、肝硬化、药物疗法及感染等。

（3）ApoB/AopA I 的比值（计算法 1.0 ～ 2.0）随着年龄增长而增长，比值与动脉粥样硬化（atherosclerosis，AS）有关，比值越大，心血管疾病危险性加大。ApoB/AopA I 的比值 ＜ 1.0 时，对于评估冠心病的危险性比 TC、TG、HDL-C、LDL-C 更有价值。

5. 影响因素与注意事项

（1）若标本中含有的干扰物浓度满足以下要求，则对结果无明显干扰：胆红素 ＜ 1026 μmol/L，血红蛋白 ≤ 37.5 g/L，乳糜微粒 ≤ 3 000 浊度，甘油三酯 ＜ 11.3 mmol/L。

（2）ApoB 水平不论男女均随年龄上升，但 70 岁以后不再上升或开始下降。

（3）奥利司他和甲状腺素可以使 ApoB 升高。

（4）抗原位点的暴露，见载脂蛋白 A I 测定的"影响因素和注意事项"。

七、载脂蛋白 E 测定

1. 检测方法 免疫比浊法。

2. 参考区间 健康人血浆载脂蛋白 E（ApoE）浓度为 2.7 ～ 4.9 mg/dL，ApoE 浓度与其表型关系密切。

3. 临床应用 脂代谢紊乱疾病的风险评估，Ⅲ型高脂血症的诊断，心脑血管疾病的协助诊断及危险性评估。

4. 临床意义

（1）ApoE 等位基因型影响血浆脂质浓度，血液中的 ApoE 存在 3 种异构体（ApoE ε2、ε3 和 ε4）。携带 ApoE ε2 等位基因者，其血液中 ApoE 浓度高，ApoB 浓度低，胆固醇含量也低，其降低效应是 ApoE ε4 升高 TC 的 2 ～ 3 倍，对冠状动脉粥样硬化的发展有防护作用；携带 ApoE ε4 等位基因者，血液中 ApoE 浓度低，ApoB 浓度高，胆固醇及三酰甘油含量也高，是动脉粥样硬化的潜在危险因素。

（2）近年来研究发现，ApoE 及其单核苷酸多态性与高脂血症、冠心病、阿尔茨海默病以及肝病、人类长寿等有关。

（3）ApoE 生理功能：①作为 LDL 受体的配体，主要存在于乳糜微粒（chylomicron，CM）、极低密度脂蛋白（very low density lipoprotein，VLDL）、中间密度脂蛋白（intermediate density lipoprotein, IDL）及 CM 残粒中；也是肝细胞 CM 残粒受体的配体，与脂蛋白代谢有密切相关性。②ApoE 具有多态性，同一基因位点上存在着 3 个等位基因 ε2、ε3 和 ε4，编码产生 E2、E3、E4。多态性与决定个体血脂水平与动脉粥样硬化发生发展密切相关。③参与激活水解脂肪的酶类，参与免疫调节及神经组织的再生。④脑肿瘤中发现有高浓度的 ApoE，推断它可能作为神经胶质细胞瘤的标记。

5. 影响因素与注意事项

（1）ApoE 基因突变可引起许多 ApoE 异构体，目前报道的就有近 20 种，其中多数伴随有高脂蛋白血症。

（2）若标本中含有的干扰物浓度满足以下要求，则对检测结果无影响：胆红素 ≤ 400 μ mol/L、血红蛋白 ≤ 5 g/L、乳糜微粒 ≤ 0.3%，维生素 C ≤ 0.5 g/L，肝素 ≤ 100 U/L 样本可于 2℃～ 8℃保存 2 周。

八、脂蛋白（α）测定

1. 检测方法　胶乳增强免疫比浊法。

2. 参考区间　< 300 mg/L。

3. 临床应用　基于常规危险因素的中度或高风险患者心血管疾病风险细化；评价动脉粥样硬化性心脑血管性疾病的危险度；评价饮食与药物治疗效果；评价冠脉介入术后血管再狭窄的风险。

4. 临床意义

（1）排除应激性升高的情况下，脂蛋白（α）[lipoproteina，Lp（α）] 水平被认为是动脉粥样硬化性心脑血管病以及周围动脉硬化性疾病的独立危险因素，在 LDL-C 浓度升高时具有重要价值。

（2）急性时相反应时 Lp（α）增高，见于急性心肌梗死、外科手术、急性创伤、急性炎症、急性风湿性关节炎等。

（3）缺血性心脑血管疾病、肾病综合征、终末期肾病、尿毒症、糖尿病肾病、妊娠、服用生长激素、除肝癌外的恶性肿瘤等，均可使 Lp（α）水平上升。肝脏疾病（慢性肝炎除外）可使 Lp（α）水平下降。

（4）冠状动脉搭桥术后或者冠状动脉介入治疗后，高 Lp（α）易引起血管再狭窄。

（5）血液透析、腹腔透析、肾移植等时 Lp（α）可能会增高。

（6）家族性高 Lp（α）与冠心病发病倾向相关。

（7）Lp（α）升高患者冠心病和心肌梗死发病率高于健康者 2 ～ 5 倍。人群中 Lp（α）呈偏态分布，一般以 Lp（α）< 300 mg/L 时为病理性增高，且冠状动脉粥样硬化的危险性上升 2 倍。

（8）Lp（α）是冠心病最强的遗传危险因素。通过血浆置换降低高风险患者的高 Lp（α）水平，可以显著减少冠状动脉相关疾病的发生率。

5. 影响因素与注意事项

（1）Lp（α）水平主要由遗传因素决定，基本不受性别、年龄、饮食及降胆固醇药的影响。同一个体的 Lp（α）水平相当恒定。不同个体的差异很大，波动范围在 0 ～ 1.0 mg/L。

（2）若标本中含有的干扰物浓度满足以下要求，对检测结果无影响：胆红素 < 200 mg/L、血红蛋白 < 5 g/L、TG < 6 mmol/L。另外由于 Lp（α）和纤溶酶原（PLG）结构的相似性和基因的同源性，两者存在交叉免疫反应，这对免疫化学测定会有影响。

（3）Lp（α）分子大小与血浆中 Lp（α）的浓度成正比。

九、小而密低密度脂蛋白测定

1. 检测方法　均相酶免法。

2. 参考区间　10.2 ～ 44.8 mg/dL

3. 临床应用　SD-LDL 是引起冠状动脉粥样硬化最强大的物质，用于心血管疾病的风险评估；协助诊断动脉粥样硬化。

4. 临床意义

（1）SD-LDL 升高见于遗传性高脂蛋白血症、甲状腺功能低下、肾病综合征、梗阻性黄疸、慢性肾衰竭、库欣综合征、2 型糖尿病 SD-LDL 升高，增加患 2 型糖尿病的风险。老年男性和女性 SD-LDL 与 2 型糖尿病发展相关，SD-LDL 高水平的个体发生 2 型糖尿病的危险性增加 2 倍；SD-LDL 是评价冠心病风险的重要指标，SD-LDL 升高使冠心病患者发生心肌梗死的危险性增加 3 倍。

（2）SD-LDL 降低见于无 β 脂蛋白血症、甲状腺功能亢进症、消化吸收不良、肝硬化、恶性肿瘤等。

（3）SD-LDL 与高 TC 在代谢上关系密切，而高 TC 常伴有低 HDL-C。当高 TC、低 HDL-C 和 SD-LDL 增多三者同时存在时，临床上将此合称为动脉粥样硬化脂蛋白表型或者脂质三联征。

5. 影响因素与注意事项

（1）LDL 颗粒大小是由遗传因素决定的。但是，其表型的表达也可以受到环境因素的影响，如运动、饮食、药物等的影响。

（2）促使 SD-LDL 形成的临床因素有腹部肥胖、高 TG 血症、2 型糖尿病、口服黄体酮类避孕药、使用 β 受体阻滞剂等。

（3）随年龄增大，男女中以 SD-LDL 为主者的比例随之增加。

（4）血浆 TG 水平与 LDL 颗粒结构有关，高 TG 水平可促使 LDL 从大颗粒疏松 LDL 向 SD-LDL 转变。

（5）低脂高糖饮食和体力活动少也可增加 SD-LDL 的形成。

十、磷脂测定

1. 检测方法　酶法。

2. 参考区间　成人（＞ 65 岁）：196 ～ 366 mg/dL；成人（≤ 65 岁）：125 ～ 275 mg/dL；儿童：180 ～ 295 mg/dL；婴儿：100 ～ 275 mg/dL；新生儿：75 ～ 170 mg/dL。

3.临床应用 磷脂（phospholipid，PL）测定用于协助诊断高脂血症，协助诊断新生儿继发性呼吸窘迫综合征。

4.临床意义

（1）PL 升高：见于胆汁淤积、原发性胆汁淤积性肝硬化、高脂蛋白血症、脂肪肝、酒精性肝硬化、肾病综合征、慢性胰腺炎、卵磷脂 - 胆固醇酰基转移酶（LCAT）缺乏症等。

（2）PL 降低：见于无 β 脂蛋白血症、原发性低脂蛋白血症、饮食限制脂肪的摄入、丹吉尔病、甲状腺功能亢进。

（3）其他：PL 及其主要成分的测定，对未成熟儿（胎儿）继发性呼吸窘迫综合征的诊断有重要意义。

5.影响因素与注意事项

（1）血清 PL 与胆固醇关系密切，两者多呈平行变动。正常人的 TC 与 PL 的比值平均为 0.94。高 TC 时，常有 PL 血症；TG 增高时，PL 也会增高。

（2）检测前应避免近期静脉注射放射性染料、标本严重溶血、检测 2 周内体重有明显变化。

（3）药物影响，如雌激素、肾上腺素、吩噻嗪类会使 PL 升高；降血脂药如氯贝丁酯会使 PL 降低。

（4）血清 PL 测定，要求在 4℃分离血清（浆）后尽快测定。

十一、游离脂肪酸测定

1.检测方法 酶法。

2.参考区间 成年人：0.4 ～ 0.9 mmol/L；儿童以及肥胖成人稍高。

3.临床应用 FFA 测定用于评估糖尿病、心血管病等疾病的风险因素，协助重症肝功能障碍、甲状腺功能亢进等病情的评估。

4.临床意义

（1）生理性升高饮食、运动、应急情况均可以使 FFA 发生改变。

（2）病理性升高见于糖尿病（未治疗）、甲状腺功能亢进症、重症肝疾病、褐色细胞瘤、急性胰腺炎、库欣综合征、肥胖、肢端肥大症等。

（3）病理性降低见于甲状腺功能减低、垂体功能减低。

5.影响因素与注意事项

（1）注射肾上腺素或者去甲肾上腺素以及生长激素时，或任何疾病影响血中激素水平者都对 FFA 有影响。

（2）血清中 FFA 含量极微，因为其容易受各种因素的影响而变动，需要对 FFA 的水平做动态观察。

（3）药物影响，如咖啡因、磺胺丁脲、乙醇、肝素、烟碱、避孕药等使 FFA 升高；而使用阿司匹林、烟酸、普萘诺尔等药物会使 FFA 降低。

（4）正常人血浆中存在 LPL 可使 FFA 升高。因此，检测血清中 FFA，要求在 4℃分离血清（浆）后尽快测定。若不能立即测定时，标本应冷冻保存。

（5）肝素可使 FFA 升高，故不宜在肝素治疗时（后）采血，也不可利用抗凝血药作 FFA 测定。

（刘建生）

第六节　心肌损伤检验

心血管系统疾病是现今发达国家的主要疾病和死亡的主要原因之一。心肌细胞可因急、慢性损伤而发生坏死，组织中的蛋白及心肌酶则释放进入血循环，临床将此类物质称为"心肌标志物"。检测患者心肌标志物有助于急、慢性心血管系统疾病的诊断、危险度评估、疗效及预后判断。

一、心肌损伤标志物测定

（一）血清肌红蛋白

1. 患者要求　标本采集前避免剧烈运动，过度的精神刺激和剧烈运动可使肌红蛋白（myoglobin，Mb）升高。当 Mb 水平用来确定患病的程度或监测对肌肉疾病如多肌炎的疗效时，标本最好在每天同一时间点采集。

2. 检验标本　促凝管静脉采血 2 mL，标本应避免乳糜、溶血、黄疸。除非是卧床的患者，一般在采血时取坐位。推荐选用血清，也可使用肝素或 EDTA 抗凝血浆、尿液标本，血浆标本有利于急诊检验。血清或血浆室温下可保存 2 天，4℃可稳定 1 个月，－20℃可保存 3 个月。

3. 检测方法　乳胶增强免疫比浊法。

4. 参考区间　男性：27 ～ 72 μg/L；女性：25 ～ 28 μg/L。

5. 临床应用　主要用于诊断早期缺血性心肌损伤，判断再灌注是否成功，判断再梗死。

6. 临床意义

（1）心肌损伤：①心肌损伤后血中的 Mb 升高早于其他心肌损伤标志物，其阴性结果能有效地排除心脏病发作，但其阳性结果必须通过肌钙蛋白检测来确认。②心脏病发作或其他肌肉损伤后的 0.5 ～ 1 小时内开始升高，并维持高水平 5 ～ 12 小时。③ Mb 也是急性心肌梗死溶栓治疗中评价是否再灌注的较为敏感和准确的指标。④心脏外科手术患者血清 Mb 升高，可以作为判断心肌损伤程度及愈合情况的一个重要客观指标。⑤在临床肌病研究中，发现假性肥大型肌营养不良患者血清 Mb 升高，最高可达 1 150 μg/L。

（2）稳定型心绞痛：Mb 可轻度升高，升高幅度为参考值上限的 2 ～ 4 倍，高峰持续时间短暂，呈一过性释放入血。为获得 Mb 的高峰，应注意采血距心绞痛发作的时间及采血间隔时间。间隔时间为 1 ～ 2 小时，动态测定 3 ～ 4 次。

（3）急性心肌炎：升高程度与心肌炎严重程度明显相关。一般在急性期升高，持续时间为 1 ～ 3 天。

（4）骨骼肌疾病：当肌肉破坏或严重肌肉细胞损伤时，血清和尿中 Mb 均可升高；挤压伤综合征、先天性肌营养不良、强直性肌营养不良、迪谢内肌营养不良症（Duchenne muscular dystrophy，DMD）以及多肌炎和皮肌炎患者，血清和尿中 Mb 均可升高。Mb 明显升高见于病程较早和病情加重，病程较晚和病情稳定时升高不明显。

（5）肾功能损伤：血中 Mb 升高程度与肾功能受损程度相关。急性肾功能不全患者血中和尿中 Mb 显著升高，与血清肌酐含量呈正相关，是评价肾功能损害较为敏感的指标。

（6）甲状腺功能减退症：本病患者血中 Mb 升高，可作为诊断、判断治疗效果的参考指标之一。

（7）其他：如乙醇性肌病、肌肉痉挛、剧烈运动和海洛因中毒等均可引起 Mb 不同程度的升高。

（8）横纹肌溶解症：血清 Mb 升高。

7. 影响因素与注意事项

（1）特异性不高，不能单凭 Mb 决定是否使用溶栓疗法，可联合碳酸酐酶Ⅲ（carbonic anhydrase Ⅲ，CA Ⅲ）提高急性心肌梗死诊断的特异性。

（2）发病 6 小时后的就诊患者，不推荐测 Mb。当胸痛怀疑为急性心肌梗死的患者，动态检测应尽早进行，在胸痛发作后间隔 1 ～ 1.5 小时连续抽取 2 ～ 3 份标本最有价值。其升高或降低速率对诊断有重要价值。

（3）Mb 峰值在 12 小时，但窗口期太短，回降到正常范围太快。急性心肌梗死发作 16 小时后测定易出现假阴性。

（4）维生素 C ≤ 220 mol/L、血红蛋白 < 3.0 g/L、胆红素 < 171 mol/L、甘油三酯 < 11.3 mmol/L 时对检测结果无影响。

（5）测定前须确保标本离心后去除纤维蛋白、胞质物质及其他颗粒性物质，上述物质易导致测定结果的假阳性。

（6）超出线性范围的结果应取标本进行一定比例稀释后再测定。

（7）Mb 在心脏内的生理作用取决于其氧合状态，Mb 具有贮存 O_2 的功能。Mb 也能控制心肌的一氧化氮（NO）稳态，在生理和病理条件下调节线粒体呼吸链。在其心肌细胞的氧化状态下，Mb 可清除 NO，保护心脏免受过量 NO 的有害影响。缺氧条件下，脱氧的 Mb 从 NO 清除剂变为 NO 生产者，保护心肌细胞免受短期缺氧和心肌缺血再灌注损伤。

（8）由于血清 Mb 的水平具有一定的节律性，研究表明上午 9 时可达最高峰值，晚上 6～12 时最低，因此用 Mb 监测肌肉疾病如多肌炎的疗效时，应在每天的同一时间采集标本。

（9）某些药物（如 HMG-CoA 抑制药、纤溶酶、海洛因、两性霉素 B、安非他明、苯环己哌啶、抗精神病药）、运动、血液透析等会使血清 Mb 增高。运动、低温、电疗、发热等会使尿 Mb 升高。

（10）人血清中的特异性抗体可以与试剂免疫球蛋白发生反应，干扰活体外免疫检测。日常暴露于动物或动物血清产品的患者易受到干扰，检测中可能观察到异常值。

（二）血清肌酸激酶

1. 患者要求　空腹 8～12 小时安静状态下静脉采血。

2. 检验标本　促凝管静脉采血 2 mL，尽快分离血清，避免溶血。

3. 检测方法　酶偶联速率法。

4. 参考区间　男性：50～310 U/L；女性：40～200 U/L。

5. 危急值　肌酸激酶（creatine kinase，CK）≥ 2 000 U/L。

6. 临床应用　CK 用于诊断骨骼肌疾病，特别是对诊断急性心肌梗死有较高价值。

7. 临床意义

（1）在心肌梗死时 CK 活力升高出现较早，梗死后 2～4 小时就开始升高，可高达正常上限的 10～12 倍。其对心肌梗死的诊断特异性高于 AST 和 LDH，但此酶升高持续时间短，2～4 天就恢复正常；如再次升高，往往说明再次梗死。各种类型进行性肌萎缩时，血清 CK 活性增高。

（2）神经因素引起的肌萎缩如脊髓灰质炎时活力正常，皮肌炎时可有轻度或中度增高。其他类型的原发性肌萎缩患者血中 CK 也常有不同程度升高，可用于区别继发性肌病如神经型或失用性肌萎缩，后者 CK 活性往往正常。迪谢内型肌营养不良症患者血中 CK 往往明显增高，甚至可高出参考区间上限的 50 倍，而后随病程延长而逐步下降；此病是与性染色体有关的遗传病，在无症状的女性、隐性携带者中约有 75%CK 值也高于正常。

（3）病毒性心肌炎、脑血管意外、脑膜炎、甲状腺功能低下、剧烈运动、各种插管及手术、肌内注射氯丙嗪、抗生素等 CK 也可能增高。

8. 影响因素与注意事项

（1）标本类型及稳定性。血清是 CK 测定的适合标本，可用肝素血浆。其他抗凝剂（如枸橼酸、氟化物等）抑制 CK 的活性，不宜用于 CK 测定。

（2）CK 作为急性心肌梗死标志物，特异性差，特别难以和骨骼肌疾病、损伤相鉴别。

（3）血清 CK 相对不稳定，与活性中心含易氧化的游离巯基有关，因此标本采集后应尽快进行测定。如需过夜存储，应保存于 4℃；如需长期保存，应保存于 - 70℃。

（三）血清肌酸激酶同工酶

1. 患者要求 空腹 8 ～ 12 小时安静状态下静脉采血。

2. 检验标本 促凝管静脉采血 2 mL，尽快分离血清，避免溶血。

3. 检测方法 免疫抑制法。

4. 参考区间 0 ～ 25 U/L。 ≥ 100 U/L 为急危值。

5. 临床应用 肌酸激酶同工酶（creatine kinase isoenzyme，CK-MB）主要用于诊断急性心肌梗死，也用于心肌梗死面积的评估。

6. 临床意义 急性心肌梗死发病时，血清 CK-MB 3 ～ 6 小时升高，12 ～ 24 小时达峰值，若无并发症，48 ～ 72 小时恢复正常。到 8 ～ 12 小时达峰值，48 小时消失者比 24 小时达峰值者预后佳。若下降后再度上升，提示有心肌梗死复发。肌病和肌萎缩如多肌炎、肌营养不良、挤压综合征等，CKMB 也增高。但 CK-MB 对心肌并非完全特异，外科手术和骨骼疾病时也会升高。

7. 影响因素与注意事项 免疫抑制法测定 CK-MB 活性时，易受肌酸激酶脑型同工酶（CKBB）、巨型 CK 及肌酸激酶肌肉型同工酶（CKMM）的干扰。CK-MB 对于急性心肌梗死诊断的灵敏度和特异性不及肌钙蛋白。

（四）超敏肌钙蛋白 I

1. 患者要求 本试验根据患者病情按需申请，严重溶血或黄疸标本会对检测带来负影响，采血时应注意尽量避免。

2. 检验标本 促凝管静脉采血 2 mL，尽快分离血清，避免溶血。全血标本主要用于定性分析，血清或血浆标本主要用于定量检测。

3. 检测方法 化学发光免疫测定法。

4. 参考区间 ＜ 0.1 ng/mL。

5. 临床应用 主要用于诊断急性冠脉综合征（acute coronary syndrome，ACS）。

6. 临床意义

（1）超敏肌钙蛋白 I（high-sensitive troponin I，hs cTn I）是一种十分敏感和特异的急性心肌梗死标志物。心肌内 cTn I 很丰富，心肌损伤后 4 ～ 6 小时释放入血，达到诊断决定值。首先释放的是胞质内 3% ～ 6% 的游离 cTn I，心肌缺血症状发作后 14 ～ 36 小时达到高峰，高峰出现时间与血中 CK、CK-MB 相似。5 ～ 10 天后恢复至正常参考区间内，但部分病例 14 天时仍升高。

（2）用于溶栓再通的判断。成功溶栓疗法使冠状动脉复通后 30、60 分钟，肌钙蛋白Ⅰ（cTnⅠ）还会继续升高。

（3）cTnⅠ可敏感地测出小灶性可逆性心肌损伤的存在，如不稳定型心绞痛和非 Q 波心肌梗死。

（4）非 ACS hs cTnⅠ升高的心源性病因包括稳定型心绞痛、心脏电复律急性、高血压危象、快速或缓慢性心律失常、心脏挫伤、心脏消融、起搏、重度慢性心力衰竭、心内膜活检、心肌炎、心尖球形综合征、主动脉瓣膜疾病、肥厚型心肌病、肺动脉栓塞、主动脉夹层和重度肺动脉高压等疾病。

（5）非 ACS hs cTnⅠ升高的非心源性病因包括药物毒性（如氟尿嘧啶、阿霉素、曲妥珠单抗、蛇毒），横纹肌溶解和严重疾病（呼吸衰竭、尿毒症等），急性和慢性肾衰竭，甲状腺功能减退症，急性神经系统病变（包括卒中或蛛网膜下腔出血），浸润性疾病（如淀粉样变性、血色病、结节病、硬皮病）和烧伤大于 30% 体表面积等。

7. 影响因素与注意事项

（1）严重的溶血、黄疸和脂血将影响测定结果。标本置于 2～8℃ 冰箱中存放，可保存 7 天，但应避免反复冻融。cTnⅠ在 -20℃ 可冷冻保存 1 个月。

（2）cTnⅠ长达 10 天，甚至 14 天，有利于诊断迟到的急性心肌梗死和不稳定型心绞痛、心肌炎的一过性损伤，但由于窗口期长的原因，在诊断近期发生的再梗死方面效果较差。

（3）在损伤发生的 6 小时以内敏感度较低，对确定是否早期使用溶栓疗法的价值较小。

（4）怀疑 ACS 时，实验室检测 hs cTnⅠ/T，如果结果未见增高，应间隔 1～2 小时再次采血检测，并与首次结果比较。若结果增高超过 30%，应考虑急性心肌损伤的诊断；若两次检测结果仍不能明确诊断而临床提示 ACS 可能，则应在 3～6 小时后重复检查。

（5）血浆中加入的抗凝剂对检测值有影响，如 EDTA 螯合血标本中的钙离子，使肌钙蛋白Ⅰ - 肌钙蛋白 C（cTnⅠ-cTnC）复合物解离，游离 cTnⅠ单体形成增加，影响检测结果。

（6）不同的 cTnⅠ检测值对不同的临床问题有不一样的解释，如 AMI 的发作时间、梗死面积、再灌注的评估以及心肌损伤危险性的分类等。

（五）血清缺血修饰白蛋白

1. 患者要求　住院患者以早晨空腹静脉血为宜，门、急诊筛查可采集随机静脉血。采血前建议患者不接受抗凝血等药物或溶栓治疗。

2. 检验标本　促凝管静脉采血 2 mL，尽快分离血清，避免溶血、脂血、黄疸。

3. 检测方法　清蛋白 - 钴结合法。

4. 参考区间　成人 < 64.7 U/mL。

5. 临床应用 用于急性心肌缺血的早期诊断，以及冠状动脉综合征的危险分层和指导治疗。在心血管疾病领域具有较好的阴性预测价值。

6. 临床意义 缺血修饰清蛋白（ischernia modified albumin，IMA），当心肌坏死指标均阴性时，IMA 表现出极高的敏感性，能在血液中被检测出。也就是说，IMA 蛋白诊断心肌缺血的敏感性很高，能在心肌缺血早期可逆阶段被检出，因此 IMA 成为第一个被美国食品药品监督管理局（FDA）批准销售的心肌缺血标志物。

7. 影响因素与注意事项

（1）避免使用 EDTA 和枸橼酸盐抗凝血浆，因此类抗凝剂含有金属螯合剂，对检测方法有干扰。

（2）IMA 值与清蛋白浓度呈负相关，清蛋白每升高 1 g/L，IMA 下降 2.18 U/mL。因此，当血清蛋白 < 30 g/L 或 > 55 g/L 时，对结果解释应慎重。

（3）胆红素 ≤ 320 μmol/L、甘油三酯 ≤ 16 mmol/L、血红蛋白 ≤ 4.0 g/L、乳酸 ≤ 2.8 mmol/L 时对检测结果无影响。

（4）如果患者服用抗凝血药，血液在 30 分钟内不能凝同，结果应慎重。

（5）孕妇的血清 IMA 比正常人偏高，因而孕妇的 IMA 水平不应作为心肌缺血的标志物。

（6）仪器加样针、比色杯、管路等未清洗干净时可能对实验室结果产生影响。反应曲线异常时须进行确认。干扰物质超过限度时须进行确认。样本浓度超过线性范围时，须用无氨的生理盐水稀释后重新测定。

（六）血清心脏型脂肪酸结合蛋白质

1. 患者要求 住院患者以早晨空腹静脉血为宜，门、急诊筛查可采集随机静脉血。

2. 检验标本 促凝管静脉采血 2 mL，尽快分离血清，避免溶血、脂血、黄疸。

3. 检测方法 胶乳增强免疫比浊法。

4. 参考区间 < 6.2 ng/mL。

5. 临床应用 主要用于急性冠脉综合征的早期诊断。

6. 临床意义 心脏型脂肪酸结合蛋白质（heart fatty acid-binding protein，H-FABP）是一种低分子量的细胞内脂肪酸结合蛋白，在心肌细胞胞质中含量丰富。在心肌细胞受损时，细胞膜完整性受到破坏，H-FABP 透过受损细胞膜进入外周血循环，使血中 H-FABP 含量升高，对心肌损伤的诊断有显著的特异性，且敏感性高，是早期诊断 AMI 良好指标，也可用于 AMI 近期预后评价、监测 AMI 再灌注、评估 AMI 梗死面积、监测充血性心力衰竭（congestive heart failure，CHF）患者发生的微小心肌损伤，以及监测冠状动脉旁路移植术后患者的心肌损伤。

7. 影响因素与注意事项

（1）骨骼肌严重损伤时 HFABP 会增高，肾功能不全也会影响 HFABP 的代谢水平。

（2）临床医生进行诊断时还要根据患者的病史、体征以及其他诊断项目、诊断手段进行综合判断。

（3）检测试剂在使用过程中如不慎溅到人体表面如皮肤、眼睛等，必须用清水冲洗。如果误食则需要到医院治疗。

（4）检测试剂使用时应做好防护措施并严格执行实验室操作规程，废液按环保要求处理。

二、心力衰竭标志物测定

（一）B 型利钠肽

1. 患者要求　住院患者以早晨空腹静脉血为宜，门、急诊筛查可采集随机静脉血。

2. 检验标本　用 EDTA- K_2 抗凝剂采血管采集静脉血 2 mL。

3. 检测方法　化学发光免疫测定法。

4. 参考区间　< 100 pg/mL。

5. 临床应用　用于心力衰竭的诊断、危险分级、疗效观察和预后判断；对于急性呼吸困难患者，检测 B 型利钠肽（b-type natriuretic peptide，BNP）可用于鉴别诊断心力衰竭引起的呼吸困难和其他原因引起的呼吸困难；BNP 是反映左心室超负荷的合适标志物，可作为左心室射血分数（left ventricle ejection fraction，LVEF）的替代检测指标。

6. 临床意义　BNP 升高见于：①心力衰竭、急性冠脉综合征、左心室功能不全、原发性高血压、动脉高压、梗阻性肥厚型心肌病、扩张型心肌病等心血管疾病。②其他如急性呼吸困难、肺源性心脏病、肺栓塞急性呼吸困难、肾病、肝病、血容量过多等疾病。

7. 影响因素与注意事项

（1）在玻璃试管中 BNP 不稳定，宜使用塑料标本管采集标本。推荐使用 EDTA 抗凝血浆标本，尽量避免使用血清以及添加有肝素或枸橼酸盐抗凝血浆标本进行检测。轻度溶血、脂血、黄疸标本不影响检测结果。

（2）标本在 2 ～ 8℃ 的环境中可保存 24 小时，- 20℃ 下可长期保存，但应避免反复冻融。

（3）试剂中的免疫球蛋白可与血浆中存在的异嗜性抗体发生反应，干扰测定。

（二）血清氨基末端 B 型利钠肽前体

1. 患者要求　血清氨基末端 -B 型利钠肽前体（amino-terminal pro-B-type natriuretic peptide，NT-proBNP）的检测一般不受体位及日常活动的影响，不存在日间生理性波动，因此，标本采集时无须固定体位和时间，但要避免剧烈运动。

2. 检验标本　静脉采血 2 mL，尽快分离血清，避免溶血。

3. 检测方法　电化学发光免疫测定。

4. 参考区间　75 岁以下＜ 125 pg/mL; 75 岁及以上＜ 450 pg/mL。

5. 临床应用　主要用于急慢性心力衰竭、冠心病和慢性肾病的实验室辅助诊断和病情评估。

6. 临床意义　也可见于①心血管疾病，如急性心力衰竭、急性冠脉综合征，急性心力衰竭时 NT-proBNP 升高明显，慢性心力衰竭时轻度升高。心肌梗死早期也能检测到 NT-proBNP 有一定程度升高。②慢性肾病时，可能因其影响 NT-proBNP 的代谢而检测到升高。③ NT-proBNP 增高间接影响心功能的其他呼吸性疾病，如慢性阻塞性肺病、肺栓塞、间质性肺病、肺炎及严重哮喘等。

7. 影响因素与注意事项

（1）剧烈的活动可在一定程度上影响心脏活动，因此 NT-proBNP 检测前最好避免剧烈运动。

（2）服用高浓度生物素相关类药物可影响 NT-proBNP 的检测，最好停药 8 小时以上再检测。

（3）NT-proBNP 检测如果采用 EDTA 抗凝血浆，其结果可能较血清低 10% 左右。

三、血清同型半胱氨酸测定

1. 患者要求　空腹 8 ～ 12 小时安静状态下静脉采血。采血前尽量避免高蛋白饮食，否则会导致血清同型半胱氨酸（homocysteine，HCY）升高。

2. 检验标本　用促凝管静脉采血 2 mL。采血后应立即分离血清或置于 2 ～ 8℃保存，因为血细胞在室温能自动合成 HCY，每小时升高 10%，5 小时升高 52%。分离后的血清在室温稳定 4 天，2 ～ 8℃稳定 4 周，－ 20℃稳定数月或几年。溶血、浑浊严重脂血样本不适宜做 HCY 测定。

4. 检测方法　循环酶法。

5. 参考区间　血清同型半胱氨酸参考区间见表 10-4。

表 10-4　血清同型半胱氨酸参考区间

性别	年龄／岁	参考区间（μmol/L）
女性	＜ 30	6 ～ 14
	30 ～ 59	5 ～ 13
	＞ 60	7 ～ 14
男性	＜ 30	6 ～ 14
	30 ～ 59	6 ～ 16
	＞ 60	6 ～ 17
	＞ 85	15 ～ 30

6. 临床应用 用于心血管疾病，尤其是冠状动脉粥样硬化和心肌梗死的危险性的评估。

7. 临床意义 HCY 是一种含巯基的氨基酸，是蛋氨酸和半胱氨酸代谢过程中一个重要的中间产物，其本身不参与蛋白质的合成。HCY 代谢异常导致的高 HCY 血症是动脉粥样硬化和血栓形成等心脑血管疾病发病的独立危险因子，也是阿尔茨海默病发病的独立危险因子。HCY 与急性心肌梗死、脑卒中、冠状动脉病变以及外周血管病变关系密切。其升高程度与疾病的危险性成正比。

8. 影响因素与注意事项

（1）某些抗肿瘤药可抑制叶酸代谢，引起同型半胱氨酸水平增高。苯妥英钠、利尿药、口服避孕药、一氧化亚氮、卡马西平、甲氨蝶呤等药物也会使 HCY 水平增高。

（2）高蛋白饮食可引起 HCY 水平增高。

（3）女性的水平低于男性，年龄越大，HCY 的水平越高。

四、超敏 C 反应蛋白测定

1. 患者要求 采血前避免剧烈运动，除急诊和特殊原因外，一般要求清晨空腹抽血。抽血前一天普通饮食，禁食高蛋白、高脂肪食物，尽量避免服用药物。

2. 检验标本 用促凝管采集静脉血 3 ～ 5 mL，及时离心测定。

3. 检测方法 免疫散射比浊法。

4. 参考区间 ≤ 3 mg/L。

5. 临床应用 预测冠心病以及脑血管病的发生，对已发生心肌梗死的患者可预测其治疗效果和再发性心肌梗死的可能性。

6. 临床意义 多次检测 hs-CRP > 3 mg/L，是心血管炎症持续危险存在的信号，提示存在动脉粥样硬化的危险。一般认为，hs-CRP < 1.0 mg/L 为低风险；hs-CRP 在 1 ～ 3 mg/L 为中度风险；hs-CRP > 3.0 mg/L 为高度风险。hs-CRP > 10 mg/L 表明可能存在其他感染，应该在感染控制后再抽血检查 hs-CRP，以进一步除外心血管炎症性病变。在排除感染、组织损伤、恶性肿瘤等因素后，hs-CRP 可能是比 LDL-C 更有意义的独立的心血管疾病预测指标。

7. 影响因素与注意事项

（1）羧基青霉素治疗的患者 hs-CRP 检测值显著降低。

（2）标本需尽量新鲜，避免反复冻融。

（3）hs-CRP 检测用于心血管疾病风险评估，CRP 检测用于监测和评估其他炎症性疾病。

（4）激素、口服避孕药可诱导肝细胞对 hs-CRP 的合成代谢而使血清中含量升高。

（何平）

第七节 电解质检验

电解质是溶于水溶液中或在熔融状态下就能够导电的化合物，都是以离子键或极性共价键结合的物质，它们都具有维持体液渗透压的作用，保持着体内液体的正常分布。其中主要阳离子有钠（Na^+）、钾（K^+）、钙（Ca^{2+}）和镁（Mg^{2+}），主要阴离子包括氯（Cl^-）、碳酸氢根（HCO_3^-）、磷酸根（HPO_4^{2-}，$H_2PO_4^-$）、硫酸根（SO_4^{2-}）及有机阴离子如乳酸和蛋白质。Na^+是细胞外液的主要阳离子，维持细胞内外水平衡，K^+是细胞内主要阳离子，正常K^+浓度对维持神经肌肉兴奋性、心脏收缩性及节律性、血液酸碱平衡有重要作用。低钠血症（hyponatremia）、高钠血症（hypernatremia）、低钾血症（hypokalemia）和高钾血症（hyperkalemia）是临床常见电解质紊乱类型。

一、钾测定

（一）血清钾离子测定

1. 患者要求 空腹 8～12 小时安静状态下静脉采血。

2. 检验标本 用促凝管采静脉血 2 mL，尽快分离血清，避免溶血和脂血等。

3. 检验方法 间接离子选择电极法。

4. 正常参考值 3.5～5.3 mmol/L。

5. 危急值 ＞6.5 mmol/L 或＜2.5 mmol/L。

6. 临床应用 用于水、电解质紊乱和酸碱平衡紊乱的评估。

7. 临床意义

（1）血清钾（kalium，K）离子升高：临床上常见于下列情况。①钾摄入过多：饮食钾过多，口服及静脉注射含钾药物等。②尿排泄障碍：急、慢性肾衰竭，肾上腺皮质功能减退，艾迪生病，系统性红斑狼疮，镰状细胞贫血，肾移植术后等。③钾流入细胞外液：酸中毒、血型不合输血、严重溶血及感染烧伤、挤压综合征、炎症坏死、组织破坏、胰岛素缺乏、高血钾性周期麻痹、血浆晶体渗透压升高（如应用甘露醇或高渗葡萄糖盐水）、外周血中白细胞和血小板大量升高释放钾入血等。

（2）血清钾离子降低：临床上常见于以下情况。①钾摄入不足：长期低钾饮食、禁食、厌食等。②肾脏丢失：肾衰竭多尿期，肾小管酸中毒Ⅰ、Ⅱ、Ⅲ型，肾上腺皮质功能亢进、醛固酮增多症、大量应用排钾利尿剂及肾上腺皮质激素。③消化道丢失：频繁呕吐、腹泻及胃肠引流。④汗液失钾过多：高温下剧烈运动大量出汗而未及时补钾。⑤钾移入细胞内液：碱中毒，应用胰岛素，周期性低钾性麻痹，细胞生长过速（如应用叶酸、维生素 B_{12} 治疗巨细胞贫血时，用药 2～3 天后即可出现血清钾降低）。

8.影响因素与注意事项

（1）血液凝固时，血小板破坏可释放出一部分钾，因此血浆钾比血清钾低 0.2～0.5 mmol/L，报告时要注明标本类型。

（2）红细胞内钾浓度约为血清钾浓度的 20 倍，因此钾测定结果明显受到溶血的影响，故标本采集时应严格防止溶血。

（3）全血标本放置时间过长或者标本分离前被冷藏过时，红细胞能量代谢受到抑制，导致红细胞膜上 Na^+-K^+-ATP 酶不能将红细胞内逸出的钾移至细胞内，造成血钾假性升高，因此血清标本应及时分离。

（4）利尿脱水剂（如呋塞米、甘露醇等）、β-内酰胺类抗生素（如青霉素钠、羧苄西林等）、地塞米松、醛固酮、高渗葡萄糖、两性霉素 B、维生素 B、氨基糖苷类抗生素、水杨酸类解热镇痛药、碳酸氢钠、胰岛素及各类泻药等可引起血钾降低。

（5）抗肿瘤、氯化钾、头孢噻吩、头孢噻啶、普萘洛尔、多黏菌素、环孢素、肝素、吡罗昔康等可引起血钾升高。

（6）严重脂血可引起血钾假性降低。

（二）尿液钾离子测定

1.患者要求 留尿前避免发热、各种精神因素的刺激以及剧烈运动，停服可能影响检验结果的药物。

2.检验标本 收集 24 小时尿液（防腐剂为 10 mL 甲苯）混匀，记录总量。取 5～10 mL 尿液于样本杯中送检。

3.检验方法 间接离子选择电极法。

4.正常参考值 25～100 mmol/24 h。

5.临床应用 尿液钾主要用于协助肾脏疾病及肾上腺皮质功能紊乱的诊断。

6.临床意义

（1）液尿钾离子升高：肾上腺皮质功能亢进、使用利尿剂或皮质醇激素后、代谢性碱中毒、糖尿病、肾小管病变、高钾饮食而尿量正常时。

（2）液尿钾离子降低：急、慢性肾衰竭，尿毒症，酸中毒，肾上腺皮质功能减退症。

7.影响因素与注意事项

（1）尿中钾浓度在一天中变化比较大，故尿的测定需要留取 24 h 的全部尿液，保存样本的容器应该放置在冰箱或是在保存的过程中持续冰浴。若使用防腐剂，应当在尿液收集前先加入容器中。

（2）促肾上腺皮质激素、青霉素、利尿剂等会使尿钾升高；麻醉剂、肾上腺素等药物可使尿钾降低。

二、钠测定

（一）血清钠离子测定

1. 患者要求　空腹 8 ～ 12 小时安静状态下静脉采血。

2. 检验标本　用促凝管采静脉血 2 mL，尽快分离血清，避免脂血等。

3. 检验方法　间接离子选择电极法。

4. 正常参考值　137 ～ 147 mmol/L。

5. 危急值　血清钠离子（Na^+）> 160 mmol/L 或 < 120 mmol/L。

6. 临床应用　用于水、电解质紊乱和酸碱平衡紊乱的评估。

7. 临床意义

（1）血清钠离子升高：临床上常见于以下情况。①水摄入不足：昏迷、拒食等引起饮水困难，脑外伤等引起渴感中枢迟钝或渗透压感受器不敏感时可引起水摄入过少，导致血钠升高。②肾上腺皮质功能亢进：如库欣综合征、原发性醛固酮增多症，由于皮质激素的排钾保钠作用，使肾小管对钠的重吸收增加，出现高血钠。③严重脱水：高温剧烈运动，体内水分丢失比钠丢失多时发生高渗性脱水。④中枢性尿崩症：发病时抗利尿激素（antidiuretic hormone，ADH）分泌量减少，尿量大增，如补水不足，血钠升高。

（2）血清钠离子降低：临床上常见于以下情况。①胃肠道失钠：幽门梗阻、呕吐、腹泻、胃肠道、胆道、胰腺手术后造口、引流等可丢失大量消化液而缺钠。②尿钠排出增多：见于严重肾盂肾炎、肾小管严重损害、肾上腺皮质功能不全、糖尿病、应用利尿剂治疗等。③皮肤失钠：大量出汗时只补充水分而不补充钠，大面积烧伤、创伤，体液及钠从创口大量丢失，亦可引起低血钠。④抗利尿激素（ADH）过多：肾病综合征时低蛋白血症、肝硬化腹水，右侧心力衰竭时有效血容量降低等都引起抗利尿激素增多，血钠被稀释。

8. 影响因素与注意事项

（1）接收标本后 4 小时内完成测定，若不能在 4 小时内完成测定，应将血清保存于 2 ～ 8℃冰箱。因红细胞中的钠仅为血浆中的 1/10，溶血对钠的测定影响不大，Na^+-K^+-ATP 酶的抑制对结果测定的影响也不大。

（2）脂血标本可造成假性低钠血症，可高速离心分离后测定。使用直接离子选择电极法时例外。

（3）利尿剂（如呋塞米、甘露醇等）以及各种泻药可导致血钠降低。

（4）醛固酮等药物可使血钠升高。

（二）尿液钠离子测定

1. 患者要求　留尿前避免发热、各种精神因素的刺激以及剧烈运动，停服可能影响检验结果的药物。

2. 检验标本　收集 24 小时尿液（防腐剂为 10 mL 甲苯）混匀，记录总量。取 5 ～ 10 mL 尿液于样本杯中送检。

3. 检验方法　间接离子选择电极法。

4. 正常参考值　130 ～ 260 mmol/24 h。

5. 临床应用　协助诊断肾脏疾病，了解是否有大量盐的流失，协助低盐饮食及术后电解质的监测，协助判断呕吐、腹泻患者电解质的平衡。

6. 临床意义

（1）尿液钠离子升高：见于糖尿病、肾小管病变、艾迪生病、碱中毒、使用利尿剂、摄入过多钠盐或应用过多盐水。

（2）尿液钠离子降低：急性肾衰竭少尿期、肾上腺皮质功能亢进、充血性心力衰竭、肝硬化、失水、烧伤、腹泻、缺钠饮食、出汗过多。

7. 影响因素与注意事项

（1）尿液钠浓度在一天中变化比较大，故尿钠的测定需要留取 24 小时的全部尿液。保存样本的容器应该放置在冰箱或是在保存的过程中持续冰浴。若使用防腐剂，应当在尿液收集前先加入容器中。

（2）咖啡因、利尿剂等可使尿钠升高。

三、氯化物测定

（一）血清氯离子测定

1. 患者要求　空腹 8 ～ 12 小时安静状态下静脉采血。

2. 检验标本　用促凝管采静脉血 2 mL，尽快分离血清，避免溶血。

3. 检验方法　间接离子选择电极法。

4. 正常参考值　96 ～ 108 mmol/L。

5. 临床应用　用于水、电解质和酸碱平衡紊乱的评估。

6. 临床意义

（1）血清氯（chlorine，Cl）离子降低：临床上低氯血症较为多见，常见于以下情况。①氯化钠摄入不足，但水摄入正常，可致低氯血症。②严重呕吐、腹泻、吸收不良或胃肠引流等，氯离子由消化道丢失。③慢性肾上腺皮质功能不全时，由于醛固酮分泌不足，氯离子从尿中丢失增多。④慢性肾功能不全多尿期、糖尿病及应用某些利尿剂时，氯离子由尿中排出增多。⑤呼吸性酸中毒时，由于血中 HCO_3^- 代偿增加，肾小管上皮细胞 H^+-Na^+ 交换减少，随 Na^+ 重吸收的氯离子减少。⑥代谢性碱中毒时，常伴有低氯血症，特别是失氯多于失钠的代谢性碱中毒。

（2）血清氯离子升高：临床上常见于以下情况。①摄入过多：食入或静脉输入过多的氯。②尿排出氯减少：见于急性肾功能不全少尿期，尿道或输尿管梗阻、心功能不全等，肾排泄氯化物减少。③呼吸性碱中毒：由于 CO_2 排出增多、血中 HCO_3^- 代偿性减少，肾小管上皮细胞 H^+-Na^+ 交换增加，随 Na^+ 重吸收的氯离子增加。④Ⅱ型肾小管性酸中毒：此症常呈慢性代谢性酸中毒，常伴血钾降低，血氯升高。⑤尿崩症：因肾脏排尿增多，而排钠量相对减少，引起高钠血症常伴高氯血症。

7. 影响因素与注意事项

（1）室温下，血标本放置 30～45 分钟后离心分离血浆或血清，且应在接收标本后 4 小时内完成测定，若不能在 4 小时内完成测定，应将血清保存于 2～8℃冰箱，48 小时内完成检测。氯在血清中比较稳定，红细胞中的氯仅为血浆中的 1/2，溶血对氯的测定影响不大。

（2）利尿剂（如呋塞米、甘露醇等）以及各种泻药可导致血氯降低。

（3）含水杨酸盐的药物对氯离子电极响应有干扰，可影响血清中氯离子的检测。

（4）电极老化需及时进行更换。

（二）尿液氯化物测定

1. 患者要求　留尿前避免发热、各种精神因素的刺激以及剧烈运动，停服可能影响检验结果的药物。

2. 检验标本　收集 24 小时尿液（防腐剂为 10 mL 甲苯）混匀，记录总量。取 5～10 mL 尿液于样本杯中送检。

3. 检验方法　间接离子选择电极法。

4. 正常参考值　170～250 mmol/24 h。

5. 临床应用　尿液氯化物用于协助诊断肾脏疾病，了解是否有大量盐的损失，协助低盐饮食及术后电解质的监督，协助判断呕吐、腹泻患者电解质的平衡。

6. 临床意义

（1）尿液氯化物升高：糖尿病、肾小管病变、艾迪生病、摄入过多钠盐或应用过多盐水。

（2）尿液氯化物降低：急性肾衰竭少尿期、肾上腺皮质功能亢进、充血性心力衰竭、肝硬化、失水、烧伤、腹泻、缺钠饮食、出汗过多。

7. 影响因素与注意事项

尿中氯离子浓度在一天中变化比较大，故尿的测定需要留取 24 h 的全部尿液。保存样本的容器应该放置在冰箱或是在保存的过程中持续冰浴。若使用防腐剂，应当在尿液收集前先加入容器中。

四、总钙和钙离子测定

（一）总钙测定

1. 患者要求　空腹 8 ～ 12 小时安静状态下静脉采血，停服可能影响检验结果的药物。

2. 检验标本　用促凝管采静脉血 2 mL，尽快分离血清，避免脂血。

3. 检验方法　偶氮胂Ⅲ法。

4. 正常参考值　成人：2.2 ～ 2.7 mmol/L；儿童：2.5 ～ 3.0 mmol/L。

5. 危急值　血钙＞ 3.5 mmol/L 或＜ 1.5 mmol/L。

6. 临床应用　用于电解质紊乱和骨代谢的评估。

7. 临床意义

钙（calcium，Ca）是人体内含量最多的阳离子。血液中的钙几乎全部存在于血浆中，分为非扩散钙（即结合钙）和扩散钙（包括离子化钙）两种形式，只有离子钙才具有生理活性。细胞外液钙对维持正常的神经肌肉应激性、传导神经冲动、维持细胞膜的通透性、腺体的分泌以及酶系统的活性等皆有举足轻重的意义。

（1）血清钙含量升高：常见于以下情况。①甲状旁腺功能亢进导致甲状旁腺激素（parathyroid hormone，PTH）过度分泌，PTH 促进溶骨作用，引起高钙血症。②肿瘤骨转移时可分泌破骨细胞激活因子，加速溶骨作用。③维生素 D 过多、肾上腺皮质功能不全、多发性骨髓瘤、结节病等可导致肠道过量吸收，引起血钙升高。④使用噻嗪类药物时肾脏重吸收钙增加。⑤骨骼的重吸收增加（固定不能活动）。

（2）血清钙含量降低：常见于以下情况。①低清蛋白血症时，血清总钙降低，游离钙大多正常。②维生素 D 缺乏或紫外线照射不足，可引起血钙降低。③甲状旁腺功能减退，导致 PTH 分泌不足。电解质代谢紊乱并发高磷血症，升高的血磷破坏了钙磷的比例，使血钙降低；并发镁缺乏，可干扰 PTH 分泌，使血钙降低。④慢性肾衰竭，使 $1, 25\text{-}(OH)_2D$ 生成不足，导致血钙降低。⑤脂肪泻等引起钙丢失过多。

8. 影响因素与注意事项

（1）砷Ⅲ是有毒物质，一旦污染皮肤需要用大量水冲洗。

（2）可使用肝素抗凝，但 EDTA、草酸盐及螯合剂不能用于此法。

（3）脂血可产生正干扰，可将标本高速离心或加血清空白。溶血和胆红素无干扰。

（4）葡萄糖酸钙、双氢氯丙嗪、维生素 D、雌激素、孕酮、己烯雌酚、睾酮等药物可使测定血清总钙结果升高。

（5）利尿剂、硫酸钠、苯妥英钠、苯巴比妥等药物可使测定血清总钙水平降低。

（二）钙离子测定

1. 患者要求　空腹 8 ～ 12 小时安静状态下静脉采血，停服可能影响检验结果的药物。

2. 检验标本　用促凝管采静脉血 2 mL，尽快分离血清，避免脂血。

3. 检验方法　离子选择电极法。

4. 正常参考值　1.10 ～ 1.34 mmol/L。

5. 临床应用　判断是否存在高钙血症或低钙血症。

6. 临床意义

（1）血钙升高：见于原发性甲状旁腺功能亢进症、多发性骨髓瘤、恶性肿瘤骨转移、结节病、大量应用维生素 D 治疗引起肠道过量吸收钙等。

（2）血钙降低：可引起神经肌肉应激性增强而出现手足抽搐，可见于甲状旁腺功能减退症、维生素 D 缺乏、慢性肾衰竭、肝硬化、佝偻病与软骨病、吸收不良性低血钙、大量输入柠檬酸盐抗凝血液后等。

7. 影响因素与注意事项

（1）Ca^{2+} 测定最好用血清，如使用全血样本，可用 10 ～ 20 U 肝素抗凝，但不能用 EDTA、枸橼酸盐、草酸盐等抗凝剂。标本应尽快测定，不能及时检测的应保存在 4℃冰箱。pH 改变对 Ca^{2+} 影响较大，pH 降低能使 Ca^{2+} 增加，反之使 Ca^{2+} 减少，所以血标本尽可能防止 CO_2 逸出，避免 pH 升高。

（2）治疗中使用维生素 D、葡萄糖酸钙、双氢氯丙嗪、雌激素、孕酮、己烯雌酮、睾酮等药物可使血 Ca^{2+} 检测结果偏高；使用苯妥英钠、苯巴比妥、利尿剂、硫酸钠等可使测定血 Ca^{2+} 检测结果偏低。

（3）长时间站立、静脉采血时间过长均能使血 Ca^{2+} 增加。

（三）尿液钙测定

1. 患者要求　留尿前避免发热、各种精神因素的刺激以及剧烈运动，停服可能影响检验结果的药物。

2. 检验标本　收集 24 小时尿液（防腐剂为 10 mL 甲苯）混匀，记录总量。取 5 ～ 10 mL 尿液于样本杯中送检。

3. 检验方法　偶氮胂Ⅲ法。

4. 正常参考值　25 ～ 38 mmol/24 h。

5. 临床应用

（1）尿液钙的变化可以反映血钙的变化。

（2）肾脏和钙的代谢关系非常密切，可协助诊断肾脏疾病。

6. 临床意义

（1）升高：甲状旁腺功能亢进症、溶血性骨肿瘤、结节病、肢端肥大症、甲状腺功能亢进、肝豆状核变性、特发性高尿钙症等。

（2）降低：见于甲状旁腺功能减退、维生素 D 缺乏、乳糜泻、尿毒症晚期、阻塞性黄疸等。

7. 影响因素与注意事项

（1）尿钙的排出量受血钙浓度直接影响，建议同时检测血钙浓度。

（2）浑浊尿液应离心后检测。

五、血清碳酸氢根和总二氧化碳测定

1. 患者要求　空腹 8 ～ 12 小时安静状态下静脉采血。

2. 检验标本　静脉采血 2 mL，用促凝管采集，尽快分离血清，避免溶血。

3. 检验方法　酶速率法。

4. 正常参考值　23 ～ 29 mmol/L。

5. 临床应用　血清碳酸氢根（bicarbonate，HCO_3^-）及总二氧化碳（total carbon dioxide，$T-CO_2$）用于水、电解质紊乱和酸碱平衡紊乱的评估。

6. 临床意义

（1）血清 HCO_3^- 及 $T-CO_2$ 升高：代谢性碱中毒，如幽门梗阻 - 库欣综合征和服用碱性药物过多等。呼吸性酸中毒，如呼吸中枢抑制、呼吸肌麻痹、肺气肿、支气管扩张和气胸等。

（2）血清 HCO_3^- 及 $T-CO_2$ 降低：代谢性酸中毒，如严重腹泻、肾衰竭、糖尿病和服用酸性药物过多等。慢性呼吸性碱中毒时，由于长时间呼吸增速，肺泡中二氧化碳分压（PCO_2）降低，肾小管代偿性 HCO_3^- 排出增多。

7. 影响因素与注意事项

（1）采血后应尽快分离，及时测定，以免时间过长，血清中 CO_2 逸散而使结果偏低。

（2）内源性丙酮酸和乳酸脱氢酶的干扰可用草氨酸钠消除。

（3）脂血、溶血和黄疸标本对结果有影响。

（4）草酸盐、枸橼酸盐及 EDTA 抗凝血浆标本不可用于血清 HCO_3^- 及 $T-CO_2$ 测定，若抗凝只能使用肝素抗凝血剂。

六、血清无机磷测定

1. 患者要求　空腹 8 ～ 12 小时安静状态下静脉采血。

2. 检验标本　静脉采血 2 mL，用促凝管采集。

3. 检验方法　紫外分光光度法。

4. 正常参考值　0.85 ～ 1.51 mmol/L。

5. 临床应用　血清无机磷（phosphorus，P）用于电解质紊乱和骨代谢的评估。

6. 临床意义

（1）血清无机磷升高：常见于高磷摄入、细胞内磷盐外移（如乳酸中毒、酮症酸中毒、呼吸性酸中毒等）、慢性肾炎、肾衰竭、急慢性肾功能不全、甲状旁腺功能减退症、多发性骨髓瘤、骨折愈合期、白血病、婴儿性皮质增生症、急性重型肝炎、肿瘤性钙化症和维生素 D 过多症等。标本溶血、脂血可引起结果假性升高。

（2）血清无机磷降低：常见于佝偻病、骨软化、甲状旁腺功能亢进症、糖尿病性昏迷及胰岛素治疗、肾小管变性病变、妊娠晚期、呕吐、腹泻等。

7. 影响因素与注意事项

（1）标本室温放置 30 ～ 45 分钟后离心分离血浆或血清。从接收标本到上机检测的最长时间限制是 4 小时，15 ～ 30℃ 的环境下不应超过 8 小时。如无法在 4 小时内完成，血清或血浆应于 2 ～ 8℃ 保存。如无法在 48 小时内完成，应保存在 - 20℃，但不能反复冻融。

（2）黄疸和脂血标本应做标本空白，溶血标本会使结果偏高，不宜采用。

（3）单克隆免疫球蛋白含量高的标本因其结合磷酸盐，可使测定结果假性升高。

（4）使用葡萄糖、营养素、胰岛素等可使血磷降低。

七、镁测定

（一）血清镁离子测定

1. 患者要求　空腹 8 ～ 12 小时安静状态下静脉采血。

2. 检验标本　静脉采血 2 mL，用促凝管采集。尽快分离，避免溶血。

3. 检验方法　偶氮肿 I 法。

4. 正常参考值　0.75 ～ 1.02 mmol/L。

5. 临床应用

（1）用于肾脏疾病和内分泌疾病的评估。

（2）镁影响骨的代谢，也可用于骨代谢的评估。

6. 临床意义

血清镁（magnesium，Mg）参与细胞内酶的功能活动，是重要的辅酶，对心血管系统和神经系统具有明显的抑制作用。

（1）血清镁浓度降低：主要与消化道失镁、尿路失镁及摄取不足有关，常见于慢性腹泻、醛固酮增多症、甲状旁腺功能低下、肝硬化、胰腺炎、溃疡性结肠炎、血液透析、慢性酒精中毒、妊娠毒血症、注射胰岛素后（镁移入细胞内）、慢性肾炎多尿期等。低镁可引起神经肌肉的兴奋性增强，出现抽搐、强直、反射亢进、定向力障碍等症状。

（2）血清镁浓度升高：见于急性或慢性肾衰竭，内分泌疾病如甲状腺功能减退症、少尿、脱水、艾迪生病、糖尿病酸中毒、多发性骨髓瘤等。可出现神经肌肉兴奋性受阻抑的症状，如恶心、嗜睡、低血压、呼吸阻抑，也可引起房室传导时间延长。

7. 影响因素与注意事项

（1）因 33% 的 Mg 存在于血液中与蛋白质结合，采血时静脉压迫时间过长可引起假性升高。

（2）标本溶血可使测定结果假性升高。标本脂血可造成测定结果假性升高，可高速离心分离后测定。

（3）不能用 EDTA 盐、枸橼酸钠盐、草酸盐等能与镁离子结合的抗凝管采集血液，否则会使测定结果偏低，甚至测不出来。

（二）全血镁测定

1. 患者要求　空腹 8 ～ 12 小时安静状态下静脉采血。

2. 检验标本　用肝素抗凝管采静脉血 2 mL。

3. 检验方法　原子吸收光谱法。

4. 正常参考值　1.12 ～ 2.06 mmol/L。

5. 临床应用　监测血镁浓度。

6. 临床意义

（1）血镁升高：见于肾脏疾病如急性或慢性肾衰竭，内分泌疾病如甲状腺功能减退症、甲状旁腺功能减退症、艾迪生病和糖尿病昏迷，多发性骨髓瘤、严重脱水症等。

（2）血镁降低：可见于长期禁食、吸收不良或长期丢失胃肠液者、慢性腹泻等，慢性肾炎多尿期、长期用利尿剂治疗者，内分泌疾病如甲状腺功能亢进、甲状旁腺功能亢进症、糖尿病酸中毒等，长期使用皮质激素治疗。

7. 影响因素与注意事项

（1）标本应避免溶血并及时测定。

（2）不能用 EDTA 盐、枸橼酸钠盐、草酸盐等能与镁离子结合的抗凝管采集血液，否则会使测定结果偏低，甚至测不出来。

（3）橡胶手套含有较多金属元素，医务人员采样时应防止接触采样部位和样本。

八、全血铁测定

1. 患者要求　空腹 8 ～ 12 小时安静状态下静脉采血，抽血前 24 h 应避免铁剂治疗。

2. 检验标本　用肝素抗凝管采静脉血 2 mL。

3. 检验方法　原子吸收光谱法。

4. 正常参考值　7.52 ～ 11.82 mmol/L。

5. 临床应用 监测血铁浓度。

6. 临床意义

（1）全血铁升高：见于红细胞破坏增多，如溶血性贫血；红细胞再生或成熟障碍，如再生障碍性贫血、巨幼细胞贫血；铝中毒时铁利用率过低；长期过量服用或注射铁剂，摄入含铁量高的特殊食品。

（2）全血铁降低见于营养不良、慢性长期失血、慢性腹泻、胃肠道疾病、妊娠、婴儿生长期、尿毒症、恶性肿瘤等。

7. 影响因素与注意事项

（1）血中铁存在着日内变异，早上的值最高、晚上的值最低。故病程观察时应固定时间采血，一般以清晨空腹采血为佳。

（2）抽血前 24 小时应避免服用铁剂。

九、全血铜测定

1. 患者要求 空腹 8 ~ 12 小时安静状态下静脉采血。

2. 检验标本 用肝素抗凝管采静脉血 2 mL，避免溶血。

3. 检验方法 原子吸收光谱法。

4. 正常参考值

（1）成年男性：11.0 ~ 22.0 μmol/L。

（2）成年女性：12.6 ~ 24.4 μmol/L。

（3）儿童：12.6 ~ 29.9 μmol/L。

5. 临床运用 用于肝豆状核变性、门克斯病、肝胆系统疾病、骨疾病等的辅助诊断。

6. 临床意义

（1）血铜（cuprum，Cu）升高：可见于肝内外胆汁淤滞、口服避孕药和雌激素治疗，霍奇金淋巴癌、白血病、甲状腺功能亢进、风湿病、再生障碍性贫血、巨幼细胞贫血、重型及轻型珠蛋白生成障碍性贫血等。

（2）血铜降低：可见于以下情况。①处于生长阶段，铜需要量大而供给量相对不足。②长期腹泻和营养不良。③肾病综合征，尿内蛋白含量增加，铜丢失过多。④肝豆状核变性。⑤门克斯病。⑥伴有小肠吸收不良的病变。⑦长期使用螯合剂。⑧烧伤患者等。

7. 影响因素与注意事项

（1）女性略高于男性，随年龄增长有升高的趋势。

（2）可能受季节及月经周期的影响，妊娠可使血铜升高。

（3）从样品采集直到最后一步分析均应严格注意防止污染，尤其是医务人员采样时应防止接触采样部位和样本，因橡胶手套含有金属元素较多；全部玻璃器皿必须在 4 mol/L 的硝酸中浸泡过夜，再用去离子水彻底冲洗干净。禁用玻璃容器盛标准液。

（4）使用含碘或钡的造影剂对检测结果有干扰。

十、全血铅测定

1.患者要求 空腹 8 ～ 12 小时安静状态下静脉采血。

2.检验标本 用肝素抗凝管采静脉血 2 mL，避免溶血。

3.检验方法 钨舟无焰原子吸收光谱法。

4.正常参考值 儿童＜ 100 μg/L，成人＜ 200 μg/L。

5.临床应用 用于铅中毒的诊断或筛查。

6.临床意义

（1）全血铅（plumbum，Pb）测定是一种对人体有神经毒性作用的重金属元素，它广泛存在于人的生活环境和食物链中，可以铅尘、铅烟以及各种氧化物形式被人体经呼吸道和消化道摄入体内，入血后以各种络合物形式随血流分布到全身各器官和组织，引起以消化、神经、造血系统障碍为主的全身性疾病。在相同环境中，婴幼儿由于生理因素，其受危害的程度相对大于成人。

（2）血液中 95% 的铅在红细胞中，其浓度与机体铅吸收、排出、分布处于平衡状态。当生活环境不变，铅暴露基本稳定的情况下，血铅不仅反映了近期的铅接触水平，也一定程度上反映体内的铅负荷和铅的健康危害。研究表明，血铅是当前最可行、最能灵敏地反映铅对人体健康危害的指标。

7.影响因素与注意事项

（1）从样品采集和处理直至检测全过程需要严格防范外部铅污染，采样时要选用铅含量低于该方法定量下限的各类材料。

（2）对血铅浓度较高的样本，复检时必须采用静脉血样。

（3）橡胶手套含有金属元素较多，医务人员采样时应防止接触采样部位和样本。

（4）使用的所有试剂均应采用最高纯度级别。

（5）采血场所必须远离铅污染源，不得使用风扇降温。

（6）样品应尽快检测，暂不能检测时，可置于冰箱 2 ～ 8℃保存，不得超过 2 周。

十一、全血锌测定

1.患者要求 空腹 8 ～ 12 小时安静状态下静脉采血。

2.检验标本 用肝素抗凝管采静脉血 2 mL，避免溶血。

3. 检验方法 原子吸收光谱法。

4. 正常参考值

（1）0 ～ 1 岁：58 ～ 100 μmol/L。

（2）1 ～ 2 岁：62 ～ 110 μmol/L。

（3）2 ～ 3 岁：66 ～ 120 μmol/L。

（4）3 ～ 4 岁：72 ～ 130 μmol/L。

（5）4 岁以上：76.5 ～ 170 μmol/L。

5. 临床应用 用于锌（zinc，Zn）缺乏的预防和诊断。

6. 临床意义

（1）全血锌升高：见于大量口服、外用含锌制剂及环境食品被污染等原因引起，亦可见于甲状腺功能亢进、垂体及肾上腺皮质功能减退、真性红细胞增多症、嗜酸性粒细胞增多症和高血压等。

（2）全血锌降低：见于酒精中毒性肝硬化、慢性肝病、肺癌、心肌梗死、慢性感染、营养不良、恶性贫血、胃肠吸收障碍、糖尿病、妊娠、肾病综合征及部分慢性肾衰竭患者。儿童缺锌可出现嗜睡、生长迟缓、食欲减退、厌食、异食癖、免疫力降低、男性性腺发育不全和皮肤改变等。

7. 影响因素与注意事项

（1）从样品采集直到最后一步分析均应严格注意防止污染。因橡胶制品含锌较高，故标本不宜与橡胶制品接触。

（2）标本、去离子水、试剂应存放在聚乙烯制品的容器内。

（3）样品应尽快检测，暂不能检测时，可置于冰箱 2 ～ 8℃保存，不得超过 2 周。

十二、全血硒测定

1. 患者要求 空腹 8 ～ 12 小时安静状态下静脉采血。

2. 检验标本 用肝素抗凝管采静脉血 2 mL，避免溶血。

3. 检验方法 原子吸收光谱法。

4. 正常参考值 18 ～ 40 μg/L。

5. 临床应用 用于硒（selenium，Se）缺乏的预防和诊断。

6. 临床意义

（1）全血硒升高：可主要见于急性硒中毒，硒摄入过多表现为头痛、头晕、恶心、无力、寒战、指甲脱落、脱发、高热、手指震颤等。此外，一般小剂量接触硒化物 2 ～ 3 年可出现慢性硒中毒。

（2）全血硒降低：是发生克山病的重要原因，临床表现为心力衰竭或心源性休克、心律失常、心功能失代偿等。此外硒降低还可见于大骨节病、糖尿病、动脉粥样硬化、急性心肌梗死、肝硬化、支气管哮喘、甲状腺癌等。

7.影响因素与注意事项

（1）从样品采集直到最后一步分析均应严格注意防止外部硒污染，采样时要选用硒含量低于该方法定量下限的各类材料。

（2）标本、试剂、去离子水应存放在聚乙烯制品的容器内，尽量避免溶血，及时检测。

（3）橡胶手套含有较多金属元素，医务人员采样时应防止接触采样部位和样本。

（何平）

第八节　血气与酸碱分析

血气与酸碱分析在临床上简称"血气分析"，通常指用血气分析仪同时检测人体血液中的酸碱度（pH）、二氧化碳分压（PCO_2）和氧分压（PO_2）三项指标，并由此计算出实际碳酸氢盐浓度（AB）、标准碳酸氢盐浓度（SB）、二氧化碳总量（TCO_2）、血氧饱和度（SO_2）、缓冲碱（buffer base，BB）、碱剩余（base excess，BE）等诊断指标，以判断机体气体代谢和酸碱平衡状态的方法或过程。现有血气分析仪除了检测 pH、PCO_2、PO_2 等指标外，还可同时检测钾、钠、钙、Hct、血红蛋白、葡萄糖、乳酸等项目。

血气分析已广泛应用于昏迷、休克、严重外伤等危急重症患者的临床抢救、手术监控、疗效的观察。

1.患者要求　患者应消除恐惧心理，躺在床上或坐在舒服的椅子上，至少5分钟调节呼吸至稳定状态。获得患者标本前先对患者评估并了解其临床状况（如氧浓度机械通气的改变等）。

2.检验标本　正确识别患者身份，塑料注射器内壁用肝素（1 000 U/mL）0.2 mL 充分湿润，排出遗留肝素后采集动脉血气分析标本 1～2 mL 采血后立即赶尽针管里的气泡并封闭针头，隔绝空气，将注射器在手中来回搓动，防止血液凝固，室温15分钟内送检。若不能及时送检，应放入冰箱（4℃）内暂存，以减少糖酵解和氧消耗，并应记录患者温度、呼吸模式、吸入氧浓度，及时送检。

3.检验方法　以电化学现象为基础，采用电流计、电位计和电导方法分析样本中测定物质的浓度。

4.影响因素与注意事项

（1）血气分析方法是一种相对测量方法。在测量样品前，须对仪器电极系统进行定标。

（2）由于电极不能长时间稳定，因此需要按一定时间对 pH、PO_2、PCO_2 进行校准，以保证结果的可靠性。

（3）pH 测量系统的故障大多是参比电极影响所致，饱和氯化钾溶液易渗出产生 K 结晶，参比电极膜及电极套要定期更换，否则影响 pH 测试结果。因血液中的蛋白质容易黏附在电极表面，所以必须经常清洗电极。PO_2 电极和 PCO_2 电极的渗透膜和电极外缓冲液要定期更换。

（4）如患者体温高于 37℃，体温每升高 1℃，pH 就会下降 0.015，PO_2 上升 7%。同时正在吸氧或正在使用促酸碱平衡药也会对血气分析的结果造成影响。

（5）因为离体后的血细胞的新陈代谢，使 pH 及 PO_2 下降、PCO_2 上升，因此标本不能放置过久，应及时送检，否则影响结果的准确性。如果不能及时送检，应放入冰水中保存，但一般不超过 2 小时，切勿使用冰块，以免红细胞破坏而溶血。

（6）因空气中的 PO_2 高于动脉血，PCO_2 低于动脉血。血标本如与空气接触，血液 PO_2 及 PCO_2 值会发生改变，因此标本隔绝空气非常重要。

一、酸碱度

1. 参考区间 动脉血酸碱度（pH）：7.35～7.45。

2. 危急值 pH ＜ 7.20 或 pH ＞ 7.60。

3. 临床应用 反映机体酸碱度最基本的检测指标。

4. 临床意义

（1）pH 正常：①正常酸碱平衡；②有酸碱平衡紊乱，完全代偿；③同时存在强度相等的酸中毒和碱中毒，即 pH 正常不代表机体没有酸碱平衡紊乱发生。

（2）pH 异常：人体的 pH 可耐受范围是 6.80～7.80。pH ＜ 7.35 为酸中毒，严重酸中毒致 pH 降低到 7.2 以下时，常可导致心肌收缩力减弱，外周血管扩张，引起血压下降，同时血钾升高导致室性心律失常，甚至严重的传导阻滞和心搏骤停。pH ＞ 7.45 为碱中毒，严重碱中毒致 pH 升高到 7.6 以上时，临床可出现中枢神经兴奋症状、低钾血症、呼吸抑制和心律失常等情况。

二、一氧化碳分压

1. 参考区间 动脉血二氧化碳分压（PCO_2）：35～45 mmHg。

2. 危急值 PCO_2 ＜ 20 mmHg 或 PCO_2 ＞ 70 mmHg。

3. 临床应用 衡量肺泡通气情况和作为酸碱平衡中反映呼吸因素的重要指标。

4. 临床意义

（1）PCO_2 小于 35 mmHg 为低碳酸血症，提示肺通气过度，见于呼吸性碱中毒或代谢性酸中毒的代偿期。

（2）PCO_2 大于 45 mmHg 为高碳酸血症，提示肺通气不足，见于呼吸性酸中毒或代谢性碱中毒的代偿期。呼吸衰竭时 PCO_2 高于 50 mmHg，发生肺性脑病时 PCO_2 常超过 70 ～ 80 mmHg。

三、二氧化碳总含量

1.参考区间　二氧化碳总含量：23 ～ 28 mmol/L。

2.临床应用　作为判断代谢性酸、碱中毒的指标之一，但受呼吸和代谢两方面因素的影响。

3.临床意义　TCO_2 升高见于代谢性碱中毒或呼吸性酸中毒；降低见于代谢性酸中毒或呼吸性碱中毒。

四、氧分压

1.参考区间　动脉血氧分压（PO_2）：75 ～ 100 mmHg。危急值：$PO_2 <$ 40 mmHg。

2.临床应用　判断缺氧程度和呼吸功能的敏感指标。

3.临床意义

（1）PO_2 升高：见于红细胞增多症、吸入纯氧或含高浓度氧气的气体。

（2）PO_2 降低：见于高原生活者、一氧化碳中毒、呼吸窘迫综合征、肺部疾病、心力衰竭、休克等。通常将 PO_2 低于 60 mmHg 作为呼吸衰竭的诊断标准，低于 30 mmHg 有生命危险。临床上治疗呼吸衰竭低氧血症进行氧疗时，应尽量使 PO_2 升高到 60 mmHg 以上，对严重低氧血症患者，当 PO_2 低于 45 mmHg 而一般氧疗无效时，应考虑进行气管插管或气管切开，进行机械通气治疗。

五、实际碳酸氢根与标准碳酸氢根

1.参考区间　实际碳酸氢根（actual bicarbonate，AB）：21 ～ 28 mmol/L；标准碳酸氢根（standard bicarbonate，SB）：21 ～ 25 mmol/L。

2.危急值　AB ＜ 10 mmol/L 或 AB ＞ 40 mmol/L。

3.临床应用　反映代谢性酸、碱中毒的指标，但 AB 也受呼吸因素影响而发生继发性改变。

4.临床意义　①AB 与 SB 两者都正常，为酸碱平衡正常。②AB 与 SB 两者都低于正常，为代谢性酸中毒失代偿。③AB 与 SB 两者都高于正常，为代谢性碱中毒失代偿。④AB ＜ SB 为呼吸性酸中毒；AB ＜ SB 为呼吸性碱中毒。

六、剩余碱

1.参考区间　- 3 ～ +3 mmol/L。

2.临床应用　诊断代谢性酸、碱中毒平衡紊乱的指标。

3. 临床意义 剩余碱（base excess，BE）正值增加为代谢性碱中毒，BE 负值增加为代谢性酸中毒。呼吸性酸中毒时由于肾脏的代偿调节作用，碳酸氢根代偿性增高，BE 正值略有增加。呼吸性碱中毒时碳酸氢根代偿性降低，BE 负值亦增加。

七、阴离子间隙

1. 参考区间 8 ～ 16 mmol/L。

2. 临床应用 主要用于不同类型的代谢性酸中毒的鉴别。

3. 临床意义

（1）阴离子间隙（anion gap，AG）增高见于以下情况：①高 AG 代谢性酸中毒，如肾衰竭、乳酸性酸中毒、酮症酸中毒、药物性酸中毒等；②各种原因所致的阳离子浓度减低，如低钾血症、低镁血症、低钙血症；③过多使用某些可增加血液未测定阴离子的盐类，如乳酸盐、枸橼酸盐、青霉素钠盐等；④各种原因所致的脱水，使带负电荷的离子增加；⑤代谢性碱中毒，由于血浆 pH 升高，血浆蛋白带负电荷增多，AG 升高。

（2）代谢性酸中毒时也可能 AG 正常，高氯酸中毒、肾小管酸中毒、胆管或胰腺瘘等疾病时碳酸氢盐丢失而氯化物被保留，因此 AG 可正常。

（3）当创面使用聚维酮碘消毒或敷料中含聚维酮碘时，碘被吸收可导致 AG 降低。

八、葡萄糖

1. 参考区间 3.61 ～ 0.28 mmol/L。

2. 临床应用 评估血糖情况，辅助诊断相关代谢疾病。

3. 临床意义 测量葡萄糖水平对很多代谢性疾病的诊断有帮助。这些疾病包括糖尿病、库欣综合征、甲状腺功能亢进和胰腺炎等与血液中葡萄糖水平升高（高血糖）相关的疾病。利尿治疗也可增加血糖水平。血糖水平低（低血糖）最常由过量注射胰岛素引发，但艾迪生病、垂体功能减退和严重肝病也可显著降低血糖水平。

九、乳酸

1. 参考区间 动脉血：0.36 ～ 0.75mmol/L；静脉血：0.56 ～ 1.39 mmol/L。

2. 临床应用 监测治疗效果。评估休克或局部血管阻塞造成的组织缺氧情况，确定组织缺氧的程度。

3. 临床意义 乳酸升高见于：①休克、组织缺血。②一氧化碳中毒。一氧化碳与血红蛋白的结合比氧更为紧密，导致组织缺氧，葡萄糖无氧代谢产生乳酸。③严重肝病，肝脏不能清除乳酸。④遗传代谢性疾病（如糖原贮积症），葡萄糖有氧代谢效率低下，乳酸合成增加。⑤糖尿症非酮症酸中毒：可能与葡萄糖有氧代谢效率低下有关。

（何平）

第十一章 临床微生物与寄生虫感染检验

第一节 临床常见微生物致病性

一、革兰阳性球菌

（一）葡萄球菌属

葡萄球菌属细菌为革兰阳性球菌，分布于自然界、人体表面及与外界相通的腔道中，多不致病。引起人类疾病的种类主要有金黄色葡萄球菌、表皮葡萄球菌、腐生葡萄球菌、溶血葡萄球菌、头状葡萄球菌、人葡萄球菌，可引起化脓性感染、下呼吸道感染、菌血症、尿路感染等。

1. 金黄色葡萄球菌　是感染性疾病重要的病原菌之一，可引起社区感染和医院感染。主要引起局部组织化脓性感染、创伤感染、菌血症等全身性感染，也可以引起肠炎、化脓性关节炎、骨髓炎、深部脓肿等，还可以引起金黄色葡萄球菌毒素相关性疾病，如食物中毒、中毒性休克综合征和烫伤样皮肤综合征。

2. 表皮葡萄球菌　是医院感染的重要病原菌，可引起静脉导管感染、人工瓣膜心内膜炎、腹膜透析性腹膜炎、人工关节炎等。

3. 腐生葡萄球菌　是尿路感染的重要病原菌，机体免疫功能低下和长期留置导尿管的患者更容易发生感染，还可以引起前列腺炎及菌血症等。

4. 其他凝固酶阴性的葡萄球菌　致病力一般较弱，可以引起多系统的感染，为条件致病菌，是免疫功能低下和免疫功能受损者的感染菌。

（二）链球菌属

链球菌属细菌为革兰阳性球菌，种类繁多，分布广泛，是人和某些动物的寄生菌。临床常见的有肺炎链球菌、A 群链球菌、无乳链球菌、咽峡炎链球菌、缓症链球菌等，其中部分是毒力较强的致病菌，其他的则作为人体正常菌群寄居于人体的呼吸道、消化道、泌尿生殖道、皮肤和黏膜等。

1. 肺炎链球菌　是上呼吸道的正常菌群。当机体抵抗力下降时，肺炎链球菌可以引起大叶性肺炎或支气管肺炎。另外，肺炎链球菌还可引起中耳炎、脑膜炎、乳突炎、菌血症等。

2. A 群链球菌　是致病力最强的一种链球菌，具有较强的侵袭力，能产生各种侵袭性酶和外毒素，可引起急性咽炎、扁桃体炎、软组织感染、丹毒、心内膜炎和脑膜炎等感染性疾病。产毒株还可以引起猩红热、链球菌毒素休克综合征，以及急性肾小球肾炎和风湿热等超敏反应性疾病。

3.无乳链球菌 此菌可存在于人的呼吸道、泌尿生殖道和肠道，可经产道或呼吸道感染，亦可导致新生儿感染，是新生儿脑膜炎、菌血症的常见病原菌之一。因此，孕妇晚期妊娠阴道分泌物检查是否有无乳链球菌存在具有重要意义。无乳链球菌对成人侵袭力较弱，可引起肾盂肾炎、子宫内膜炎、泌尿生殖道感染等。

4.甲型溶血性链球菌 如咽峡炎链球菌和缓症链球菌，是人体口腔、消化道、女性生殖道的正常菌群，通常不致病，可在牙齿或扁桃体手术摘除时侵入血流而引起菌血症，也可引起心脏瓣膜异常患者的亚急性细菌性心内膜炎。

（三）肠球菌属

肠球菌属细菌为革兰阳性球菌，常寄居在人体肠道、口腔和女性生殖道，是医院感染的重要病原菌。主要有屎肠球菌、粪肠球菌、鸟肠球菌、铅黄肠球菌、鹑鸡肠球菌等，临床分离的肠球菌主要是屎肠球菌和粪肠球菌，主要引起院内感染，多见于泌尿道感染，与泌尿道器械操作、留置导尿、泌尿道结构异常有关。当有腹腔和盆腔创伤时，也可引起腹腔感染和盆腔感染，还可以引起菌血症和心内膜炎等肠道外感染。肠球菌引起的菌血症常发生于免疫功能低下的患者，如有严重基础疾病的老年人、长期住院接受抗菌药治疗的患者。肠球菌引起呼吸道或中枢神经系统疾病较少见。

（四）微球菌属

微球菌属细菌为革兰阳性球菌，有藤黄微球菌、里拉微球菌、南极微球菌和内生微球菌等。临床最常见的是藤黄微球菌，常为环境污染菌，很少引起感染。无菌部位多次培养出同一菌种时，才考虑有临床意义。

二、革兰阴性球菌

（一）奈瑟菌属

奈瑟菌属细菌为革兰阴性双球菌，包括淋病奈瑟菌、脑膜炎奈瑟菌、浅黄奈瑟菌、干燥奈瑟菌、灰色奈瑟菌等。只有淋病奈瑟菌和脑膜炎奈瑟菌对人致病，其余均为人体鼻咽部、口腔等部位的正常菌群，无菌部位多次分离这类细菌时，才考虑有临床意义。

1.脑膜炎奈瑟菌 是流行性脑脊髓膜炎的病原体，主要通过呼吸道传播，常寄居于人的鼻咽腔和口腔。脑膜炎奈瑟菌进入上呼吸道引起上呼吸道感染，之后经鼻咽部黏膜进入血流引起菌血症、心内膜炎等，亦可经血液或经淋巴系统到达中枢神经系统侵犯脑脊髓膜，引起化脓性脑膜炎。

2. 淋病奈瑟菌 淋病奈瑟菌是传播性疾病淋病的病原菌。主要通过性接触引起泌尿生殖道、口咽部和肛门直肠黏膜的感染，或在分娩时通过产道感染新生儿，引起新生儿淋病奈瑟菌性眼结膜炎。极少数淋病患者可发生播散性感染，引起关节病变、心内膜炎和脑膜炎。

（二）莫拉菌属

莫拉菌属细菌为革兰阴性双球菌，常见的是卡他莫拉菌，可存在于健康人群的鼻咽部，是导致中耳炎、鼻窦炎、慢性阻塞性肺炎的病原体，在免疫抑制或免疫力低下的患者可导致血流感染、心内膜炎和关节炎等。另外，卡他莫拉菌是社区呼吸道感染的常见病原体之一，仅次于流感嗜血杆菌和肺炎链球菌。

三、肠杆菌科

（一）埃希菌属

埃希菌属细菌为革兰阴性杆菌，临床标本中分离到的有 6 个菌种，包括大肠埃希菌、费格森埃希菌、赫尔曼埃希菌、伤口埃希菌、蟑螂埃希菌、艾伯特埃希菌。临床常见的是大肠埃希菌，肠道内重要的正常菌群，在机体免疫力降低或寄居部位发生改变时可以造成感染，可分为肠道外感染和肠道内感染。

1. 肠道外感染 主要引起泌尿系统感染，如尿道炎、膀胱炎、肾盂肾炎，此外，还可引起菌血症、肺炎、新生儿脑膜炎、胆囊炎、腹膜炎、阑尾炎及手术切口感染等。

2. 肠道内感染 引起肠道内感染的主要是部分菌株，根据其不同的临床症状、毒力、血清型可以分为以下几种。①肠毒素型大肠埃希菌：主要引起儿童腹泻和旅行者腹泻，表现为恶心、腹痛、低热。急性发作时可致大量水样腹泻，但很少致死。②肠致病性大肠埃希菌：主要引起婴幼儿肠道感染，导致发热、呕吐、大量水样腹泻，黏液样便、无血便，是各地婴幼儿腹泻的重要病原菌，严重者可致死。③肠侵袭型大肠埃希菌：该菌可以直接侵犯肠道黏膜，破坏肠上皮细胞，造成炎症或溃疡，患者出现发热、腹痛、水样腹泻、黏液脓血便等。④肠出血型大肠埃希菌：又称志贺样毒素大肠埃希菌，多为水源性或食源性感染，经口摄入或粪-口途径传播。感染后的症状轻重不一，可引起无症状感染、轻度腹泻、腹痛、血便。极少部分患者可出现溶血性贫血、血小板减少性紫癜和急性肾衰竭。⑤肠凝聚型大肠埃希菌：没有侵袭性，与慢性腹泻有关，可导致儿童肠道感染，表现为水样腹泻、呕吐、脱水，偶有血便、腹痛等。

（二）克雷伯菌属

克雷伯菌属细菌为革兰阴性杆菌，是条件致病菌。临床感染中以肺炎克雷伯菌多见，是医院内感染的重要病原菌。肺炎克雷伯菌可引起典型的原发性肺炎。此菌有丰厚的荚膜，易定植于上呼吸道黏膜。该菌是酒精中毒、糖尿病和慢性阻塞性肺疾病患者并发肺部感的危险因素。另外，肺炎克雷伯菌还能引起各种类型的肺外感染，包括肠炎、婴幼儿脑膜炎、泌尿道感染、创伤感染、菌血症等。其中，高毒力肺炎克雷伯菌是社区获得性肝脓肿的重要病原菌。

（三）沙门菌属

沙门菌属细菌为革兰阴性杆菌，按照菌体抗原（抗原 O）和鞭毛抗原（H 抗原）可将沙门菌属细菌分为 2 000 多种血清型。临床上常见的血清型有甲型副伤寒沙门菌、希氏沙门菌、希氏沙门菌和伤寒沙门菌，主要通过污染的食品和水源经口感染，具有较强的侵袭力和内毒素。细菌死亡解体后释放出的内毒素可引起宿主体温升高、白细胞数量下降、休克、局部炎症等。沙门菌属中某些菌种可产生肠毒素，可促使肠液过度分泌而出现腹泻。沙门菌感染临床上表现为以下 4 种类型。

1.肠热症　包括伤寒沙门菌引起的伤寒，以及甲型副伤寒沙门菌、肖氏沙门菌、希氏沙门菌引起的副伤寒。病原菌进入机体后，在免疫功能低下的情况下导致全身感染。主要过程：细菌随被污染的食品或水经口感染，穿过小肠上皮进入下组织，在吞噬细胞内繁殖，并随吞噬细胞经淋巴管到达淋巴结，在淋巴结内大量繁殖后，经胸导管第一次进入血流，此时患者在临床上出现发热、不适等症状；随后，细菌随血流播散至肝、脾、肾等实质器官中，继续繁殖，再次进入血流，引起第二次菌血症，并随血液扩散至全身各部位器官，患者可出现持续高热、肝（脾）大、皮疹和全身中毒症状；之后细菌随胆汁进入肠腔，可经大便排出，肾脏中的细菌随尿排出体外。伤寒沙门菌可第 1 周做血培养，第 2、第 3 周取粪便培养，第 3 周也可取尿液培养，全病程均可做骨髓培养。

2.胃肠炎　是最常见的沙门菌感染，引起食物中毒的主要有肠炎沙门菌、鼠伤寒沙门菌、猪霍乱沙门菌。为食入被沙门菌污染食物所致，主要症状为恶心、呕吐、腹痛、腹泻、发热等，严重者可伴有迅速脱水，导致休克、肾衰竭甚至死亡。大部分患者可在 2～3 天自愈，少部分成为带菌者。

3.败血症　以猪霍乱沙门菌、希氏沙门菌、鼠伤寒沙门菌感染常见，多发生于儿童或免疫力低下的成年人。经口感染的细菌可随血液播散至组织，导致脑膜炎、心内膜炎、胆囊炎、关节炎、骨髓炎等。

4.携带者　伤寒沙门菌感染后极少部分人群可以成为携带者，其粪便可以持续带菌达 1 年或数年，成为重要的传染源。

（四）志贺菌属

志贺菌属细菌为革兰阴性杆菌，分为 4 种血清群：A 群痢疾志贺菌、B 群福氏志贺菌、C 群鲍氏志贺菌和 D 群宋内志贺菌，是引起人类感染性腹泻的最常见病原菌之一。其中，国内福氏志贺菌和宋内志贺菌引起的感染比较常见。志贺菌是细菌性痢疾的病原菌，临床上主要表现为以下 3 种类型。

1. 急性细菌性痢疾　典型的细菌性痢疾表现为腹痛、发热、大量水样便，大便中含有红细胞、黏液和白细胞，有里急后重的表现。志贺菌很少穿过黏膜层进入血流，所以其在血液中极少被发现。由痢疾志贺菌引起的细菌性痢疾特别严重，死亡率可高达 20%，其他志贺菌引起的感染症状相对较轻，具有自限性且很少引起死亡。中毒性菌痢多见于小儿，常无明显的消化道症状而表现为全身中毒症状，若治疗不及时易造成死亡。另外，有部分细菌性菌痢症状不典型，容易造成误诊和漏诊。

2. 慢性细菌性痢疾　急性菌痢治疗不彻底常造成反复发作、迁延不愈，病程超过 2 个月以上可视为慢性菌痢，其症状不典型者容易误诊而影响治疗。此外，有痢疾病史、结肠镜检或大便培养阳性者的无症状患者称为隐匿型菌痢，此型在流行病学中有重要意义。

3. 携带者　有恢复期带菌、慢性带菌和健康带菌 3 种类型，后者是主要的传染源。从事餐饮业和幼教等职业人员中的志贺菌携带者具有极大的危害性。

（五）变形杆菌属

变形杆菌属细菌为革兰阴性杆菌，目前奇异变形杆菌和普通变形杆菌与医学关系最为密切，临床标本中常见的是奇异变形杆菌。变形杆菌属存在于肠道和医院环境中，可引起人的原发性感染和继发性感染，是泌尿道感染的主要病原菌，并与泌尿道结石的形成有一定的关系，也可继发泌尿道感染引起菌血症，还常引起伤口、软组织、呼吸道等多种感染。奇异变形杆菌可以产生耐热的肠毒素，是婴儿肠炎的病原菌之一。

（六）肠杆菌属

肠杆菌属细菌为革兰阴性杆菌，属于肠道正常菌群，为条件致病性菌，能引起医院内多种致病性感染。临床最常见的是阴沟肠杆菌和产气肠杆菌，主要引起肠道外感染，如泌尿道感染、呼吸道感染、伤口感染等，偶见菌血症、脑膜炎。肠杆菌属细菌耐药率较高，须引起临床的重视。

（七）枸橼酸杆菌属

枸橼酸杆菌属细菌为革兰阴性杆菌。临床常见的有弗劳地枸橼酸杆菌、科氏枸橼酸杆菌、无丙二酸枸橼酸杆菌等，是人和动物肠道的正常菌群，属于条件致病菌，主要引起尿路感染、腹泻、菌血症、婴幼儿脑膜炎和脑脓肿等医源性感染。

（八）沙雷菌属和哈夫尼亚菌属

沙雷菌属和哈夫尼亚菌属细菌为革兰阴性杆菌，是医源性感染的重要病原菌。临床最常见的是黏质沙雷菌，是引起肠道外感染的主要病原菌，可引起尿路感染、呼吸道感染、脑膜炎、心内膜炎、外科手术感染和血流感染。哈夫尼亚菌属是人体肠道的正常菌群，与胃肠道感染、呼吸道感染、尿路感染、伤口感染和血流感染有关。

（九）摩根菌属和普罗威登斯菌属

摩根菌属和普罗威登斯菌属细菌为革兰阴性杆菌。摩根菌属主要有摩根摩根菌，普罗威登斯菌属临床最常见的是斯氏普罗威登斯菌。摩根菌属、普罗威登斯菌属广泛分布于环境中，是肠道的正常定植菌。摩根菌属可引起腹泻、伤口感染和泌尿道感染；普罗威登斯菌属细菌有碱化尿液的作用，可促进尿液结晶的形成，与泌尿系统结石有关，部分菌种还可致泌尿道感染和其他肠外感染。

（十）耶尔森菌属

耶尔森菌属细菌为革兰阴性杆菌或球杆菌，有 11 个种，对人体致病的是鼠疫耶尔森菌、小肠结肠炎耶尔森菌和假结核耶尔森菌。

1. 鼠疫耶尔森菌　是甲类传染病鼠疫的病原菌。鼠疫是自然疫源性疾病，通过跳蚤叮咬人和动物而感染。患者可通过近距离空气飞沫传播，易引起大范围流行。细菌侵入人体后可出现全身中毒症状，并在心血管、淋巴系统和实质器官表现出特有的出血性炎症。临床上主要表现为肺鼠疫、腺鼠疫和败血症型鼠疫 3 种类型。

2. 小肠结肠炎耶尔森菌　主要通过被污染的食物和水源传播，可引起胃肠炎、腹膜炎、胆囊炎、败血症等。其引起的腹痛多发生在回盲部，须与阑尾炎鉴别。

3. 假结核耶尔森菌　为人兽共患的病原菌，可引起胃肠炎、肠系膜淋巴结炎和败血症。

四、非发酵菌

（一）假单胞菌属

假单胞菌属细菌为革兰阴性杆菌，主要有铜绿假单胞菌、荧光假单胞菌、恶臭假单胞菌等，广泛分布于水、空气、土壤及人体皮肤表面、肠道、上呼吸道等。铜绿假单胞菌为条件致病菌，是医院感染病原菌中的常见菌。它具有多种毒力因子，如结构成分、溶血素、卵磷脂酶等；此外，此菌还可产生内毒素和外毒素，常引起呼吸系统感染、泌尿系统感染、烧伤创面感染、术后感染、皮肤软组织感染、腹部感染、眼部感染、败血症等。其他假单胞菌在临床上少见，仅当无菌部位或血液中分离者，并且有临床症状时才有意义。

（二）不动杆菌属

不动杆菌属细菌为革兰阴性球杆菌，主要有鲍曼不动杆菌、洛菲不动杆菌、醋酸钙不动杆菌、琼氏不动杆菌等，可存在于人体皮肤、呼吸道、消化道及泌尿道等，为条件致病菌。临床上常见的是鲍曼不动杆菌，为医院感染的常见病原菌之一，可引起呼吸道感染、泌尿系感染、创面感染、败血症及脑膜炎等。鲍曼不动杆菌虽然毒力较低，但它携带整合子易产生多重耐药性，其引起的血流感染和呼吸机相关肺炎有较高的发病率和死亡率。

（三）窄食单胞菌

窄食单胞菌属细菌为革兰阴性杆菌，本菌广泛存在于水、土壤、人体。临床常见的是嗜麦芽窄食单胞菌，为主要的条件致病菌，是院内感染的重要病原菌之一。易感因素包括体弱、免疫功能低下、外伤、插管、手术、使用呼吸机、尿道导管等，可引起尿路感染、呼吸系统感染、伤口感染、心内膜炎、脑膜炎及败血症等。因本菌可产生金属锌酶，对多种抗菌药耐药，故目前常选用的药物为复方磺胺甲噁唑、左氧氟沙星，各药的协同作用可有效治疗此菌感染。

（四）伯克霍尔德菌属

伯克霍尔德菌属细菌为革兰阴性杆菌，有 20 多种，对人致病的主要有洋葱伯克霍尔德菌、马勒伯克霍尔德菌、伪马勒伯克霍尔德菌、泰国伯克霍尔德菌和唐菖蒲伯克霍尔德菌。洋葱伯克霍尔德菌存在于土壤和水中，是院内感染的重要病原菌之一，可引起吸道感染、伤口化脓性感染、尿路感染、脑膜炎、关节炎、菌血症等；洋葱伯克霍尔德菌耐药率较高，对氨基糖苷类、β-内酰胺类和多豁菌素类抗生素耐药。马勒伯克霍尔德菌和伪马勒伯克霍尔德菌是鼻疽和类鼻疽的病原体，为潜在的生物恐怖病原菌，可引起人和多种动物感染，人体感染后可导致内脏脓肿和脓毒血症。

五、弧菌科

（一）弧菌属

弧菌属细菌为菌体短小、弯曲、弧形或直杆状的革兰阴性菌，常存在于近海的海水、海底的沉淀物、鱼虾类、贝壳及盐渍加工的海产品中。对人致病的主要有霍乱弧菌和副溶血性弧菌。

1.霍乱弧菌 是烈性肠道传染病霍乱的病原体。包括 155 个血清型，常见流行的血清型为 O1 和 O139 血清群。在自然条件下，人类是霍乱弧菌的唯一易感者，患者和无症状带菌者是主要传染源，主要通过污染水源或食物经口感染。霍乱弧菌对酸敏感，胃液中的胃酸对霍乱弧菌有抑制作用，正常胃酸条件下需要摄入大量细菌方能引起感染。霍乱弧菌可以经胃进入肠道，通过菌毛定植在肠黏膜表面，并迅速繁殖，产生对热不稳定的霍乱毒素而致病，导致机体出现水、电解质和酸碱紊乱。临床表现可从无症状或轻型腹泻到严重的致死性腹泻，与摄入的菌量、感染菌株的生物型以及宿主的免疫力有关。

2.副溶血性弧菌 具有嗜盐性，主要引起食物中毒和急性腹泻，也可引起伤口感染和菌血症，是我国沿海地区及海岛微生物性食物中毒的最常见病原菌。副溶血性弧菌引起的胃肠炎，临床表现为恶心、呕吐、腹痛、低热、寒战等。腹泻呈水样便，偶尔呈血水样，恢复较快，病程 2～3 天，通常为自限性。

（二）气单胞菌属和邻单胞菌属

气单胞菌属和邻单胞菌属细菌为革兰阴性杆菌。气单胞菌属主要有嗜水气单胞菌、温和气单胞菌、豚鼠气单胞菌、杀鲑气单胞菌；邻单胞菌属只有类志贺邻单胞菌一种。气单胞菌属主要引起肠道内感染，临床表现为水样腹泻。肠道外感染与患者免疫力低下有关，主要表现为伤口感染、眼部感染、软组织感染和血流感染等。类志贺邻单胞菌主要引起肠胃炎，好发于夏季，与进食海产品和生水有关。另外，在免疫力低下的患者中，类志贺邻单胞菌也可以引起菌血症和脑膜炎。

六、其他革兰阴性杆菌

（一）嗜血杆菌属

嗜血杆菌属细菌为革兰阴性小杆菌，临床常见的有流感嗜血杆菌、副流感嗜血杆菌、溶血嗜血杆菌、副溶血嗜血杆菌、杜克嗜血杆菌。嗜血杆菌属主要定植在正常人上呼吸道。流感嗜血杆菌主要引起呼吸道感染及原发化脓性感染、继发性感染，如脑膜炎、鼻咽炎、关节炎、心包炎、鼻窦炎及中耳炎等。副流感嗜血杆菌是口腔及阴道的正常菌群，可引起心内膜炎、尿道炎。溶血嗜血杆菌是鼻咽部正常菌群，常引起儿童上呼吸道感染。副溶血嗜血杆菌是口咽部的正常菌群，可引起咽炎、化脓性口腔炎、心内膜炎。杜克嗜血杆菌可引起软下疳。

（二）布鲁菌属

布鲁菌属细菌为革兰阴性短小杆菌，包括马耳他布鲁菌、牛布鲁菌、猪布鲁菌、绵羊布鲁菌等。布鲁菌是人畜共患疾病的病原体，可以通过人的皮肤、消化道、呼吸道等进入人体，临床表现为长期发热、出汗、关节痛及全身乏力、疼痛，发病以青壮年为主，在从事兽医、屠宰及动物皮毛加工业的人群中发病率较高。该病的潜伏期为数日或数月，传染源主要为病兽，如羊、牛、猪等。人对布鲁菌普遍易感。布鲁菌有较强的内毒素，可以引起发热反应，急性期可以有弛张热、不规则热、持续性低热，慢性期仅表现为长期乏力低热。

布鲁菌临床表现多样，特殊体征和症状较少，必须与其他发热性疾病相鉴别。在诊断布鲁菌时，应结合流行病学资料、临床表现和病原学检查方能确诊。在发病早期特别是发热期，应尽早抽取血液或骨髓进行培养。

（三）军团菌属

军团菌属细菌为革兰阴性杆菌，有 50 多种。临床大多数感染由嗜肺军团菌引起。军团菌是一种水源性微生物，常经供水系统、雾化吸入等气溶胶的形式进入人体，可引起肺炎型和非肺炎型感染。军团菌感染后的临床表现多样：肺炎型除呼吸道症状外，还可有明显的多器官损害、发热、神经系统症状和消化道症状等，病死率较高；非肺炎型多发生在免疫力低下的中老年人中，如慢性心肺疾病、糖尿病、血液病、恶性肿瘤、艾滋病或使用免疫抑制药者等，常合并其他微生物感染，造成难治性肺炎。

（四）鲍特菌属

鲍特菌属细菌为革兰阴性杆菌。临床上常见的有百日咳鲍特菌、副百日咳鲍特菌和支气管鲍特菌，主要引起呼吸道感染。百日咳鲍特菌是百日咳的致病菌，主要感染小儿，冬春季较多，患者是唯一的传染源，通过飞沫传播。百日咳鲍特菌细菌培养阳性率较低，聚合酶链反应（PCR）方法敏感性较好，隐性感染、病后和预防接种后可以产生比较持久的免疫力。副百日咳鲍特菌可引起呼吸道感染。

七、革兰阳性杆菌

（一）需氧革兰阳性芽孢杆菌

需氧革兰阳性芽孢杆菌有 50 多个菌属。临床标本分离的主要有枯草芽孢杆菌群、蜡样芽孢杆菌群、环状芽孢杆菌群、其他芽孢杆菌群。能致病的主要是炭疽芽孢杆菌和蜡样芽孢杆菌。

1. 炭疽芽孢杆菌　是人畜共患病炭疽的病原体。炭疽是烈性传染病，主要传播途径为消化道或皮肤接触，可引起皮肤、肺、肠道的炭疽病。2 种炭疽病均可以并发脑膜炎和败血症，病死率较高。炭疽芽孢杆菌可能被用作生物恐怖武器，发现后要立即向相关部门上报。

2. 蜡样芽孢杆菌　广泛分布在自然界，易污染食物，主要引起食物中毒。另外，蜡样芽孢杆菌也可以引起伤口感染、心内膜炎、肺部感染和败血症等。

（二）需氧革兰阳性棒状杆菌

需氧革兰阳性棒状杆菌有 10 多个菌属，对人致病的主要有棒状杆菌属、隐秘杆菌属和加德纳菌属。棒状杆菌属细菌多数属于皮肤和黏膜的正常菌群，仅白喉棒状杆菌致病力较强。白喉棒状杆菌是急性呼吸道传染病白喉的病原体，可产生强烈的外毒素，引起局部炎症和全身中毒症状。白喉棒状杆菌一般不引起血流感染，但其外毒素可被吸收入血，造成毒血症。白喉诊断后须及时应用白喉抗毒素治疗，以减少并发症的发生。其他棒状杆菌属细菌一般无致病性，但在免疫力低下的患者或侵入操作时，也可引起院内感染，如菌血症、骨髓炎、心内膜炎等。隐秘杆菌属主要存在咽部、伤口、皮肤溃疡、黏膜。临床分离出的隐秘杆菌须结合临床症状来判断是否是致病菌。加德纳菌属中的阴道加德纳菌与细菌性阴道炎有关；在男性尿道分离出的阴道加德纳菌，其临床意义尚不明确。

（三）李斯特菌属和丹毒丝菌属

李斯特菌属和丹毒丝菌属细菌为革兰阳性杆菌。李斯特菌属临床以产单核细胞李斯特菌最常见，有较强的致病性，引起原发性脑膜炎、败血症及食物中毒，也可通过胎盘和产道导致胎儿宫内感染和新生儿感染。丹毒丝菌属临床以红斑丹毒丝菌最常见，引起红斑丹毒丝菌病，是一种急性传染病，常因皮损造成局部感染，多发生于屠宰工人、水产养殖者、兽医等。李斯特菌属和丹毒丝菌属细菌对氨苄西林均敏感，可以作为首选药。

（四）分枝杆菌属

分枝杆菌属细菌是一类细长、略弯，有时呈分枝状排列的杆菌，多数具有抗酸性，故称为抗酸杆菌。目前属内有 150 多种，临床上一般将其分为结核分枝杆菌复合群、非结核分枝杆菌和麻风分枝杆菌。

1. 结核分枝杆菌 为抗酸杆菌，对理化因素和化学消毒剂抵抗力较强，在干燥的痰液内可存活数月。结核分枝杆菌主要通过呼吸道进入机体，也可经消化道和损伤的皮肤黏膜侵入机体，可侵犯全身各种组织器官，引起多种脏器组织的结核病，其中以肺结核为多见。含结核分枝杆菌的飞沫或尘埃经呼吸道侵入肺部后，其中大部分细菌可经黏膜纤毛运动而被排出体外，只有少部分细菌进入肺泡引起感染。结核分枝杆菌初次感染在肺内形成病灶，称为原发性感染，包括原发灶、淋巴管炎及所属肺门淋巴结病变。原发感染主要见于学龄儿童及未感染过结核分枝杆菌的成人。当机体免疫力低下时，结核分枝杆菌可经气管、淋巴道或血流播散，形成粟粒性结核。当机体抵抗力强时，感染灶局限化，形成结核结节，淋巴结病灶逐渐纤维化和钙化，不表现出临床症状，但钙化灶内常有一定量的细菌长期潜伏，不断刺激机体产生免疫力；当机体免疫力下降时，该细菌也可成为内源性感染的来源。继发感染又称复活感染，已痊愈的原发感染可以复活，成为活动性结核病，大部分活动性结核病是南复活感染所致。继发感染也可由外界新侵入的结核分枝杆菌引起，其特征为慢性肉芽肿性炎症，形成结核结节、发生干酪样坏死或纤维化，只有少数累及邻近淋巴结。继发感染常见于肺尖部位。结核分枝杆菌的细胞壁含有大量脂质，能降低药物的通透性，且可产生多种降解酶类和药物修饰酶，因此结核分枝杆菌对常见的抗生素天然耐药。结核分枝杆菌易发生菌落、形态、毒力以及耐药性的变异，多重耐药结核病已成为临床的难题。

2. 非结核分枝杆菌 为抗酸杆菌，是指结核分枝杆菌复合群和麻风分枝杆菌以外的分枝杆菌。此类细菌广泛分布于外界环境和正常人及动物机体。对人体致病的非结核分枝杆菌主要有鸟分枝杆菌、胞内分枝杆菌、溃疡分枝杆菌、脓肿分枝杆菌、偶发分枝杆菌、龟分枝杆菌、堪萨斯分枝杆菌、海分枝杆菌、瘰疬分枝杆菌、蟾分枝杆菌等。由于非结核分枝杆菌引起的肺部感染在临床上与结核分枝杆菌感染难以区分别，而且此类菌多数对常用抗菌药和抗结核药耐药，因此区分非结核分枝杆菌的种类具有重要的意义，须引起临床重视。

3. 麻风分枝杆菌 为抗酸杆菌，是慢性传染病麻风的病原菌，主要引起皮肤、黏膜和神经末梢的损害，也可感染深部组织，形成肉芽肿。

（五）诺卡菌属、红球菌属和放线菌属

1. 诺卡菌属细菌 为革兰氏染色阳性或不定，改良抗酸染色弱阳性，临床上常见的主要有星形诺卡菌和巴西诺卡菌。星形诺卡菌是一种条件致病菌，主要通过呼吸道感染引起原发性、化脓性肺部感染，可出现类似肺结核的症状，也可引起脑脓肿和腹膜炎；感染部位出现化脓性肉芽肿样改变，在组织和脓液中可看到类似"硫黄样颗粒"的色素颗粒。巴西诺卡菌主要侵犯皮下组织，引起慢性化脓性肉芽肿，好发于腿部和足部，表现为病变部位皮下肿胀、脓肿和多发性瘘管等。

2. 红球菌属细菌 为革兰阳性短杆菌，有40多个种。临床常见的是马红球菌，常引起免疫力低下和免疫力缺陷患者呼吸道感染、血流感染和胸膜炎等。

3. 放线菌属细菌 为革兰阳性丝状菌，多存在于口腔、上呼吸道和生殖道等与外界相通的体腔中，为人体的正常菌群。当机体抵抗力下降时、口腔卫生不良、拔牙或口腔黏膜受损时可致内源性感染，引起放线菌病。放线菌病是一种软组织的化脓性炎症，临床分为面颈部、胸部、腹部、盆腔和中枢神经系统放线菌病，其中以面颈部最为常见，此外还可以引起脑膜炎、脑脓肿、肺部感染等。

八、厌氧菌

厌氧菌是指一大群在低氧分压或无氧条件下才能生长的细菌，广泛分布于自然界和人体中。除梭状芽孢杆菌能以芽孢的形式在自然界中长期存活外，其他绝大多数无芽孢厌氧菌均存在于人和动物体内，人和动物的口腔、肠道、上呼吸道、泌尿生殖道等处是厌氧菌存在的主要部位。厌氧菌与需氧菌及兼性厌氧菌共同构成机体的正常菌群。临床致病的厌氧菌分为两大类：一类是有芽孢的革兰阳性梭菌，如破伤风梭菌、产气荚膜梭菌、肉毒梭菌与艰难梭菌等；另一类是无芽孢的革兰阳性及革兰阴性的杆菌和球菌，如消化球菌、拟杆菌、丙酸杆菌等。

在人体正常菌群中，厌氧菌占有绝对优势。厌氧菌同需氧菌及兼性厌氧菌之间保持着微生态的动态平衡。如长期使用广谱抗生素、激素、免疫抑制药等，在发生菌群失调、机体免疫力下降或细菌进入非正常寄居部位时，这些厌氧菌即可作为条件致病菌引起内源性感染。厌氧菌的感染常为混合感染，厌氧菌对常用的氨基糖苷类抗生素耐药，对甲硝唑较

敏感，常规细菌培养方法不能检出厌氧菌，常用抗菌药也多无效果，因此对于原因不明的感染，要及时进行厌氧菌培养，否则容易造成感染性疾病被漏诊或误诊。

厌氧菌感染的临床特征主要有以下几种。①感染组织局部产生大量气体。如产气荚膜梭菌感染后可产生大量气体，造成组织肿胀和坏死，皮下有捻发音。②感染部位多发生在黏膜附近，如口腔、肠道、鼻咽腔、阴道等黏膜均有大量厌氧菌寄生，当这些部位及其附近发生损伤后，极易发生厌氧菌感染。③分泌物有恶臭或为暗红色，并在紫外光下发出红色荧光，可能是厌氧菌感染；若分泌物或脓汁中有硫黄颗粒，则可能为放线菌感染。④长期使用氨基糖苷类抗生素治疗无效的患者。⑤分泌物涂片经革兰氏染色有细菌而常规培养阴性时，或在液体及半固体培养基深部生长的细菌，均有可能为厌氧菌感染。

九、真菌

（一）浅部感染真菌

浅部感染真菌是寄生或腐生于角蛋白组织的真菌，一般不侵入深层组织和内脏，不引起全身感染。浅部感染真菌分为表面感染真菌、皮肤癣真菌和皮下组织感染真菌。临床常见的浅部真菌为皮肤癣真菌，包括毛癣菌属、表皮癣菌属和小孢子菌属，引起人体发癣、体癣、甲癣、股癣、手癣等皮肤感染疾病。

（二）深部感染真菌

深部感染真菌是指能侵袭深部组织和内脏及全身的真菌，主要有假丝酵母菌、隐球菌、曲霉、镰刀菌、毛霉、耶氏肺孢子菌和荚膜组织胞浆菌等。假丝酵母菌、曲霉、毛霉和卡氏肺孢子菌等为条件致病性真菌，只有在机体抵抗力下降或免疫力低下时才致病。

1. 假丝酵母菌　以白假丝酵母菌最常见。白假丝酵母菌又称白色念珠菌，通常存在于人的体表、口腔、上呼吸道、肠道和阴道黏膜上，当机体正常菌群失调或抵抗力降低时，可引起各种假丝酵母菌病。白假丝酵母菌可引起女性的白假丝酵母菌性阴道炎、外阴炎，男性假丝酵母菌可引起龟头炎、包皮炎、鹅口疮、肺炎、肠炎、膀胱炎、肾盂肾炎等。中枢神经系统白假丝酵母菌病，如脑膜炎、脑膜脑炎、脑脓肿等，多由原发病灶转移而来。此外，心瓣膜手术后可引发假丝酵母菌性心内膜炎，长期使用静脉导管可引起假丝酵母菌菌血症。

2. 新生隐球菌　广泛分布于自然界，也可存在于人体的体表、口腔和肠道中。本菌墨汁负染色可镜检到透亮菌体和宽厚荚膜。新生隐球菌属外源性感染，经呼吸道侵入人体，当机体免疫力下降时，可由肺经血行播散侵犯多种脏器组织，如肺、脑及脑膜，也可侵犯皮肤、骨和关节等。新生隐球菌病好发于细胞免疫功能低下的患者，如艾滋病、恶性肿瘤、糖尿病、器官移植及大剂量使用糖皮质激素的患者。

3. 曲霉　广泛分布于自然界，如土壤、腐败有机物、粮食和饲料、正常人体的皮肤和黏膜表面等。曲霉是引起食物、药品霉变的常见污染菌。对人致病的曲霉有 10 多种，曲霉是条件致病菌，人体对曲霉有很强免疫力，只有在机体免疫功能降低时才能引起疾病，如长期使用广谱抗生素、免疫抑制药、肾上腺皮质激素、放疗、化疗，各种恶性肿瘤、糖尿病，尤其是 AIDS 等，可诱发曲霉病。曲霉可侵犯机体许多部位，尤其是呼吸系统，全身性曲霉病有增高的趋势。呼吸系统曲霉病主要有 3 种：过敏型、曲霉球型和肺炎型。全身性曲霉病原发病灶主要是肺，并随血流播散至全身，形成败血症，多发生在重症疾病的晚期，危及患者生命。曲霉除直接感染和变态反应引起曲霉病外，还可产生毒素引起机体食物中毒。此外，现已有研究显示曲霉产生的毒素如黄曲霉毒素、杂色曲霉素有致癌作用，黄曲霉毒素可能与原发性肝癌的发生密切相关。

4. 马尔尼菲蓝状菌　可引起马尔尼菲蓝状菌病，导致广泛性播散性感染，主要侵犯人的网状内皮系统，表现为发热、贫血、咳嗽、浅表淋巴结肿大、肝（脾）大、全身多发性脓肿等。最初多见于结核病、血液病、霍奇金淋巴瘤等免疫力低下的患者。近十年来，随着艾滋病患者的增多，播散性马尔尼菲蓝状菌病发病率不断升高。患者本身基础性疾病或应用免疫抑制药等可能是重要的易感因素。一些病例是由于免疫抑制药的使用而使陈旧性病灶重新活跃，另一些病例是暴露于流行区域后几周出现，通常为慢性渐进性。

（赵丹）

第二节　临床常见样本细菌检验

一、血培养

1. 患者要求

（1）采血指征：患者出现发热（≥38℃）或低温（≤36℃）、寒战、白细胞计数增多（计数 > 10.0×10⁹/L）或白细胞计数减少（计数 < 4.0×10⁹/L），或呼吸频率 > 20 次／分，或心率 > 90 次／分，或炎症反应参数如 C 反应蛋白、降钙素原等升高，有皮肤黏膜出血、昏迷、多器官衰竭、休克等全身感染症状体征，只要具备其中之一，又不能排除细菌、真菌血流感染的，就应进行血培养。

尤其伴有以下情况之一时，应立刻进行血培养：①医院获得性肺炎。②留置中心静脉导管、PICC 等血管导管大于 48 小时。③有免疫缺陷伴全身感染症状。④感染性心内膜炎。凡未明原因的发热，持续 1 周以上，伴有心脏杂音或心脏超声发现赘生物，或原有心脏基础疾病、人工心脏瓣膜植入患者。⑤患者带有血管内导管超过 1 天或者拔除导管未超过 48 小时，出现发热（> 38℃）、寒战或低血压等全身感染症状，不能排除由血管内导管引起感染可能者。

（2）采血时机：①只要怀疑血流感染，应立即采血。②应尽可能在使用抗菌药前或血中抗菌药浓度低谷时采集；如果难以避免，可选择使用能中和（或）吸附抗生素的培养瓶。③对于间歇性寒战或发热患者，应在寒战开始时、发热高峰前 30 ～ 60 分钟采集。

（3）采血量：对怀疑菌血症的成年患者，推荐同时在不同部位采集 2 ～ 3 套（每套包括 1 瓶需氧瓶、1 ～ 2 瓶厌氧瓶），2 ～ 5 天内无须重复采集，对感染性心内膜炎和真菌血症患者则应多次采集。婴幼儿患者，推荐同时在不同部位采集 2 套，可不做厌氧培养。骨髓标本用骨髓穿刺针从髂骨采集，穿刺取到的骨髓注入血培养瓶内送检。成人每次每个血培养瓶采血 8 ～ 10 mL；婴幼儿根据体重确定采血总量，每个血培养瓶（儿童瓶）采血 1 ～ 3 mL；骨髓标本 1 ～ 3 mL。

2. 检验标本　血液与骨髓。

3. 检测方法　培养及鉴定，抗菌药敏感性试验。

4. 危急值　培养出细菌或真菌。

5. 临床意义　正常人的血液和骨髓是无菌的，当有病原体侵入血液，细菌或真菌在血液中迅速繁殖超出机体清除这些微生物的能力时，可引起菌血症、败血症以及真菌血症。血培养是检测血流感染的基本而重要的实验，在患者的血液中检测出微生物对感染性疾病的诊断、治疗和预后有重要的临床意义。血流感染严重威胁患者的生命。血培养是对入住急诊科、ICU 患者、移植患者以及静脉插管患者的败血症进行早期诊断的一种方法，并根据阳性血培养病原菌的药物敏感性试验，减少抗菌药的误用和滥用，可为临床医生提供最佳的抗菌药治疗方案，对降低病死率有很大的帮助。血培养对于临床诊断和预后评估也有重要的临床意义。

菌血症的细菌种类可因原发性感染和手术、外伤部位不同而异。引起败血症的多为耐药性金黄色葡萄球菌、某些革兰阴性杆菌及部分球菌；疖、痈、脓肿和化脓性骨髓炎继发的败血症主要由金黄色葡萄球菌和乙型溶血性链球菌引起；尿道、胆道、胃肠道炎症和黏膜损伤引起的败血症以大肠埃希菌最常见；烧伤后感染以铜绿假单胞菌和金黄色葡萄球菌多见。伤寒和副伤寒于病程第 1 ～ 2 周做血液细菌培养，伤寒和副伤寒沙门菌的检出率可达 80% ～ 90%。真菌血症常发生于重症疾病的晚期，特别是应用广谱抗生素和皮质激素后，如白血、粒细胞减少症、再生障碍性贫血、癌症、结核和艾滋病患者。由于机体免疫功能低下，在原发病灶加重的同时，常发生继发感染及二重感染。任何部位，尤其是中央静脉插管或留置导管均可引起真菌感染，以白假丝酵母菌为主。器官移植或血液病患者长期使用免疫抑制药，侵袭性真菌呈上升趋势。常见引起血流感染真菌有假丝酵母菌、曲霉、隐球菌、青霉菌、组织胞浆菌等。厌氧菌引起的血液感染占菌血症的 20%，其中 80% 是单纯厌氧菌感染，病死率达 50%。菌血症的细菌种类可因原发性感染和手术、外伤部位不同而异。厌氧菌菌血症分离出的厌氧菌有产黑色素拟杆菌、巨核梭杆菌、消化球菌、韦荣球菌等，并常与兼性厌氧菌一起混合感染。

6. 影响因素与注意事项

（1）应该在病程早期或急性期进行血培养。

（2）不能在患者高热时或使用抗生素后短时间内采血。应该在高热前 30 ～ 60 分钟和下一次使用抗生素前采血。

（3）采血量是影响血培养检出阳性率的重要因素，采血量过少会明显降低血培养阳性率。对于成人患者，应同时分别在 2 ～ 3 个部位采集血标本；每个部位应采集需氧和厌氧培养各一瓶，每瓶 8 ～ 10 mL；要求至少采 2 份标本，即 40 mL 对于儿童患者，应同时分别在 2 个部位采集血标本，在保证采集血量 < 1% 总血量前提下，一般为 1 ～ 3 mL 注入儿童瓶，厌氧瓶一般不需要，除非怀疑患儿存在厌氧菌血流感染。采血量不足时应优先保证需氧瓶。酵母菌培养时，成人患者采集 2 ～ 4 套血培养，每套采集 20 mL 血液，宜接种 2 个需氧瓶。

（4）不能在输液管处或导管内抽血。

（5）血培养瓶应及时送检，最多不超过 2 小时。标本采集后未及时送检，在血培养仪外放置时间过长，细菌生长已达衰老期，错过了细菌生长曲线最佳检测时间，可导致阳性检出时间延长或假阴性。

（6）采集血液接种前、后的血培养瓶均不能冷藏或冷冻，应置于室温下。

二、脑脊液培养

1. 患者要求　对于有脑膜炎的症状，临床上怀疑可能为颅内感染的患者应进行脑脊液细菌培养。患者首先应该禁食，由临床医生按照无菌要求从腰椎、小脑延髓池或脑室穿刺抽取脑脊液 2 ～ 3 mL，盛于无菌容器中或注入血培养瓶。由于脑膜炎奈瑟菌离体后可以产生自溶酶并迅速自溶，肺炎链球菌和流感嗜血杆菌离体后也容易死亡，所以标本采集后应该即刻送检。

2. 检验标本　脑脊液。

3. 检测方法　涂片染色显微镜检查、培养及鉴定，抗菌药敏感性试验。

4. 危急值　培养出细菌或真菌。

5. 临床意义　正常人的脑脊液是无菌的，在脑脊液中若培养检测出的细菌都应看作是致病性细菌。在病理情况下，血脑屏障受到了损坏，病原菌侵入人的脑脊液中，引起中枢神经系统的损害。进行脑脊液细菌培养，有助于对各种脑膜炎的诊断以及鉴别诊断。

脑脊液培养检查的意义在于检查脑脊液是否有细菌生长。脑脊液培养对于常见病原微生物及耐药性现状的分析至关重要。对于细菌性脑膜炎、病毒性脑膜炎、结核性脑膜炎的治疗方法是不同的。对分离出的病原菌进行药敏试验，有助于针对性治疗及流行病学研究。临床上在脑脊液中常见的革兰阳性病原菌有金黄色葡萄球菌、A 群链球菌、B 群链球菌、肺炎链球菌、炭疽芽孢杆菌、结核分枝杆菌、新生隐球菌、白假丝酵母菌等。革兰阴性菌有脑膜炎奈瑟菌、卡他布兰汉菌、流感嗜血杆菌、肠杆菌、脑膜败血性黄杆菌、变形杆菌、假单胞杆菌、无色杆菌等。如果检出细菌，则提示细菌性（急性化脓性或结核性等）脑膜炎。若培养出细菌，应鉴定它的种类。如结核分枝杆菌可导致结核性脑膜炎；金黄色葡萄球菌、链球菌所导致的感染可引起化脓性脑膜炎；脑膜炎奈瑟菌、流感嗜血杆菌等细菌可引起流行性脑膜炎；新生隐球菌、假丝酵母菌等可引起真菌性脑膜炎。85% 脑脓肿患者脑脊液培养可培养出厌氧菌，有时可以是厌氧菌和需氧菌混合感染。对于脑脊液培养出的细菌或真菌，可以进行体外药物敏感性试验，为临床用药提供参考。

6. 影响因素与注意事项

（1）取材注意无菌操作，避免污染。

（2）最好在治疗用药前采取标本。

（3）由于脑膜炎奈瑟菌、肺炎链球菌和流感嗜血杆菌离体后易自溶，故进行培养检查必须立即送检，及时接种，如果怀疑脑膜炎奈瑟菌感染最好进行"床边培养"。

（4）如果脑部组织有肿块或颅内压增高时，为避免脑疝，应禁止使用腰椎穿刺。

（5）最小标本量要求：细菌 ≥ 1 mL；真菌 ≥ 2 mL；分枝杆菌 ≥ 5 mL；病毒 ≥ 2 mL。

（6）第一管脑脊液用于生化学检验，第二管用于微生物学检验，第三管可以用于细胞学、分子核酸检验等。

三、尿液培养

1. 患者要求　以下患者须进行尿液培养：①有典型的尿路感染症状，出现尿频、尿急、尿痛、排尿烧灼感、肉眼脓尿或血尿的患者。②出现全身症状的患者，包括发热、寒战、腰痛、恶心、呕吐等伴或不伴有下尿路感染的症状。③尿常规检查表现为白细胞或亚硝酸盐阳性，留置导尿管的患者出现发热、膀胱排空功能受损，泌尿系统疾病手术前等患者。应在未使用抗生素之前采样。尿液培养可采集清洁的中段尿、导尿及膀胱穿刺尿，其中以膀胱穿刺尿结果最为可靠。标本采集如下。

（1）清洁中段尿：①女性患者应该先用肥皂水清洗外阴，再以清水冲洗。患者排尿应弃去前段尿，将中段尿留取在无菌容器内，尿量 10 ～ 15 mL。②男性患者应该先用肥皂水清洗尿道口，再用清水冲洗，若包皮过长则需翻开包皮冲洗，然后采集中段尿。婴儿需要清洁消毒会阴部，将无菌小瓶口对准尿道贴胶布固定，收集尿液标本后送检。

（2）导管尿、耻骨上穿刺尿：患者发生尿潴留或排尿困难时，必须采用导尿术或耻骨上穿刺术取尿。征取患者或家属同意后，由临床医生无菌采集。

2. 检验标本　中段尿、导管尿或耻骨上穿刺尿。

3. 检测方法　涂片染色显微镜检查、培养及鉴定，抗菌药敏感性试验。

4. 临床意义　正常尿液是无菌的，而外尿道有正常菌群寄生，标本的采集必须遵守无菌操作的原则，避免污染。另外，细菌培养必须结合菌落计数辨别是否为病原菌。

尿液的细菌学检查（中段尿培养加计数）对于泌尿道感染的诊断有重要价值。耻骨上膀胱穿刺尿液培养是评估膀胱内细菌感染的"金标准"。尿液标本的细菌学检查，可以反映肾脏、膀胱及尿道的炎症变化。目前认为由革兰阴性菌引起的菌尿，其菌数大于 105 CFU/mL；而革兰阳性菌引起的菌尿，其菌数达 104 CFU/mL 即可作为尿路感染的标准。但是细菌数低于上述标准时，则不能完全排除尿路感染。有 1/3 的患者有下尿路症状的急性膀胱炎时，尿培养菌落计数 < 105 CFU/mL 对于长期留置导尿管而出现无症状性菌尿的女性患者一次尿培养的菌落计数 ≥ 105 CFU/mL 时尿路感染可能性为 80%，而男性只要一次尿培养菌落计数 ≥ 103 CFU/mL 就提示尿路感染。常见病原菌主要有大肠埃希菌、葡萄球菌、肠球菌等。如有细菌感染，应做针对此细菌的抗生素敏感实验，以便指导临床治疗。对于反复再发的泌尿系感染者的尿，常规培养无菌生长，但可以分离出 L 型细菌，这可能与肾髓质和尿液为高渗环境有关；此时需接种高渗培养基，以获得 L 型菌，它对抗菌药的敏感性往往与原细菌不同。

5. 影响因素与注意事项

（1）做该检查时应尽量采用新鲜晨尿。尿液收集要新鲜，放置时间不应超过 1 小时，否则细菌数量大增，易出现假阳性的结果。膀胱内尿液停留时间不到 6 小时，留取标本前不宜饮水太多，稀释了尿中细菌，容易出现假阴性结果，影响检测结果的准确性。随机留取的尿液以中段尿为宜。女性应该避免生理期采样。

（2）采集尿标本应当严格遵循无菌操作，避免污染。中段尿收集如果不合标准，外阴消毒对尿培养影响非常大，消毒液用量过多而混入尿标本，抑制了细菌的生长，导致假阴性结果。

（3）细菌培养与药敏试验应该一起进行。

（4）使用的容器应清洁无污染，不可混有洗涤剂、消毒剂和防腐剂等化学物质，以免影响检测结果。

（5）留尿后应立刻送检，避免尿液放置过久导致检测结果错误。

（6）若使用过抗生素或利尿药等，应及时告知检验人员。

（7）尿路感染的排菌可以呈间歇性。如慢性肾盂肾炎在没有急性症状时，尿培养可为阴性，但在其急性发作的时候，尿培养常常是阳性。

（8）中段尿液标本不能进行厌氧菌培养。

四、大便培养

1.患者要求　粪便标本应于急性腹泻期及用药前采集自然排出的粪便标本，沙门菌感染、肠热症在 2 周以后采集标本，胃肠炎患者在急性期采集标本。应取新鲜粪便标本的异常成分送检，如含有黏液、脓、血等病变成分的标本部分；外观无异常的粪便则应从其表面、深处等多处取材送检。液状粪便采集絮状物 1 ～ 2 mL 成形的粪便，至少取蚕豆大小粪便块，使用清洁、干燥、无吸水或渗漏的无菌样品杯盛装。如不易获得粪便时，或排便困难患者及婴儿，可用直肠拭子采取，即以无菌棉拭用保存液或生理盐水湿润后，插入肛门内 4 ～ 5 cm 轻转动取出，插入卡 - 布（Cary-Blair）运送培养基内或无菌容器内送检。

2.检验标本　粪便、直肠拭子。

3.检测方法　涂片染色显微镜检查、培养及鉴定，抗菌药敏感性试验。

4.临床意义　正常情况下，肠道中有多种细菌寄生，包括大量的厌氧菌、肠球菌、大肠埃希菌、肠杆菌、变形杆菌、粪产碱杆菌等。粪便检查培养的临床意义很大，它直接反映了人体消化系统的各器官功能及一些传染病的暴发源。在菌群失调状况下应尽快准确检测出主要致病菌，早期使用抗生素调整菌群。引起感染性腹泻的病原微生物有以下 4 种。

（1）细菌性：可以分为感染型和毒素型两类。感染型是指可以在人的肠道中繁殖的微生物，常见病原菌为大肠埃希菌、沙门菌属、志贺菌属等。毒素型是指可在食物或人的肠道中产生毒素的微生物，以金黄色葡萄球菌和肉毒梭菌常见。产毒素型腹泻，包括霍乱弧菌、肠毒素型大肠埃希菌等；侵袭型腹泻，包括志贺菌、肠致病型大肠埃希菌和肠侵袭型大肠埃希菌等；大肠埃希菌 O157 可导致出血性肠炎；食物中毒，包括沙门菌、金黄色葡萄球菌、副溶血性弧菌、蜡样芽孢杆菌和肉毒梭菌等；伪膜性肠炎，包括艰难梭菌和金黄色葡萄球菌；慢性腹泻，可能由结核分枝杆菌引起。

（2）真菌性：假丝酵母菌、毛霉等可反映出抗生素使用过量，应尽快停止使用抗生素。

（3）病毒性：主要为诺如病毒，还有轮状病毒、星状病毒、杯状病毒、冠状病毒等。

（4）原虫：微小隐孢子虫、贾第鞭毛虫等。

5.影响因素与注意事项

（1）粪便标本应该在疾病早期、抗菌药开始治疗之前采集，这时病原菌大量存在于粪便中。

（2）细菌培养、分离和药敏试验一起进行。

（3）应于排便后用无菌竹签取标本中异常部分（有黏液、脓液和血液的部分）粪便少许，置于无菌容器内，立即送检。2 ～ 8℃下保存不得超过 24 小时。

（4）告知检验人员是否到过疫区及接触过疫水。

（5）实验室可拒收的标本包括干燥的拭子、黄软成形便或明显污染的粪便，以及一天内重复送检的标本。

五、呼吸道标本培养

1. 患者要求

（1）送检指征：咳嗽、脓性痰，伴有发热，影像学检查出现新的或扩大的浸润影；气管开放患者，出现脓痰或血性痰；考虑下呼吸道感染患者采集痰液标本，宜同时送血培养标本。

（2）标本采集：常用有以下 6 种方法。①自然咳痰法：应尽可能在用抗菌药之前采集标本，以晨痰为佳，采集标本前 1～2 小时不可进食，并前应用清水、冷开水漱口或用牙刷清洁口腔和牙齿。用力咳出呼吸道深部的痰，痰液直接吐入无菌样本杯中，标本量应大于 1 mL（脓痰除外）；痰量极少者可用 45℃ 3% 氯化钠溶液雾化吸入导痰（仅适用于检测卡氏肺孢子菌或结核分枝杆菌，对其他病原菌检测效果差）；疑似结核患者可以收集 24 小时痰液送检。②小儿取痰法：用弯压舌板向后压舌，将拭子伸入咽部，小儿经压舌刺激咳嗽时，可喷出肺部或气管分泌物粘在拭子上送检。幼儿还可用手指轻叩胸骨柄上方，以诱发咳痰。③导管吸痰：有气管插管或气管切开等人工气道患者，无法自行咳痰，可通过吸痰管从气道吸取标本，通过气管内插管将一次性无菌吸痰管推进呼吸道直至遇到阻力后开始抽吸，留取标本在无菌样品杯内送检。④支气管镜 - 肺泡灌洗（BAL）：对于疑似肺炎患者，如有机会进行气管镜检查，则可同时采集肺泡灌洗液进行培养。不能进行深部咳痰的患者，也可考虑通过气管镜获取标本。肺泡灌洗液标本采集一般由临床医生按相应操作规程进行采集。⑤防污染样本毛刷（PSB）：将细胞学检查用刷装置插入气管镜开口，并推进至欲采样部位时，将刷子推出护套，获得呼吸道分泌物，将刷子抽回护套，取出整个毛刷装置，将刷子头剪下，放入 1 mL 无菌生理盐水中立即送检。⑥环甲膜穿刺术吸痰法：可避免口及咽部杂菌污染，还可用于厌氧菌培养，但技术要求高，不常规使用。

2. 检验标本 痰、咽拭子、保护性毛刷和支气管肺泡灌洗液。

3. 检测方法 涂片染色显微镜检查、培养及鉴定，抗菌药敏感性试验。

4. 临床意义 上呼吸道标本易受到口咽部正常菌群污染，也很难区分定植菌与感染菌。上呼吸道标本培养生长的细菌是否与疾病有关，须各方面综合分析，排除常居菌后，才可做出正确的判断。

下呼吸道感染包括支气管炎、肺炎、肺脓肿和脓胸等，相应病原菌的分离与确认与下呼吸道标本类型、是否有上呼吸道菌群污染、涂片镜检和分离培养所采用的方法、抗菌药使用情况等因素相关，要区分感染病原菌还是定植菌有一定难度。下呼吸道的正常痰液应是无细菌的，而经口腔咳出的痰带有多种上呼吸道的正常寄生菌。若从患者痰标本中查见致病菌或条件致病菌，提示可能有呼吸道细菌感染。肺炎链球菌是肺炎最常见的致病菌；儿童细菌性肺炎多为流感嗜血杆菌所致；医院获得性肺炎的常见病原菌是革兰阴性杆菌，主要有肺炎克雷伯菌、铜绿假单胞菌、沙雷菌属和肠杆菌属细菌等。肺结核常由结核分枝杆菌引起。嗜肺军团菌引起军团菌病，肺部厌氧菌感染大多是脆弱类杆菌及梭杆菌属的细菌等引起。疑典型形态细菌所致肺部感染时，常先做痰液和支气管分泌物涂片及染色镜检（如肺部结核痰液涂片、抗酸染色，镜检找抗酸杆菌），有助于细菌培养检查。

5. 影响因素与注意事项

（1）向患者提供正确采样指导，以保证患者充分理解口腔清洁、深咳、避免口咽部菌群污染的意义和方法。

（2）痰标本的采集时机十分关键，应遵循以下原则采集标本：①争取首剂抗菌药治疗使用前及更换抗菌药前采集；②标本采集后保证 2 小时内送达实验室并得到接种；③只要有可能得到合格的痰标本，应马上采集、送检；④宜在医护人员直视下留取合格痰标本；⑤送检痰标本后 3 天内不主张再次送检，除非痰液外观性状出现改变。

（3）标本采集后须尽快送到实验室，不能超过 2 小时。不及时运送可导致肺炎链球菌、流感嗜血杆菌等苛养菌由于不适应外界环境和自溶现象而死亡；如延迟送检，应于 4℃冷藏标本（不超过 24 小时），以抑制杂菌过度生长，但会导致苛养菌培养阳性率下降。

六、伤口、脓液和组织标本培养

1. 患者要求 对于局部组织或器官有化脓性感染表现的患者应做脓液标本的细菌培养。需采集以下标本：①开放性脓肿和脓性分泌物，用无菌盐水或 75% 乙醇擦去表面渗出物，用拭子深入溃疡深处采集 2 支拭子，1 支为涂片检查用，1 支作培养用。②大面积烧伤的创面分泌物，用灭菌棉拭取多部位创面的脓液或分泌物，置灭菌试管内（注明采集部位送检）。③封闭性脓肿，消毒局部皮肤或黏膜表面后用注射器抽取，将脓液注入无菌试管内送检；疑为厌氧菌感染时，用无菌注射器抽取后刺入无菌橡皮塞中送检。一般来说 1 ～ 5 mL 液体对于分离大部分的病原体已经足够，而怀疑真菌或结核菌感染时要采集 10 mL 以上的液体。

2. 检验标本 伤口、脓液、组织或标本拭子。

3. 检测方法 涂片染色显微镜检查、培养及鉴定，抗菌药敏感性试验。

4. 临床意义 从脓液及创伤标本中能检出的病原微生物种类很多，最常见的是由葡萄球菌和链球菌引起的局部化脓性感染，包括有毛囊炎、疖、痈、甲沟炎、扁桃体炎、乳腺炎、中耳炎、外耳道疖肿、外耳道炎、细菌性结膜炎、脓疱疮、外科切口及创伤感染等。化脓性骨髓炎、化脓性关节炎的主要致病菌是金黄色葡萄球菌。慢性骨髓炎和慢性化脓性关节炎病原菌中，除上述细菌外，主要为结核分枝杆菌。脓液标本中可检出铜绿假单胞菌、变形杆菌和类白喉棒状杆菌等，常为继发感染或污染所致。气性坏疽主要致病菌为产气荚膜梭菌，其次为水肿梭菌、败毒梭菌及溶组织梭菌等。坏疽常继发葡萄球菌、链球菌、大肠埃希菌或其他需氧菌感染。器官脓肿和机体深部组织的脓肿多为厌氧菌感染，厌氧菌在临床标本中以厌氧消化链球菌和拟杆菌常见。

5. 影响因素与注意事项

（1）注意无菌操作，避免污染标本。

（2）尽量取伤口深处标本。

（3）及时送检，及时接种。标本应在 2 小时内送达实验室；不能及时送检的可将透析液置于 4℃存储，时间不宜超过 24 小时。寒冷季节标本传送及检查时均须保温。

（4）对怀疑放线菌感染的标本，常用无菌棉拭挤压瘘管，选取出脓汁中的"硫黄样颗粒"盛于试管内送检；也可将灭菌纱布塞入瘘管内，次日取出送检。

（5）厌氧菌培养应注意隔绝空气，可注入厌氧血培养瓶内送检。有条件者可床旁接种。

七、生殖道标本培养

1. 患者要求　女性患者由临床医生用无菌棉拭采集阴道、子宫颈分泌物。怀疑盆腔厌氧菌感染时由医生用注射器从阴道后穹隆处穿刺抽取标本。男性患者应翻转包皮，用肥皂水清洗尿道口，清水冲洗，采集尿道口分泌物。采集前列腺液时，先冲洗尿道和膀胱，用手指从肛门内按摩前列腺，使前列腺液溢出。

2. 检验标本　阴道、子宫颈分泌物、前列腺液、精液等生殖道标本。

3. 检测方法　涂片染色显微镜检查、培养及鉴定，抗菌药敏感性试验。

4. 临床意义　正常的内生殖道是无菌的，而外生殖器（包括男性尿道口和女性阴道）有多种细菌寄生，如尿道口常见有葡萄球菌、类白喉棒状杆菌和非结核分枝杆菌等，阴道常见有乳酸杆菌、双歧杆菌、消化球菌等。查见病原菌提示有细菌感染，如急性和慢性前列腺炎、睾丸炎、精囊炎、附睾炎、阴道炎、急性和慢性淋病等。常见的病原菌主要有葡萄球菌、肠球菌、链球菌、淋病奈瑟菌、大肠埃希菌等。生殖道标本的微生物学检查对性传播疾病的管理和控制起着极其重要的作用。男性尿道炎分淋菌性尿道炎和非淋菌性尿道炎（由沙眼衣原体及解脲支原体引起）两种，若不加以治疗，则可能发展为附睾炎。女性阴道炎可由滴虫和白假丝酵母菌引起；细菌性阴道炎则是阴道加德纳菌所致。宫颈炎可由淋球菌和沙眼衣原体引起。生殖道溃疡可由梅毒螺旋体、杜克嗜血杆菌（软下疳）、肉芽肿鞘杆菌及单纯疱疹病毒等引起。除性传播疾病外，生殖系统炎症均由常见的化脓性细菌引起，如金黄色葡萄球菌、化脓性链球菌、大肠埃希菌、铜绿假单胞菌及类杆菌等单独或混合感染。

生殖道炎症是女性患者的常见病和多发病，生殖道炎症是各种各样病原微生物导致的外阴、阴道、子宫颈及盆腔内的子宫、输卵管、卵巢、盆腔腹膜、盆腔结缔组织的炎症。男性生殖道衣原体感染非淋菌性尿道炎患者常见的症状为尿道内的不适、刺痒、刺痛或烧灼感，少数有尿频、尿道口轻度红肿，分泌物稀薄、量少，常为浆液性或黏液脓性。上述人群需要进行检查。

5. 影响因素与注意事项

（1）生殖器是开放性器官，标本采集过程中应遵循无菌操作，以减少杂菌污染。

（2）阴道内有大量正常菌群存在，采集子宫颈标本时应避免触及阴道壁。

（3）产妇疑有宫腔感染，待胎儿娩出后取宫腔分泌物，并同时取婴儿耳拭子一同送检。

（4）沙眼衣原体在宿主细胞内繁殖，采集时尽可能多地取上皮细胞。

（5）尽可能在使用抗菌药治疗前采集标本。

（6）标本应在 2 小时内送达实验室；若延迟送检，室温存储不得超过 24 小时。

八、体液标本培养

1. 患者要求　一般由临床医生根据需要在无菌条件下，对各积液部位进行穿刺而收集，置入无菌样品杯中。厌氧培养最好床旁接种或注入厌氧血培养瓶。

2. 检验标本　胸腹水、心包液、关节液及鞘膜液等。

3. 检测方法　涂片染色显微镜检查、培养及鉴定，抗菌药敏感性试验。

4. 临床意义　各个部位的穿刺液（胸水、腹水、心包液、关节液及鞘膜液等）的细菌学检查对于判断该部位是否有感染具有重要价值。正常情况下穿刺液是无菌的，若从患者穿刺液中培养出病原菌，则提示该部位有感染。胸腔感染常见的病原菌有结核分枝杆菌、金黄色葡萄球菌、乙型溶血性链球菌、大肠埃希菌和铜绿假单胞菌；腹腔感染常见的病原菌有大肠埃希菌、粪肠球菌、结核分枝杆菌；心包炎和关节腔液常见的病原菌有金黄色葡萄球菌、乙型溶血性链球菌、大肠埃希菌、铜绿假单胞菌。

5. 影响因素与注意事项

（1）穿刺液标本做常规细菌检查（涂片、培养）应采集标本后室温 1 小时内送检，若有延迟（＜1 小时）不能立即送检，应置于 4℃ 进行保存。

（2）对于厌氧菌培养标本，应将采集的标本放在针筒、厌氧袋 / 罐、卡 - 布运送培养基等无氧条件下 30 分钟内送检。

（3）怀疑腹膜透析相关腹膜炎时，应立即取透析液标本送检（以首袋出现浑浊的透出液最佳），并进行细胞计数、革兰氏染色、抗酸染色和微生物培养，注意避免污染。

（4）实验室应监控标本转运过程，采取必要的防护措施，保证标本容器完整、密闭。

九、眼耳标本培养

1. 患者要求　①眼结膜标本：预先沾湿拭子，在结膜上滚动采集标本。②眼角膜标本采集：在麻醉下，用刮勺在溃疡或创伤边缘刮取碎屑，直接接种在培养基平板上并涂片。③外耳标本采集：取标本前先清洁外耳道，要用深部耳拭子取样，因为浅表拭子可能遗漏链球菌引起的蜂窝织炎。④内耳标本采集：取标本前先对外耳道进行清洁和消毒，然后再用深部耳拭子取样，脓液较多时也可穿刺抽取脓液进行病原学检查。

2. 检验标本　眼、耳标本。

3. 检测方法　涂片染色显微镜检查、培养及鉴定，抗菌药敏感性试验。

4. 临床意义　正常人的内眼、中耳是无菌的。外耳炎常见的致病菌有金黄色葡萄球菌、化脓性链球菌和铜绿假单胞菌。内耳炎常见的致病菌有肺炎链球菌、化脓性链球菌、流感嗜血杆菌和卡他莫拉菌。眼部感染常见的病原菌有金黄色葡萄球菌、表皮葡萄球菌、铜绿假单胞菌、乙型溶血性链球菌、肠杆菌科细菌、肠球菌、诺卡菌、淋病奈瑟菌、卡他莫拉菌、分枝杆菌、镰刀菌、曲霉等。

5. 影响因素与注意事项

（1）病毒和衣原体标本必须在麻醉前采集。其他微生物学标本，也应该尽可能在麻醉前采集。

（2）不要将标本类型标记为"眼"标本，应指出标本具体来源，如睑缘标本、结膜标本、角膜标本或玻璃体标本，同时标明左眼或右眼。

（3）对于结膜感染，实验室检测需要采集来自感染部位的两个拭子，一个用于培养，另一个用于革兰氏染色。睑缘、结膜和角膜部位的刮屑标本相对比拭子更适合于革兰氏染色。

（4）即使临床表现为单侧结膜炎，也应采集双侧标本进行培养，有助于正常定植菌与致病菌的判断。

（5）对于复杂的、反复的或顽固性中耳炎，宜做鼓膜穿刺术。

十、导管相关标本培养

1. 患者要求　无菌操作下剪取 3～5 cm 导管，拔出导管前应采集血培养，及时送检。

2. 检验标本　导管尖、导管血。

3. 检测方法　培养及鉴定，抗菌药敏感性试验。

4. 临床意义　导管是引起心脏和血流感染的重要诱因。正常人情况下静脉导管是无菌的，若导管培养出细菌或真菌，则需要结合外周静脉血培养结果和临床症状才能确定是否是病原菌。导管容易有微生物定植和污染，根据导管培养结果和血培养结果来判断是否存在导管相关性血流感染（catheter-related bloodstream infection，CRBSI）。

（1）静脉血单套或双套培养阳性且导管直接培养菌落数大于 15 个，且为相同病原菌，才可以诊断为 CRBSL。

（2）静脉血单套或双套培养阳性，导管直接培养阴性，不能排除金黄色葡萄球菌和假丝酵母菌的 CRBSI；如结果为皮肤共生菌，有相关血流感染的临床症状，又没有其他可引起血流感染的来源时，也应怀疑 CRBSL。

（3）静脉血单套或双套培养阴性，导管直接培养阳性，判断为导管定植菌。

5.影响因素与注意事项

（1）必须同时采集导管标本和静脉血标本进行培养，培养结果为同一病原体才提示 CRBSL。

（2）放入无菌容器时要防止标本污染。

（3）导管标本必须及时送检，防止细菌死亡。

（4）血培养自身具有局限性，可能导致血培养报假阴性而使 CRBSI 漏检。

十一、医院环境监测标本检测

（一）物体表面采样监测

1.采样时间与方法　在消毒处理后或怀疑与医院感染暴发有关时采样。如采样面积样品接种于无菌平皿，每份样本接种 2 个平皿，平皿内加入已溶化的 45℃灭菌营养琼脂 15 mL，边倾注边摇匀，待琼脂凝固，置温箱培养 48 小时，然后计菌落数。

2.结果判断　手消毒效果应达到如下相应要求：①卫生手清毒，监测的细菌菌落总数应 ≤ 10 CFU/cm²。②外科手消毒，监测的细菌菌落总数应 ≤ 5 CFU/cm²。③所有被检医务人员的手均不得检出致病微生物。

（二）消毒液监测采样

1.采样时间与方法　使用中消毒液采样：用无菌吸管吸取 1.0 mL 被检消毒液，加入 9 mL 相应中和剂中混匀。醇类与酚类消毒剂用普通营养肉汤中和，含氯消毒剂、含碘消毒剂和过氧化物消毒剂用含 0.1% 硫代硫酸钠中和剂，氯己定、季铵盐类消毒剂用含 0.3% 吐温 80 和 0.3% 卵磷脂中和剂，醛类消毒剂用含 0.3% 甘氨酸中和剂，含有表面活性剂的各种复方消毒剂可在中和剂中加入吐温 80 至 3%。

用无菌吸管吸取稀释中和后的混合液 1.0 mL 接种于无菌平皿，平皿内加入已溶化的 45℃灭菌营养琼脂 15 mL，边倾注边摇匀，待琼脂凝固，置（36±1）℃温箱培养 48 小时，然后计菌落数；怀疑与医院感染暴发有关时，应进行目标微生物的检测。

消毒液染菌量计算方法：消毒液染菌量（CFU/mL）＝平均每皿菌落数 ×10× 稀释倍数

2. 结果判断 ①使用中灭菌用消毒液：无菌生长。②使用中皮肤黏膜消毒液染菌量：≤ 10 CFU/mL。⑧其他使用中消毒液染菌量：≤ 100 CFU/mL。

3. 注意事项 采样后 4 小时内检测。

（赵丹）

第三节 抗微生物药敏感性试验

一、普通细菌抗菌药物敏感性试验

1. 检验标本 各类型临床标本分离培养的临床分离株。

2. 检测方法 肉汤稀释法药敏试验、K-B 法药敏试验、E-test 法药敏试验。

3. 临床意义 近年来，各种抗菌药广泛应用，导致耐药菌株迅速增多。尤其是广谱及超广谱抗生素的普遍使用，造成耐药菌株大量出现，给临床治疗带来极大的困难。同时，由于不合理地使用抗生素，治疗的失败率及不良反应均有增加。因此，药敏试验在感染性疾病的防治方面具有日益重要的实际意义。

进行抗菌药敏感性试验可以确定病原菌对各种抗生素的敏感性，指导临床根据患者情况合理用药。由于细菌耐药性的快速增长，单纯依赖经验选用药物经常无效，在更多的时候需要参考药敏试验的结果。同时可以用于流行病学调查及院内感染的监控，减少耐药菌株的流行。

（1）敏感：细菌引起的感染，除禁忌证外，可用该抗菌药常用推荐剂量通过恰当治疗而达到治疗目的。

（2）中介：被检菌株对该药物的最低抑菌度（minimun inhibitory concentration，MIC）接近于血液、组织中通常可达到的浓度，而治疗反应率可能低于敏感菌株。中介意味着药物可通过提高剂量或在药物被生理性浓集的部位发挥临床效力。中介只能表示抑菌环直径介于敏感和耐药之间的"缓冲域"，它可以避免由于微小的技术因素失控，对结果造成错误的解释。如果没有其他可以替代的药物，应重复试验或再以稀释法测定 MIC。

（3）耐药：被测菌不能被该抗生素的常用剂量，在组织内或者血液中达到的浓度所抑制和（或）被测菌的 MIC 落在某些范围内，提示该菌可能存在特定耐药机制（如产阶内酸胺酶），而且治疗研究表明临床疗效不可靠。

2014 年，美国临床实验室标准化协会（CLSI）提出剂量依赖性敏感（susceptible dose dependent，SDD）这个概念。当药敏试验结果是 SDD 时，为了达到临床疗效而采用的修正用药方案中，达到药物浓度比设定敏感性折点所使用的用药方案所达到的药物浓度高。

4.影响因素与注意事项

（1）培养基应根据试验菌的营养需要进行配制。倾注平板时，倾注培养基18～20 mL 为宜。培养基内应尽量避免有抗菌药的拮抗物质，如钙、镁离子能减低氨基糖苷类抗生素的抗菌活性，胸腺嘧啶核苷和对氨苯甲酸（PABA）能拮抗磺胺类药和甲氧苄啶的活性。

（2）细菌接种量应恒定，配制浓度应准确。如太多，抑菌圈变小，能产酶的菌株可破坏药物的抗菌活性。

（3）药物的浓度和总量直接影响抑菌试验的结果，须精确配制。商品药应严格按照其推荐治疗量配制。

（4）一般培养温度和时间为37℃培养8～18小时。有些抗菌药扩散慢，如多黏菌素，可将已放好抗菌药的平板培养基先置4℃冰箱内2～4小时，使抗菌药预扩散，然后再放37℃温箱中培养，可以推迟细菌的生长，而得到较大的抑菌圈。

（5）非敏感（NS）指尚未发现耐药株或耐药株罕见。

二、酵母样真菌药物敏感性试验

1.检验标本　各类型临床标本分离培养的酵母样真菌。

2.检测方法　微量肉汤稀释法、纸片扩散法、E-test 法药敏试验。

3.临床意义　真菌如今已经成为免疫功能低下、烧伤、透析、导管、移植、化疗、长时间使用抗生素等患者发病和死亡的重要病原，临床侵袭性真菌感染的患者数量呈明显增长趋势。临床抗真菌用药常为经验性用药，部分真菌存在天然耐药或获得性耐药，而抗真菌药敏感性试验对帮助临床选择敏感的抗真菌药和评价抗真菌药的敏感性有重要作用。

（1）敏感：真菌引起的感染，除禁忌证外，可用该抗真菌药常规推荐剂量达到治疗目的。

（2）中介：被检菌株对该药物的 MIC 接近于血液、组织中通常可达到的浓度，而治疗反应率可能低于敏感菌株。中介意味着药物可通过提高剂量或在药物被生理性浓集的部位而发挥临床效力。

（3）耐药：被测菌不能被该抗真菌药的常用剂量在组织内或者血液中达到的药物浓度所抑制，提示该真菌可能存在某种耐药机制，而且治疗研究表明临床疗效不可靠。

4.影响因素与注意事项

（1）适用于假丝酵母菌、隐球菌及其他酵母样真菌，但不包括双相真菌。

（2）由于假丝酵母菌对氟康唑天然耐药，试验结果应被系统地解释为耐药。

（3）对于两性霉素 B，MIC 应该判断为生长完全受抑制的测试杯的浓度（即得分为"0"的测试杯）。

（4）由于酵母菌药敏有拖尾现象，尽量在生长24小时后再读取药敏结果。

三、分枝杆菌药物敏感性试验

1. 检验标本　各类型临床标本分枝杆菌培养的阳性临床分离株。

2. 检测方法　改良罗氏固体培养基法、仪器液体快速药敏试验。

3. 临床意义　结核病目前仍是危害人类健康的传染性疾病之一，耐药结核病已成为全球关注的公共卫生问题。化疗是结核病治疗与控制的基本手段。结核分枝杆菌药敏试验有助于筛选有效的抗结核治疗药物、提示药物所需治疗剂量，还可用于评估原发性耐药和获得性耐药菌株的流行状况，为抗结核药的合理应用提供依据。

固体培养基法针对抗结核一线、二线药物进行药敏试验，报告时间为 3～4 周；快速药敏试验针对抗结核一线、部分二线药物进行药敏试验，报告时间为 4～13 天。结核病在整个治疗过程中，结核分枝杆菌涂片检查、培养及药敏实验的结果可帮助医生制定正确的治疗方案，具体有以下几点：①依据药敏试验结果，帮助正确选择有效药物，无论是初治、复治或难治的患者，均应避免使用低效或无效药物，真正做到合理、有效用药。②真正做到适量用药。患者虽然对某种药物一般常用剂量产生耐药，但如果适当加大药量，仍可杀死或抑制结核分枝杆菌。涂片检查、培养和药敏试验有利于医生调整用药剂量，在患者能承受的范围内，不错失治疗时机。③根据药敏试验结果可以筛选疗效好又经济的药物，减轻患者经济负担。④及时终止无效药物的毒副作用。如果患者已对某种药物产生耐药性，而未做药敏试验还在继续应用，则无形中既增加了经济开支，又增加了药物对身体的损害，也延误了疾病治疗。

综上所述，结核分枝杆菌药物敏感试验对治疗有非常重要的作用，应引起广大患者及医务工作者的重视。积极运用痰检、细菌培养和药物敏感试验，对诊治有着重大的意义。

4. 影响因素与注意事项

（1）药敏试验菌株应选择固体培养基上生长 2 周左右的新鲜菌落，刮取多个菌落配制菌悬液；液体培养基选用仪器报告阳性 3～5 天内的新鲜菌液配制菌悬液。菌龄老化可能影响试验结果。

（2）所有操作应在生物安全柜内进行。

（3）试验后所有剩余菌液和废弃物均应高压灭菌后按感染性医疗废物处理。

（赵丹）

第四节　其他微生物检验

一、支原体培养

1. 患者要求　抗生素治疗前采集标本，由于支原体对细胞表面有很强的亲和力，尽可能收集多的细胞，分泌物标本建议采用无菌涤纶拭子采集。①男性：用无菌拭子取尿道分泌物、前列腺按摩液、精液，中段尿留取 10 mL。②女性：用无菌拭子取子宫颈或阴道分泌物，中段尿留取 10 mL。

2. 检验标本 尿道分泌物、阴道分泌物、精液及尿液等。

3. 检测方法 肉汤培养法。

4. 临床意义 解脲支原体寄居于人的泌尿生殖道，可通过性传播和母婴传播，主要引起泌尿生殖系统的感染，如非淋球菌尿道炎、急性尿道综合征、肾盂肾炎、盆腔炎和阴道炎等。人型支原体主要寄居在生殖道，部分正常成年女性可分离出，男性尿道携带率低。可引起生殖道炎症、肾盂肾炎，也可通过母婴传播引起新生儿脑膜炎、脑脓肿等。

5. 影响因素与注意事项

（1）取标本后立即送检，室温保存不得超过 2 小时，2 ～ 8℃不得超过 5 小时。

（2）阳性结果提示泌尿生殖道支原体存在，但不能作为临床诊断的依据。

二、细菌内毒素脂多糖检测

1. 患者要求 空腹 8 ～ 12 小时。

2. 检验标本 一次性无菌无热原真空采血管，采集静脉血 4 mL，3000 r/min 离心 15 分钟，分离血清，2 小时内检测。

3. 检测方法 光度法。

4. 参考区间 正常血清中革兰阴性菌脂多糖＜ 10 pg/mL。

5. 临床应用 主要用于革兰阴性菌的诊断与治疗评估。

6. 临床意义 内毒素是革兰阴性细菌的脂多糖，内毒素水平增高是革兰阴性菌感染的一个重要指标，不仅可用于感染类别的鉴别诊断，也可用于感染控制和病情转归的判定。检测的内毒素在 10 pg/mL 以下表示无革兰阴性菌感染；10 ～ 20 pg/mL 为观察期，应连续监测；20 pg/mL 以上怀疑为革兰阴性菌感染，建议临床结合症状治疗。内毒素水平的检测应是一系列连续动态的检测过程。可用于革兰阴性菌败血症的诊断，呼吸道感染、肝脏感染及肝硬化、胆道疾病、急性胰腺炎、溃疡性结肠炎、细菌性感染的辅助性诊断、治疗和预后判断，原因不明的发热、外源性输注的内毒素血症的诊断等。

7. 影响因素与注意事项

（1）使用无菌无热原的采血管，保证实验数据的准确性。

（2）血清标本需冷藏于 2 ～ 8℃下，不宜超过 24 小时；如 24 小时内不检测标本，须 - 20℃以下保存，避免反复冻融。

（3）应用某些抗生素如 β - 内酰胺类、喹诺酮类抗生素等，将对测定结果造成干扰。

（4）阳离子蛋白如核糖核酸酶 A、溶菌酶及人免疫球蛋白 G 能与内毒素结合而影响内毒素的测定结果。

（5）在治疗的过程中可因为输入内毒素污染的血液、液体或药物等而引起血液中内毒素增高。

（6）由于缺氧、低灌注、肠梗阻及肝胆疾病可引起肠黏膜受损，肠道内的内毒素可大量吸收入血。

（7）只能检测内毒素的含量，无法判别细菌的种属。

三、真菌 1-3-β-D- 葡聚糖检测

1. 患者要求　空腹 8 ～ 12 小时。

2. 检验标本　空腹时用一次性无菌无热原真空采血管采静脉血 4 mL 3 000 r／min 离心 15 分钟，分离血清，2 小时内检测。血清标本须冷藏于 2 ～ 8℃下，不宜超过 24 小时，避免反复冻融。

3. 检测方法　光度法。

4. 参考区间　正常人血清中 1-3-β-D- 葡聚糖值 < 60 pg/mL。

5. 临床应用　主要用于侵袭性真菌的诊断与治疗评估。

6. 临床意义　葡聚糖广泛存在于真菌的细胞壁中，真菌 1-3-β-D- 葡聚糖检测（G 试验）可以检测多种致病真菌感染，如假丝酵母菌、曲霉、肺孢子菌、镰刀菌、地霉、组织胞浆菌、毛孢子菌等。对血液中 1-3-β-D- 葡聚糖的测定有利于侵袭性真菌感染的早期、快速诊断。侵袭性真菌患者往往病情严重、死亡率高，传统的微生物分离、培养与鉴定需要时间较长，患者在等待期间有可能病情加重，甚至死亡。血清中 1-3-β-D- 葡聚糖值在 60 pg/mL 以下时表示无深部真菌感染；60 ～ 100 pg/mL 为观察期，应连续监测；100 pg/mL 以上怀疑为深部真菌感染，建议临床结合症状治疗。应用抗真菌药后，定期检测血浆中 1-3-β-D- 葡聚糖浓度变化，可评价选用药物的有效性。

7. 影响因素与注意事项

（1）使用无菌无热原的采血管，保证实验数据的准确性。

（2）不能区分真菌种属，不能检测隐球菌和接合菌。

（3）连续两次检测有较高的阴性预测值。

（4）抗真菌药的治疗不影响检测结果。

（5）干扰因素有以下几种：黄疸、溶血、乳糜血标本；用含有葡聚糖成分的纤维素膜进行透析；纱布或其他医疗物品含有葡聚糖；一些血液制品（如清蛋白、免疫球蛋白、凝血因子等）；使用多糖类抗肿瘤药（如裂殖菌多糖、香菇多糖）；磺胺类药；某些细菌败血症患者（如链球菌败血症）；食用蘑菇类食物。

四、曲霉半乳甘露聚糖抗原检测

1. 患者要求　空腹 8 ～ 12 小时。

2. 检验标本　空腹时用一次性无菌无热原真空采血管采静脉血 4 mL。

3. 检测方法　酶联免疫吸附法。

4. 参考区间　正常人血浆中，半乳甘露聚糖（GM）值 < 0.5（阴性）。

5. 临床应用　①早期诊断曲霉感染：GM 升高先于临床诊断发病前 6 天和确诊前 1 天即能检出。②高危人群曲霉感染监测：高危人群包括血液系统恶性肿瘤、中性粒细胞减少、同种异体干细胞移植。不推荐在实体器官移植患者中常规监测。监测频率建议至少每周检测 2 次，动态观察。连续两次检测 GM 值 ≥ 0.5，考虑曲霉感染阳性，结合临床正确解读试验阳性结果和阴性结果。③常用于肺曲霉病诊断。④抗真菌治疗疗效动态监测：GM 释放量与菌量成正比，可以反映感染程度。GM 在血清中存在时间较短，所以可作为疗效的评价指标。⑤病情缓解：定量的标志物（只包括 GM 试验），其检测值连续 2 次低于诊断临界值。

6. 临床意义　GM 抗原是曲霉属细胞壁的主要组成成分。曲霉感染主要发生在中性粒细胞减少症的患者和免疫抑制治疗的患者（如器官移植，特别是骨髓移植）以及使用皮质激素治疗的患者中，通常开始于吸入环境中的曲霉孢子。曲霉在自然界广泛分布，一般认为以下几种形式分离出的曲霉有意义：①无菌部位或下呼吸道临床标本中发现菌丝。②单一标本中为优势菌或多次标本分离到同一株。③组织中发现菌丝。

由于曲霉很难从血培养基中分离出来，其诊断通常建立在非特异性诊断或放射影像学检查结果上，很难实现早期诊断。血清曲霉 GM 试验可早于临床症状和（或）放射影像学特征出现前被检测到，为实现曲霉感染的早期诊断带来了巨大的临床价值，获得国内外临床的广泛认可，已成为侵袭性曲霉感染诊断的重要检测方法。

7. 影响因素与注意事项

（1）未开启的标本冷藏于 2 ～ 8℃下可以保存 5 天，避免反复冻融。长期保存须将血清储存于 - 70℃。

（2）GM 试验联合 G 试验检测有利于侵袭性真菌感染的诊断。

（3）GM 试验假阳性见于以下情况：血液透析中多糖结构类似物的影响；新生儿和儿童样本假阳性率较高；含葡萄酸钠的营养液；免疫性疾病（如自身免疫性肝病）；肠黏膜受损时肠道中定植的曲霉释放 GM 入血；接受哌拉西林／他唑巴坦治疗的患者样本。

（4）GM 试验假阴性见于以下情况：血液中的 GM 不是持续存在，而会很快被清除的；非粒细胞缺乏症患者粒细胞可吞噬杀伤菌丝，同时粒细胞也可结合 GM；抗真菌药的使用抑制了菌丝的生长，积极的抗真菌治疗可导致检测灵敏度减低。

五、B 群 β 溶血链球菌检测

1. 患者要求　妊娠 35 ～ 37 周孕妇以及 B 群 β 溶血链球菌感染的高危患者，由临床医生用无菌操作采集阴道拭子或肛门拭子。

2. 检验标本　阴道拭子、肛门拭子。

3. 检测方法　免疫层析法、培养法。

4. 临床应用　用于孕妇产前无乳链球菌感染的筛查。

5. 临床意义　B 群链球菌（group B streptococcus，GBS），学名无乳链球菌，为兼性厌氧的革兰阳性链球菌，属于条件致病菌。在 20 世纪 70 年代，GBS 已被证实为围生期母婴感染的主要致病菌之一，在围生医学中占有不可忽视的地位。正常女性或孕妇阴道和直肠带菌，当机体免疫功能低下时，可引起产后感染、孕妇不良妊娠结局、新生儿败血症、新生儿肺炎和新生儿脑膜炎。常见的表现为孕妇可出现泌尿系统感染、胎膜早破、早产、流产、死胎、子宫内膜感染和创伤感染，甚至表现为菌血症；新生儿可表现为新生儿肺炎、脑膜炎、败血症，可导致耳聋视力受损、发育障碍、脑瘫等后遗症。调查显示，新生儿感染 GBS 发病大多进展迅速，具有极大的危害，大约 5% 的患儿有死亡危险。

6. 影响因素与注意事项

（1）采样前 1 ～ 2 周内未使用相关抗生素治疗。

（2）采样前 24 小时内未进行性生活，未接受阴道洗液、药膏、消毒液处理。

（3）极少部分 GBS 不产生 β 溶血环，所以细菌培养有假阴性结果。

（郭会）

第五节　常见寄生虫感染的检验

寄生虫侵入人体并在体内生长一定时间称为寄生虫感染；若感染者出现明显的临床表现，则为寄生虫病（parasitic disease）。人体的寄生虫病是寄生于人体的原虫、蠕虫及节肢动物所致的感染性疾病。由于我国经济状况、环境卫生等多方面的改善、提高，寄生虫病例不断减少，导致在一定程度上对寄生虫病有所忽略，对寄生虫的检测也相应减少。近年来发生的一系列严重危害公共安全的寄生虫感染事件使寄生虫病重新受到高度关注，对寄生虫感染及感染后的实验室检测技术再次提上日程。目前，寄生虫病对人类健康仍存在危害，是全球性的重要公共卫生问题。

一、医学原虫感染

（一）疟疾

1. 疟疾的临床表现　疟疾是可直接威胁人类生命的少数寄生虫感染之一，人体经按蚊传播而感染疟原虫（plasmodium）引起疟疾。疟疾发作时典型的表现为周期性寒战、发热、出汗三个连续的阶段，然后进入间歇期。发作周期与疟原虫在红细胞内期裂体增殖的周期一致。寄生在人体的疟原虫有间日疟原虫（P.vivax）、恶性疟原虫（P.falciparum）、三日疟原虫（P.malariae）和卵形疟原虫（P.ovale）。四种疟原虫感染特征见表11-1。

表 11-1　四种疟原虫感染特征

特　征	间日疟原虫	三日疟原虫	卵形疟原虫	恶性疟原虫
潜伏期	8～17 天	18～40 天	10～17 天	8～11 天
起始发热类型	不规则	不规则	规则	持续的弛张热
红内期周期	48 小时	72 小时	48 小时	36～48 小时
感染红细胞种类	感染幼稚红细胞	感染衰老红细胞	感染幼稚红细胞	感染各阶段红细胞
受感染红细胞状态	胀大，8～10 小时出现薛氏点	大小正常，无点状变化	胀大，边缘呈锯齿状，感染初期出现薛氏点	可大可小，出现茂氏点
成熟滋养体特征	呈阿米巴样	横跨红细胞呈带状	近似阿米巴样	形态多样，一个红细胞内可有多个虫体
其他	成熟裂殖体含12～24 个裂殖子	成熟裂殖体含6～12 个裂殖子	成熟裂殖体含 8 个裂殖子	配子体呈新月形

2. 恶性疟原虫的致病性特点　恶性疟原虫是感染人体的四种疟原虫中致病性最强的。发作时，患者表现为发热、剧烈头痛、恶心、呕吐，偶尔伴有上腹剧痛。该患者在疾病早期，发作循环周期还未形成，因此推测性诊断可能考虑不到疟疾感染。约 2 周时，患者症状加重，外周血虫体量增加，血涂片见到感染的疟原虫，此时诊断明确。恶性疟原虫感染

的特征：发热周期为 36 ～ 48 小时；可感染体内 50% 以上的任何发育阶段的红细胞；感染的红细胞内没有薛氏点（嗜酸性），有茂氏点（嗜碱性）；每个红细胞可含多个环状体；可看到新月形配子体。

3. 疟原虫的病原学检查 厚血膜、薄血膜染色镜检是诊断疟疾最常用的方法。血涂片查见疟原虫为确诊的依据。取外周血制作厚血膜、薄血膜，经姬氏或瑞氏染色后镜检查找疟原虫。薄血膜中疟原虫形态完整、典型，容易识别和鉴别虫种，但原虫密度低时，容易漏检。厚血膜由于原虫比较集中，易检获，但染色过程中红细胞溶解，原虫形态有所改变，虫种鉴别较困难。因此，最好一张玻片上同时制作厚血膜和薄血膜，如果在厚血膜查到原虫而鉴别有困难时，可再检查薄血膜。如果错过了最佳检测时机，采用其他手段的检查也是非常必要的。

4. 疟原虫的其他检查方法 虽然病原学检查可确诊恶性疟原虫感染，但补充免疫学方法检测亦十分必要。如用单克隆抗体检测疟原虫抗原，间接免疫荧光法检测特异性疟原虫抗体。分子生物学方法如 DNA 探针检测疟原虫核酸，或 PCR 法扩增测少量疟原虫的DNA，均可提高疟疾诊断率。

5. 疟疾患者的外周血细胞数变化特点 红细胞数、血红蛋白含量在疟疾多次发作后可减少，白细胞变化无明显规律。发热早期白细胞数常增高，中性粒细胞常增高并伴有轻度核左移，嗜酸性粒细胞减少，血小板数可正常或减少。

6. 疟疾的流行病学特点 血液中存在成熟配子体的现症患者和无症状感染者都可作为传染源，疟原虫经媒介按蚊叮咬传播为主。除极少数特征人群外，人类对四种疟原虫均普遍易感。该病在热带地区通常全年都能传播，主要多见于非洲按蚊控制较差的国家和地区，在我国亚热带地区的传播时间主要在 5 ～ 10 月。

（二）溶组织内阿米巴病

溶组织内阿米巴（entamoeba histolytica）主要寄生于结肠，引起溶组织内阿米巴病。该病全球分布，多见于热带与亚热带，主要表现为腹痛、腹泻，排脓血黏液便。新鲜的粪便标本有利于确定是否存在溶组织内阿米巴。滋养体的胞质内含有被吞噬的红细胞，是鉴别致病性与非致病性溶组织内阿米巴的关键。但在许多非急性阿米巴痢疾患者标本中，可能有滋养体却不含红细胞，或仅能发现包囊而不易做出明确诊断，因而需补充免疫学的检测方法。

溶组织内阿米巴分为致病性与非致病性两个虫株：非致病性的为迪斯帕内阿米巴（E.dispar），致病性的为溶组织内阿米巴（E.histolytica）。非致病性虫体感染不主张采取治疗措施。必须通过免疫或分子生物学方法鉴别出这两个虫种，而不仅仅是形态学的鉴定。

1. 免疫学检测　免疫学检验是通过检出特异性抗体、抗原或免疫复合物来诊断寄生虫病，目的在于能查到早期、轻度、隐性寄生虫感染，或在寄生虫病晚期、局部组织纤维化甚至成虫已死亡，病原学检查很难得到明确结果时应用。①抗体检测：特异性抗体阳性表明患者过去或现在的感染，是目前常用的诊断患者及流行区疫情监测的有效方法，但作为评价疗效不够理想。常用方法有 EIA、IFA、Blot、FAST-ELISA、免疫渗滤技术与免疫层析技术（ICT）等。②抗原检测：抗原的出现早于抗原体，检测抗原可用于寄生虫病的早期诊断及流行病学调查。分子生物学方法和技术在寄生虫鉴定和感染的检测中逐步推广，尤其是在寄生虫虫种的鉴定方面发挥着特别重要的作用。

目前，免疫学、分子生物学检测方法能鉴别标本中存在溶组织内阿米巴或迪斯帕内阿米巴。经免疫学方法（如 EIA 或 ELISA 等方法）检测，免疫检测方法需要新鲜或冷冻的粪便标本，甲醛固定的标本不能用于此检测方法。

2. 分类　溶组织内阿米巴病的临床表现变化较多，按 WHO 建议的临床分型可分为无症状的带虫感染和有症状的侵袭性感染，后者又分肠内阿米巴病（阿米巴痢疾）、肠外阿米巴病（阿米巴肝脓肿多见）。因而此类患者还应与细菌性痢疾、炎性肠病等有相似症状的疾病进行鉴别。

（三）隐孢子虫病

隐性感染是寄生虫感染的特征之一。隐孢子虫、弓形虫等寄生虫多呈隐性感染，免疫功能低下患者（如艾滋病患者、器官移植患者、长期应用激素或抗肿瘤药物的患者）在机体抵抗力下降或免疫功能不全时，这些寄生虫的增殖力和致病力大大增强，出现明显的临床症状和体征，严重者可致死。因此，这类寄生虫又称为机会致病寄生虫（opportunistic parasite）。常见的此类寄生虫有隐孢子虫、溶组织内阿米巴、自生生活阿米巴、蓝氏贾第鞭毛虫、刚地弓形虫、微孢子虫、粪类圆线虫等。机会致病寄生虫感染在目前寄生虫病中占有相当的比例，是免疫力低下患者死亡的原因之一。

1. 临床表现　临床症状的严重程度与病程长短取决于宿主的免疫功能。免疫功能正常者表现为自限性腹泻，病程短，数天后可自愈；营养不良者的病程则较长。器官移植、艾滋病及其他免疫功能低下患者，因虫体侵犯胃肠大部分黏膜，症状重，可呈霍乱样水样便，每日数次至数十次不等，常伴剧烈腹痛，导致严重缺水、电解质紊乱和营养不良，病程可迁延数月至 1 年，甚至可因器官衰竭而致死。隐孢子虫感染常为艾滋病患者并发腹泻而死亡的原因之一。

2. 实验诊断方法　诊断及鉴别诊断依靠粪便中找到卵囊，一般用金胺 - 酚染色法进行筛查，发现可疑虫体时可用改良抗酸染色法，二者联用效果最理想。必要时可用小肠黏膜活检。若要确诊，必须通过改良抗酸染色或免疫检测试验。免疫学诊断目前应用 IFA、

ELISA 和单克隆抗体技术测定，敏感性和特异性均达 100%（注意如果用免疫方法检测隐孢子虫抗原时，敏感性高，粪便标本不用浓集）。目前，PCR 技术对隐孢子虫病的诊断作用日益重要，它的敏感性和特异性高、检测基因型的能力强、操作简便及能成批测试的特点使其成为未来诊断和分子流行病学研究的一种有力工具。

3. 其他原虫感染疾病

相对于数十年前，寄生虫病的流行趋势已发生了新的变化，现阶段对人体造成较大危害的寄生虫以原虫感染更为突出，临床仍可见到除上述提及以外其他的原虫感染导致的寄生虫病。属于鞭毛虫感染导致的寄生虫病主要如下。

（1）利什曼病（leishmaniasis）：在我国，人体感染杜氏利什曼原虫（leishmania donovani）引起杜氏利什曼病，也称黑热病。该虫体生活史分为前鞭毛体和无鞭毛体。寄生于人体吞噬细胞内的为无鞭毛体。标本可有多种取材，常用血膜直接涂片、染色（主要用瑞氏染色）、镜下检查病原体可确诊，进一步检查可用动物培养法。免疫学及分子生物学方法亦可用于该病的诊断。

（2）阴道毛滴虫病：该病病原体为人阴道毛滴虫（trichomonas vaginalis），其滋养体主要寄居在女性阴道，通过直接或间接接触方式在人群中传播。阴道毛滴虫的发育仅有滋养体期。病原学诊断主要取阴道后穹窿分泌物，用生理盐水涂片法或涂片染色法（瑞氏或 Giemsa 染色）镜检，若查得本虫滋养体即可确诊。免疫学及分子生物学方法亦可用于该病的诊断。

（3）蓝氏贾第鞭毛虫病：病原体为蓝氏贾第鞭毛虫（giardia lamblia），其滋养体为营养繁殖阶段，包囊为传播阶段。人因吞食被包囊污染的水和食物而感染。滋养体呈纵切为半的倒置梨形，包囊呈椭圆形。病原学诊断用粪便、小肠液或小肠活组织检查即可。免疫学及分子生物学方法亦可用于该病的诊断。

（4）刚地弓形虫病：孢子虫感染导致的寄生虫病除疟疾外，刚地弓形虫病也较常见。病原体为刚地弓形虫（toxoplasma gondii），可寄生在人体除红细胞外的所有有核细胞中。人体仅见速殖子期和包囊期。速殖子是主要致病阶段，包囊内缓殖子是慢性感染的主要形式。病原学诊断查到滋养体即可确诊。常用直接涂片染色法、组织切片检查法、动物接种法和细胞培养法。免疫学及分子生物学方法亦可用于该病的诊断。

（5）棘阿米巴病：是叶足虫（阿米巴）感染导致的寄生虫病之一，病原体棘阿米巴（acanthamoeba spp.）生活史只包括滋养体和包囊。艾滋病患者并发棘阿米巴感染较多。用组织染色方法进行诊断效果非常好。

（6）结肠小袋纤毛虫病：常见纤毛虫感染导致的寄生虫病以结肠小袋纤毛虫病为代表。结肠小袋纤毛虫（balantidium coli）是寄生于人体的最大原虫，有滋养体和包囊两种形态。人食用感染性包囊污染的食物或水而致病。常规粪便检查可发现滋养体和包囊。

二、医学蠕虫感染

（一）华支睾吸虫

华支睾吸虫病又称肝吸虫病，由华支睾吸虫（clonorchis sinensis）寄生于胆道所引起的以肝胆病变为主的一种人畜共患性寄生虫病，我国感染率较高。淡水螺为肝吸虫的中间宿主。虫卵被螺类吞食，在螺体内发育成毛蚴、胞蚴、雷蚴、尾蚴。成熟的尾蚴溢出螺体感染淡水鱼虾形成囊蚴，人摄入未煮熟的淡水鱼虾中的囊蚴而感染。囊蚴被人摄入到达十二指肠后发育为童虫，经过胆总管，最终到达肝胆管，童虫在肝胆管内经过3周发育为成虫。在患者粪便或十二指肠引流液中查获虫卵即可确诊。粪便直接涂片法最常用，沉淀法的检出率高于直接涂片法。

在寄生虫感染中（尤其是蠕虫感染），检查出寄生虫病原体是确诊的依据。寄生虫在人体的寄生部位很多，主要是肠道及血液，其他部位还有脑、眼、肺、骨髓、肝、脾、皮肤、泌尿生殖道、肛门、肌肉等。寄生的部位不同，标本的采集、处理、检验方法、分析等亦不同。为给临床治疗和流行病学调查提供可靠的依据，根据寄生虫的种类、在人体的发育阶段和寄生部位的不同可采集相应的标本（粪便、血液、尿液、痰液、阴道分泌物、组织活检或骨髓穿刺等），同时选取不同的检查方法也非常重要。对于肉眼可见的大部分蠕虫和节肢动物寄生虫感染之后的实验诊断，根据寄生虫标本来源和形态特征可做出初步判断。

1. 诊断要点　华支睾吸虫病的临床症状较轻，即使有临床表现往往也为非特异性的，有时在患者作腹部超声检查时才被发现。因此在接诊过程中，仔细询问病史就显得尤为重要。寄生虫病具有区域性、季节性、自然疫源性等流行病学特征，对寄生虫病的诊断亦非常重要。

2. 临床检验　由于在症状较轻或不典型时排出虫卵的量较少，导致粪便检查检出率低。因此做粪便检查需要多次采集粪便，采用多种方法检测；不同的虫种选取的方法和处理方法不同，如使用沉淀浓集法，因为华支睾吸虫卵有卵盖，故不能用硫酸锌漂浮浓集法进行漂浮；染色时在湿片中不要加太多的碘，否则虫卵会被深染而不能从粪便残渣中分辨出来；由于虫卵极小，所以建议使用高倍物镜观察；涂片不要太厚，以能透过印刷体字迹为宜。

3. 华支睾吸虫卵与干扰物质的区分　粪便成分多且复杂，若存在与虫卵形态相似的物质，则更易干扰对虫卵的检出率。如某些肿瘤患者服用灵芝类的保健品，排泄至粪便中的灵芝孢子的形态与华支睾吸虫卵极其相似。观察的鉴别点一是观察有无卵盖，二是观察有无疣状突起，同时仔细辨别虫体内容物。要最大限度降低漏检及误检率，以保证华支睾吸虫病的正确诊断。

（二）鞭虫病和蛔虫病

鞭虫寄生于人体盲肠，虫体机械性损伤和分泌物的刺激作用，可使肠壁黏膜组织充血、水肿或点状出血而致鞭虫病。本病呈世界性分布，以热带、亚热带地区多见。鞭虫病因食入感染性鞭虫卵而感染，轻度感染患者可无明显症状，重者可出现腹痛、腹泻及大便潜血等。蛔虫病是一种古老且呈世界性分布的寄生虫病，与环境卫生和个人卫生密切相关。蛔虫寄生于人小肠，卵随宿主粪便排出体外，人因食入感染性虫卵而感染。

1. 诊断方法　无论鞭虫还是蛔虫感染，从患者粪便中查出虫卵或虫体，即可确诊。检查方法常用生理盐水直接涂片法，一般要求连续检查 3 张涂片，检出率可达 95%。当直接涂片检查为阴性时，可用饱和盐水浮聚法、水洗沉淀法、加藤厚涂片法做进一步检查。因检查虫卵方法简单易行，故免疫诊断较少应用。

2. 寄生虫混合感染　多种寄生虫混合感染是寄生虫病的特征之一，鞭虫、蛔虫易同时感染，对人体造成严重损伤。蛔虫幼虫、成虫对人体均有致病作用，主要包括机械性损伤、超敏反应、阻塞等。所以对待蛔虫感染除及时治疗驱虫外，还应引起高度的重视。

（三）蛲虫病

1. 临床特点　蠕形住肠线虫（enterobius vermicularis）简称蛲虫（pinworm），寄生于人体回盲部，人因食入虫卵而感染，引起蛲虫病（enterobiasis）。我国蛲虫病感染较普遍。感染特征为儿童高于成人，城市高于农村，有聚集发病现象，尤其是在儿童聚集场所如幼儿园等。一般儿童的感染率可达 20%，大多数蛲虫感染者无任何临床表现。常见临床特征为肛周瘙痒。由于雌虫夜晚在宿主肛门周围产卵，患者常出现肛门及会阴部瘙痒，有时还可引起烦躁不安、失眠、消瘦、夜间磨牙等现象。如果雌虫产卵后侵入尿道、阴道、子宫、输卵管，可引起相应部位的炎症。有的患者在夜间肛周可发现成虫，蛲虫成虫细小，两头尖细，乳白色。雌虫大小（8 ～ 13）mm×（0.3 ～ 0.5）mm，尾部直而尖细。雄虫较小，大小（2 ～ 5）mm×（0.1 ～ 0.2）mm，尾端向腹面卷曲。

2. 临床检验　蛲虫病的诊断以在患者肛周发现成虫或虫卵为依据。蛲虫在肛门周围产卵，粪便检查虫卵检出率较低，一般用透明胶纸法或棉签拭子法查虫卵，前者效果较好。

3. 流行病学特征　蛲虫病是一种世界性分布的常见寄生虫病，人是唯一的传染源，虫卵经口感染。由于蛲虫的生活史简单，所以获得再感染的机会较多，因此防治极为重要。目前我国卫生部门采取的措施主要有以下几种：①定期在集体机构中开展普查普治；②加强宣传，注意公共卫生、家庭卫生及个人卫生，以防相互感染；③教育儿童养成良好的卫生习惯。

（四）其他蠕虫感染疾病

1. 钩虫病　常见线虫感染除似蛔蛔线虫病、毛首鞭形线虫病外，钩虫病亦有一定的发病率。十二指肠钩口线虫（ancylostoma duodenale）和美洲板口线虫（necator americanus）是寄生于人体的主要钩虫。感染阶段为丝状蚴，曾是我国五大寄生虫病之一。钩虫卵随粪便排出体外，呈卵椭圆形，无色透明，内含 4～8 个卵细胞。粪便检查查到虫卵或培养出钩蚴是确诊依据。常用检查方法有直接涂片法、饱和盐水浮聚法、改良加藤法和钩蚴培养法。

2. 丝虫病　我国仅存在班氏吴策线虫（wuchereria bancrofti）和马来布鲁线虫（brugia malayi），即班氏丝虫和马来丝虫，其成虫均寄生于人体淋巴系统，引起淋巴系统的丝虫病，为我国五大寄生虫病之一。病原学诊断包括从外周血、乳糜尿、体液中查微丝蚴及淋巴结活检查成虫。由于微丝蚴具有夜现周期性，血检微丝蚴采血时间应以夜间 9 时至次晨 2 时为宜。检查方法首推厚血膜法，免疫学方法可辅助诊断该病。

3. 旋毛形线虫病　病原体旋毛形线虫（trichinella spiralis）成虫寄生于人和多种哺乳动物小肠上段，幼虫则寄生于同一宿主横纹肌，长约 1 mm，卷曲于梭形囊包中，可引起旋毛虫病（trichinelliasis）。本病主要因生食或半生食含有旋毛虫幼虫囊包的猪肉或其他动物肉类而感染，是重要的人畜共患和食源性寄生虫病。病原学诊断首选活组织检查，免疫诊断也具有重要意义。

4. 广州管圆线虫病　是我国较常见的一种蠕虫蚴移行症，病原体为广州管圆线虫幼虫或成虫早期（性未成熟）阶段。其是食源性寄生虫病的一种，又称嗜酸性粒细胞增多性脑膜炎。人因食用生的或加热不彻底的福寿螺而被感染。该寄生虫寄生在人的脑脊液中，可引起头痛、发热、颈部强硬、面神经瘫痪等症状，严重者可致痴呆，甚至死亡。脑脊液中可观察到虫体呈淡黄白色细棉线状，长 1.3～4.5 cm。若在脑脊液中查出幼虫或发育期成虫（检出率不高）或检测患者脑脊液及血清中特异性抗原、抗体阳性，可确诊。

5. 布氏姜片吸虫病　常见吸虫感染除华支睾吸虫病外，布氏姜片吸虫病即肠吸虫病在我国仍有散在发病。人因生食水生植物如茭白等感染。布氏姜片吸虫（fasciolopsis buski）寄生于人体小肠，其卵随粪便排出体外，故确诊依据是在患者粪便中检获虫卵。虫卵较大，呈椭圆形，淡黄色卵壳薄，一般采用直接涂片法或水洗沉淀法，免疫学检查具有辅助诊断价值。

6. 血吸虫病　该病在发展中国家是最为重要的寄生虫病，我国只有日本血吸虫（schistosoma japonicum）一种病原体。人体因接触含有尾蚴的水而致病。虫卵可随粪便排出体外，虫卵呈淡黄色，椭圆，卵壳薄，无卵盖，一侧有一小棘，成熟虫卵内含一毛蚴。粪便标本用生理盐水直接涂片镜检到虫卵便可确诊。也可用水洗自然沉淀法或毛蚴孵化法。

7. 卫氏并殖吸虫病　即肺吸虫病。人因误食含活囊蚴的溪蟹或蝲蛄而感染。卫氏并殖吸虫（paragonimus westermani）是该病病原体。从患者痰或粪便中检出虫卵即可确诊。虫卵为金黄色，椭圆形，卵盖明显，内有 1 个卵细胞及 10 余个卵黄细胞。粪检虫卵以沉淀法较好。痰检可用直接涂片法。多次涂片阴性，可改用浓集法检查。免疫学方法亦可用于该病的诊断。

8.绦虫病 常见绦虫感染的寄生虫病主要有以下几种。

（1）链状带绦虫病和囊虫病：链状带绦虫（taenia solium）又称猪带绦虫，其成虫寄生于小肠内，引起猪带绦虫病。其幼虫囊尾蚴可引起人囊虫病。虫卵随粪便排出体外。以生理盐水直接涂片法、水洗沉淀法或饱和盐水漂浮法检查虫卵，可诊断带绦虫感染。免疫学检测对囊虫病尤其是无明显体征的脑囊虫病患者具有较高的诊断价值。

（2）肥胖带绦虫病：又称牛带绦虫病。人体感染牛带绦虫主要由于食入生的或未煮熟的含活囊尾蚴的牛肉而引起。牛带绦虫寄生在小肠，可发现虫体脱落的孕节随粪便排出或从肛门逸出。可用肛门拭子法检查虫卵或从粪便中检查虫卵而确诊该病。

（3）曼氏迭宫绦虫感染和裂头蚴病：曼氏迭宫绦虫中绦期幼虫裂头蚴常寄生于人体，引起裂头蚴病。成虫寄生于小肠，在粪便中查到虫卵或节片可做出诊断；幼虫裂头蚴寄生在组织内，病原学检查主要靠活检从局部组织内取出虫体，免疫学检查也可作为辅助诊断方法。

（郭会）

参考文献

[1] 龚道元，胥文春，郑峻松. 临床基础检验学 [M]. 北京：人民卫生出版社，2017.

[2] 张明霞，刘敏丽，孟泽民，等. 健康人群血清和血浆渗透压参考范围及检测稳定性的调查 [J]. 检验医学与临床，2017,17：55-57.

[3] 彭明婷. 临床血液与体液检验 [M]. 北京：人民卫生出版社，2017.

[4] 王前，王建中. 临床检验医学 [M]. 2 版. 北京：人民卫生出版社，2021.

[5] 刘成玉，郑文芝. 实验诊断学 [M]. 2 版. 北京：人民卫生出版社，2017.

[6] 詹姆森. 哈里森内分泌学 [M]. 胡仁明，李益明，童伟，译. 北京：人民卫生出版社，2010.

[7] 张仲远，夏妍，贾瑞春，等. 临床检验医学 [M]. 长春：吉林大学出版社，2022.

[8] 向延根，潘建华，吴佳玲. 临床检验手册 [M]. 长沙：湖南科学技术出版社，2020.